페미니스트 엄마와
초딩 아들의 성적 대화

페미니스트 엄마와 초딩 아들의 성性적 대화
양육자를 위한 초등 남아 성교육서

1판 1쇄 발행   2018년 3월 14일
1판 3쇄 발행   2019년 1월 3일

지은이   김서화
펴낸이   윤정은
펴낸곳   미디어 일다
편집   윤정은, 박미숙
일러스트   두나
디자인   허미경

등록   2003년 1월 24일(312-2003-075)
주소   서울시 마포구 와우산로 37길 48(동교동) 203호
전화   02-362-2034
팩스   02-362-2035
홈페이지   www.ildaro.com
이메일   ilda@ildaro.com

ISBN   979-11-89063-00-9 (03370)

이 도서의 국립중앙도서관 출판예정도서목록(CIP)은
서지정보유통지원시스템 홈페이지(http://seoji.nl.go.kr)와
국가자료공동목록시스템(http://www.nl.go.kr/kolisnet)에서
이용하실 수 있습니다. (CIP제어번호: CIP2018006955)

※책값은 뒤표지에 있습니다.
　잘못 만들어진 책은 구입하신 서점에서 교환해 드립니다.

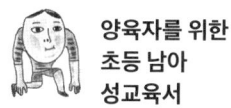

양육자를 위한
초등 남아
성교육서

페미니스트 엄마와 초딩 아들의 성적 대화

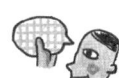
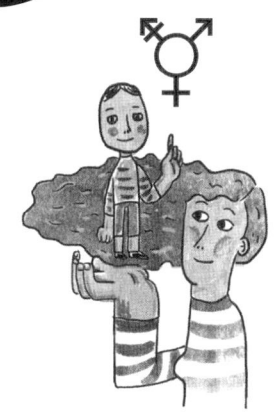

김서화 지음

차...
레...

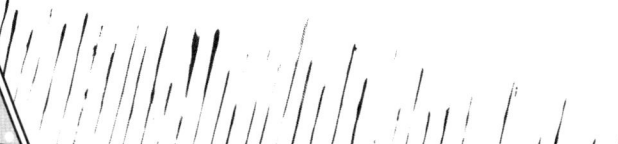

프롤로그
"누구든지, 일단은, 뭐라도!" 9

초딩이 된 아들

덜떨어진 아들 vs 야무진 딸 25

아이가 남자라서 뭐 어떻다고?! 35

초딩은 건너뛰는 성교육 43

아들이라면 '성폭력'은 패스 53

함께 읽는 책 (1) _ 시작하는 양육자들에게 63

난감한 어른들

'성적性的' 잔소리가 필요하다 69

성교육 패턴 뜯어보기 84

아이 앞에서 의연하기 96

함께 읽는 책 (2) _ 글보다 말, 말보다 그림 103

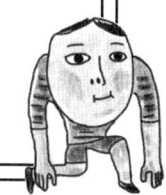

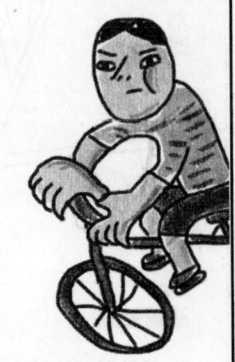

너와 나 사이, 권력

권력에 대해 침묵하는 교육 109

남성성을 의심하라 116

엄마라는 여성의 일상 125

*함께 읽는 책 (3)*_ 책장 한 칸, 섹슈얼리티 컬렉션 138

성장하며 살아가는 몸

당황스럽다면 의심하라 143

포르노보다 더한 포르노적 관계 151

낯선 경험에 귀 기울이기 160

*함께 읽는 책 (4)*_ "괜찮아 사춘기야" 184

아이와 어른의 대화

엄마라는 이름의 무게 **189**

말 많은 아이, 기분 나쁜 어른 **200**

필요한 건 다시 페미니즘 **219**

함께 읽는 책 (5)_ 결국은 페미니즘 **229**

함께 바라보는 세상

나는 오늘 편지를 받았다: '성범죄자 공개서'에 대해 **235**

아이들의 감정은 아이들에게: 총과 군대를 말하다 **242**

할머니들의 어떤 귀향: 일본군 '위안부' 문제, 아이와 함께 직면하기 **250**

우리, 공모지는 되지 말지: 강남역 10번 출구 앞에서 **259**

함께 읽는 책 (6)_ 피곤해도 좋을 남자들에게 **267**

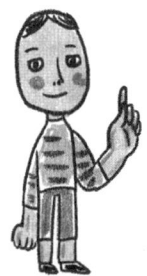

에필로그

페미니즘이라는 언어로 소통하길 꿈꾸며 **271**

프롤...
로그...

"누구든지, 일단은, 뭐라도!"

무슨 생각으로 그런 제목을 지어 올렸던 걸까요?
「초딩 아들, 영어보다 성교육」
이 책은 바로 위의 제목으로 2015년 2월부터 2016년 7월까지 페미니스트 저널 〈일다 www.ildaro.com〉에 실었던 칼럼들을 수정하여 엮은 것입니다. 이제와 고백하자면, 그때 저는 낚시하듯 미끼를 던졌던 것 같습니다. 대어를 낚을 만큼 대단한 글을 쓸 수 있어서가 아니라, 저와 비슷한 고민을 하는 사람이라면 아무라도 붙잡고 싶은 간절함이 내 안에 있었다고 할까요?

물론 조급한 마음도 있었지요. 제 딴에는 사태가 정말 심각하다 여겼고, 저와 같은 고민을 나누는 일에 다른 이들이 하루라도 빨리, 조금이라도 진지하게 동참해주길 바랐거든요. 그래서 '초딩!' '아들!' '영어보다!' '성교육!' 이 네 개의 단어 하나하나가 미끼라고 생각하며 과감히 집어던진 겁니다.

'아들'이란 단어로 엄마들 낚는 양육서⋯⋯⋯. 저의 첫째 아이는 일명 '아들'입니다. 첫째이기에 육아가 더 어렵게 느껴졌던 것도 같습니다. 물론 둘째를 낳은 지 얼마 안 돼 이런 전제에 의심을 품을 수밖에 없었지만요. 여하간 그때는 아들이라 유독 정신없고 더 바쁘고 힘든 줄 착각했었죠. 그래서 이런저런 양육서의 도움을 받고자 서점을 찾으면, 제목에 '아들'이 들어간 책들이 즐비했습니다. 때론 그런 책을 발견하는 것만으로도 위안을 받곤 했습니다. '아, 내가 힘든 이유가 이것 때문이었구나. 역시 아들이라 그런 거였어. 내가 이상해서가 아니라 아들 키우는 게 원래 힘든 거라고. 그나마 이를 세상이 알아주니 얼마나 다행인지!'

저는 열심히 '아들 양육서'들을 찾아 읽었습니다. 하지만 어느 것을 읽어도 속이 시원해지지는 않더라고요. 오히려 저는 그런 종류의 양육서를 읽을 때마다 젠더에 대한 편견으로 가득 찬 확고한 신념에 더 깊이 빨려 들어가는 느낌을 받았습니다. 모든 아들 양육서들은 하나같이 아들을 어떻게 '진짜 남자' 혹은 '훌륭한 성인 남성'으로 길러낼 것인지에 초점을 맞추고 있었거든요. 심지어 거기엔 늘 아들의 주양육자이자 가장 가까운 조력자인 엄마의 역할과 책무가 강조되어 있었습니다. 이를 뒷받침하는 근거가 단 하나의 명제라는 점도 놀라웠죠. '아들, 즉 남자는 태어날 때부터 이러이러하다. 그러니 그것을 바꾸려 들지 말고, 다만 이해하고 지지하고 도와주라.'는 그 확고한 명제 말입니다.

그런데도 이런 책들을 외면하기란 어려웠어요. 우선 제목부터가 참으로 유혹적이었지요. 태어나 처음으로 치른 임신과 출산의 충격이 채 가시기도 전에 곧바로 독박육아의 상태에 놓여 심신이 취약해진 엄마의 마음에, 마치 한줄기 빛을 던져주는 것 같았다 할까요? 예컨대 아들 때문에 '미칠 것 같은' '고생하는' 등의 문구는 얼마나 따뜻한 위로로 다가오던지요. '엄마는 아들을 모른다' 같은 구문은 '알기만 하면 고민이 없어질 것'이라는 희망을 던져주며 토닥토닥 제 어깨를 다독였고요. 아들 키울 때 알아야 할 몇 가지, 아들의 심리, ** 하지 않고 아들 키우기, 아들에게 ** 하기 등, 육아책 표지와 띠지를 채우고 있는 수많은 표현들은 또 어쩌면 그렇게 확신에 가득 차 있는지, 솔직히 저만 해도 불안과 의심에 시달릴 때면 모든 경계를 풀고 달려가 덥석 집어 들고 싶은 순간이 참 많았습니다. 아이고, 나 힘든 거 알아주는 건 이 책들뿐이네, 하고 환호하면서 말입니다.

그런데 하루는 이런 의문이 들었어요. 왜 유독 출판시장에는 아들 양육서만 넘쳐날까? 물론 딸에 대한 육아서가 전혀 없는 것은 아닙니다만, 아들만을 대상으로 하는 책이 상대적으로 훨씬 많을 뿐 아니라 더 잘 팔리는 건 분명합니다. 뭐 저도 그에 꽤나 일조한 셈이지만요. 둘째가 마침 '일명' 딸이어서 첫째를 키울 때처럼 육아서를 찾아보았는데, 딸만을 위한 육아서가 따로 있다기보다는 그냥 일반 육아서로 해결하는 분위기더군요. 딸을 키우는 특별한 방법이나 딸에게만 적용해야 하는 배려나 법칙 같은 것은 굳이 따로 기술할 필요가 없다고 여긴 건지도 모르겠습니다.

그에 비해 아들을 키우는 데는 마치 특별한 기술이 있어야만 하는 것처럼 대부분의 육아서는 강조합니다. 책마다 약간씩 다르긴 하지만 거기엔 공통의 기본적인 전제가 있지요. 아들은 다르다는 것. 아들은 키우기가 좀 더 힘들다는 것. 아들이 저절로 남성으로 성장하지는 않는다는 것. 그런데 엄마는 여자라서 아들을 모른다는 것! "그럼 아들들은 죄다 아빠 혼자 키우면 되겠네" 하고 투덜거리고 싶을 때쯤, '아들에게는 아빠가 필요하다'는 식의 책이 간혹 등장하긴 합니다. 엄마는 여자라 남자인 아들을 제대로 알 수도 없지만 그럼에도 꼭 아들은 엄마가 키워야 한다는 이 고집스런 인식들. 자식에게 가장 중요한 것은 역시 '엄마의 사랑'이라는 거죠. 그러므로 엄마가 아들을 '특히 더' 배려하고 이해하는 게 아들 육아의 핵심이라는 겁니다.

아이의 초등 입학, 엄마에게 켜지는 경고등....... 아들이 좀 커서 '초딩'이 되면, 사태는 더 심각해집니다. 이 시기의 아이들을 대상으로 하는 양육서들을 펼쳐볼 때마다, 저는 흡사 여기저기서 급박하게 사이렌을 울리고 있는 것만 같아서 마음이 불안하고 초조해지곤 해요. 초등시절은 너무너무 중요하고 이 시기에 인생의 모든 게 결정된다, 그러니 아이가 초등학교에 들어가기 전부터 철저한 '준비'가 필요하다는 게 바로 그 책들이 공통적으로 강조하는 메시지거든요.

어디 그뿐인가요? 곧 초등학교에 들어갈 아이를 둔 엄마는 정신 차리지 않으면 큰일난다고, 위협에 가까운 경고를 보내기도 합니다. 마흔을 바라보는 저로서는 솔직히 초등시절과 관련해 딱히 기억나는 일도 없어요. 그런데 이제 막 초등학생이 되는 아이에게는 지금 시기가 가장 중요하다니 제 마음이 얼마나 다급해지겠습니까. 인성에서부터 독서 습관,

수학 능력, 영어 실력, 예체능 역량, 건강과 질병, 하물며 키까지, 아이의 모든 것이 바로 지금 결정된다니 말이에요.

엄마들이 이런 내용에 세뇌되지 않기란 참으로 어렵습니다. 애가 초등학교에 들어갔는데 엄마가 마음이 느긋하면 무슨 큰일이라도 날 것처럼 전 사회가 들고일어나니까요. 더구나 애를 처음 학교에 보내놓고 나면, 어쩐지 그런 경고와 위협의 시그널들이 다 맞는 것처럼 느껴지지요. 이토록 중요한 시기에 나만 아이에게 아무런 도움도 못 주는 무능력한 엄마가 된 것 같아 고민도 많아지고요. 오죽하면 일하는 엄마들이 심각하게 퇴사를 고려하는 시기도 아이가 초등학교에 입학할 즈음이라 하지 않습니까?

아이를 초등학교에 보내놓고 나서 저도 정신을 바짝 차릴 수밖에 없었어요. 아이보다 제가 더 긴장하고 걱정했지요. 한편으로는 설레기도 했습니다. 잘하고 싶었고, 잘해주고 싶었거든요. 너무나 중요한 시기여서 한 번 삐끗하면 되돌릴 수 없다는 말을 많이 들었기 때문에, 정말이지 최선을 다해 초등학생이 된 아이의 삶에 든든한 지원자가 되고 싶었습니다. 다만 제가 잘해주고 싶었던 분야가 좀 남달랐을 뿐입니다. 국어도, 영어도, 수학도 제 관점에서는 크게 중요하지 않았어요. 하지만 성교육만큼은 최선을 다해 잘해야 한다고 늘 생각하고 있었지요. 그건 아마도 제가 잠시나마 대학 내 성희롱성폭력상담소에 있었던 경험이 크게 작용했던 것 같습니다.

저는 사건을 직접 다루는 위치에 있지는 않았습니다. 당시 사건을 다룰 만큼의 전문적 지식을 갖추고 있지 못했던 저는, 대학 내 성문화 활동이나 예방교육 콘텐츠, 상담소 행정 등을 다루었어요. 그래도 거기 있으면서 상담소 전반의 일을 배우게 되었고, 대학 내에서 발생하는 성희롱 성폭력 사건과 그 배경, 처리 과정에 대해 진지하게 고민해볼 수 있었습니다.

상담소에서 일할 때만 해도 첫째 아이가 너무 어렸기에 막연하게만 생각했던 것 같아요. 좀 더 크면 제대로 성교육을 해줘야겠어. 뭐 이 정도로 그쳤다고 할까요. 그러다 실제로 뭔가를 구체적으로 실천하려고 마음을 먹자, 그제야 제가 상황을 얼마나 만만하게 보고 있었는지 깨닫게 되더라고요. 우선 내가 제대로 알고 있는 것이 생각보다 적고, 그나마 알고 있는 건 지나치게 추상적인 페미니즘 이론들뿐이어서 실전에 써먹기 어렵다는 게 드러났죠. 무엇보다 제가 아이의 상태나 위치를 전혀 고려하지 않고 있다는 데 스스로도 어이가 없고 화가 났습니다. 그때 절실하게 느꼈어요. 페미니즘 이론을 배우고 성적인 지식을 알고 있는 것과, 그 내용을 누군가에게 설명하고 설득하고 제대로 알려주는 것은 완전히 다른 일이라는 것을요.

그런 난감한 상태에서 초등학생 학부모가 된 저는 어쩔 수 없이 책을 먼저 찾았습니다. 그런데 없어요. 없어도 너무 없습니다. 아들은 '달리' 키워야 한다고, 그러려면 엄마 역할이 무엇보다 중요하다고 강조하는 육아서들은 넘쳐나는데, 어찌된 일인지 초등 남아의 '성교육'을 다룬 책은 없는 겁니다. 이처럼 성교육 자체에 대한 정보가 심각하게 부족한 상황에서, 그나마 간혹 눈에 띄는 정보들은 또 굉장히 잘못되어 있기도 했지요. 그제야 저는 대학 내 성희롱성폭력 상담소에 있으면서 막연하게 '아들 잘 키워야지'라고 작정했던 게 괜한 생각이 아니었음을 비로소 깨달았습니다. 당연히 그럴 만했고, 그럴 수밖에 없었다는 결론을 내리게 된 것입니다.

넘쳐나는 육아서, 그러나 성교육 책은 없다....... 그래요. 한국의 아이들은 제대로 된 성교육을 받지 못하고 있을 뿐 아니라, 완전히 잘못된 정보에 근거해 배우고 있습니다. 좋은 정보가 절대적으로 부족한 반면, 일명 '야매'라고 불릴 만한 정보들은 넘쳐나고 있지요. 저 자신은 그런 것을 정보라 칭하면 안 된다고 생각하지만, 일반적으로 많은 이들이 '포르노'마저도 일종의 성적 정보처럼 여기는 것이 한국 사회의 현실입니다. 그러니 아이들이 올바른 성적 정보나 에티켓 대신 성적 편견을 배우는 건 당연하지 않은가요?

초등학생은 물론이고 그보다 어린 유아에게도 영어교육 학습서와 교수법을 들이미는 사회에서 정작 성교육에 대한 제대로 된 책 몇 권 찾는 게 이토록 힘들다니요. 하물며 유아 영어 교육서마저 성적 편견으로 가득한 것이 많습니다. 요새 애들은 영어로 성역할과 성에 관한 편견을 배울 정도예요. 안 믿기면 영어 동화책 한번 펴보세요. '엄마는 샐러드를 준비하고 아빠는 자동차를 고쳐요' 같은 문장이 그 안에 얼마나 많은지, 아마 놀라실 겁니다. 또 끊임없이 반복되는 공주와 왕자의 로맨스는 어떻고요. 그게 마치 여자아이들이 내릴 수 있는 인생 최고의 결론인 양 몰아가는 '영어로 된' 책들이 엄청 많다는 거, 모르시지 않잖아요?

또 유튜브와 미디어에서는 성에 대한 편견으로 가득한 콘텐츠가 빠른 속도로 넘쳐나기 시작했습니다. 아이들이 이런 콘텐츠에 접근하기도 굉장히 쉬워졌고요. 이를 다 막을 수는 없을 뿐만 아니라 옳지도 않기에 제 마음은 꽤 조급했습니다. 집에서만이라도 아이가 제대로 된 성적 정보와 섹스/젠더/섹슈얼리티에 대한 적절한 질문을 만날 수 있기를 바랐던 건 그 때문이었죠.

제가 오랫동안 관심을 갖고 배워온 분야가 사회학과 여성학이어서 양육서들을 더 비판적으로 볼 수밖에 없었던 것 같습니다. 그럼에도 저 자신 또한 '좋은 육아'라는 유혹에 무척 취약했다는 것을 고백하지 않을 수 없네요. 애 키우는 방법 같은 것은 어디서도 배운 적 없고, 주변에 딱히 조언을 구할 곳도 많지 않았으니까요. 책에 답이 있겠거니 하고 열심히 찾아봤습니다만, 알게 된 것은 결국 '아들'이나 '초딩' 같은 단어들이 현재 한국에서 얼마나 매혹적인 단어가 되었는가 하는 점뿐이었지요. 네, 그래서 저도 써먹기로 했던 것입니다. 자녀를 키우는 기혼여성의 상당수가 이런 단어들 앞에서 정말 취약하다는 것을 확인했으니까요.

엄마들이 그런 단어에 끌렸다는 것은 무/의식적으로 남자와 여자는 '본질적'으로 다르다고 생각하고 있다는 말이기에, 제가 던진 미끼는 그만큼 위험한 게 사실입니다. '엄마'인 내가 뭐라도 하지 않으면 아이가 완전 망할지도 모른다는 두려움, 그나마 어린 '초딩'일 때 뭐 하나라도 제대로 전수해주지 않으면 이 험한 세상에서 아이가 도태될 것 같은 불안이 그들을 양육서 앞으로 이끈 것일 테니까요. 누구보다 그 위험성을 잘 알고 있는 저는, 제가 던진 그런 단어들이 그저 미끼였일 뿐임을 밝힙니다. 이 책은 미끼로 쓰이는 단어들을 던져 사람들을 유인했지만, 사실은 그 미끼로부터 벗어날 때만이 초딩 아들의 성교육을 제대로 할 수 있고 또 그것이 얼마나 의미 있는 일인지 이해해야 함을 설득하기 위해 쓰였다는 얘깁니다.

아들은 '다르고' 그에 걸맞은 성교육이 따로 있어서 '아들 성교육' 같은 말을 내세운 게 아닙니다. 오히려 저는 아들과 딸을 '구분'하면서 아들 성교육을 '달리'하자는 것이 결과적으로는 가장 나쁜 방식의 성교육이 될 수 있다고 생각합니다. 그럼에도 제가 지금 아들에 주목하는 이유는 지금까지 한국 사회에서 아들들이 성교육 자체를 받지 않았거나, 혹은 지나치게 '다른' 성교육을 받아왔다고 보기 때문입니다. 그래서 이런 단어가 위험한 미끼라는 것을 알면서도 저는 '아들'에서 시작해야 한다는 관점을 고수했습니다.

저는 엄마들이 그 모든 미끼와 그로 인한 속박에서 풀려나기를 간절히 바랍니다. 나아가 이 사회가 부가한 아들에 대한 환상과 엄마에 대한 부당한 책무에서 벗어나, 지금 시대에 맞는 성 인식과 성 문화가 무엇이고 어떤 것이 올바른 성교육이며 성적 담론인지에 대해 진지한 질문을 던질 수 있기를 기대합니다. 또한 이 책을 읽고 난 독자들이 아들이라는 틀 밖에서 아이를 바라보고 상상할 수 있기를, 엄마라는 이름의 틀 밖에서 자신의 삶을 찾기를, 남녀노소 상관없이 모두가 이와 같은 시도에 동참하기를 고대합니다.

이 책에 담은 질문들....... 그때그때 마음 가고 손 가는 대로 쓴 칼럼들을 묶어내자니 어색했습니다만, 저 나름대로 주제를 정하고 내용을 구성해보니 모두 6장이 되었습니다.

1장에는 이제 막 학교에 다니기 시작한 아이를 보면서 제가 고민하게 된 문제들, 즉 아이들에게 학교가 어떤 공간이고 그 시기의 아이를 보는 어른의 시선이 어떻게 왜곡돼 있는지에 관해 쓴 글들을 담았습니다.

2장의 주제는 현재 성교육을 대하는 어른들의 관점과 태도입니다. 어른들은 왜 그토록 성교육을 난감하게 여기는지, 그 결과

이 사회에서 성교육이 어떻게 이뤄지고 있는지를 중점적으로 다루고 있습니다.

3장은 현재 한국에서 이뤄지는 성교육에서 가장 간과되고 있는 것, 바로 '성과 권력'에 대한 문제제기로 구성되어 있습니다. 저는 성과 권력을 교차해 읽어내는 것이 성교육, 특히 아들 성교육에서 굉장히 중요하다고 봅니다. 젠더 혹은 섹스 그 자체를 만들어내는 힘들, 그 사이에 면면히 흐르는 권력의 작용을 향해 날카로운 질문을 던지지 않는 성교육이란, 단지 남과 여의 다름과 차이를 강조하고 그에 걸맞은 역할을 생산하는 데 복무할 뿐이기 때문입니다.

4장의 주제는 몸과 그에 대한 우리의 시선입니다. 성을 '벗은 몸'에 대한 무엇이라고 여기는 한국 사회에서 대부분의 사람들은 이를 전형적인 성교육의 주제로 여기는 경향이 강합니다. 하지만 과연 우리는 '벗은 몸'을 얼마나 공정하고 합리적으로 바라보고 있을까요? 어쩌면 발가벗겨져야 하는 것은 몸이 아닌, 몸을 바라보고 다루는 우리의 시선이 아닐까요? 이러한 질문을 스스로에게 던지며 쓴 글들이 이 장에 실려 있습니다.

5장에서 저는 아이와 어른을 구분하는 틀 자체에 질문을 던져보고 싶었습니다. 아들 성교육을 고민하던 저에게 가장 모순적이고 힘겹게 다가온 것이, 바로 '교육'이라는 단어가 품고 있는 위계적인 질서와 힘이었기 때문입니다. 제가 엄마의 위치에 있기 때문에 더욱 그랬겠지만, 교육은 어쩔 수 없이 배우는 자와 가르침을 주는 자의 위계를 고정시키는 힘이 있습니다. 하지만 '성에 대해 질문하는 것은 곧 이러한 위계 설정 자체에 대한 질문'이어야 합니다. 이런 관점에서 보면 성'교육'이라는 단어는 그 자체로 모순일 수 있지요.

사실 저는 성교육을 통해 교육되어야 하는 무엇, 즉 다음 세대에게 알리고 함께 소통해야만 하는 무엇이 있다면, 그것은 성교육이라는 단어를 뛰어넘을 수 있는 것이어야 한다고, 그러기 위해서도 더욱 페미니즘 관점과 지식이 요구된다고 생각했습니다. 예컨대 누구나 스스로 성적 결정을 할 수 있고 또 그 결정을 존중받는 사회가 되려면 먼저 성적 결정과 선택의 배경에 늘 권력이 작동되고 있다는 점을 전제해야 합니다. 더 나아가 그런 권력의 성질과 작동 방식을 이해하려면 페미니즘적 분석이 필요합니다. 이와 같은 기반 위에서 공동체에 필요한 윤리, 특히 '성적' 사안과 성 그 자체에 대한 의문과 고민이 제기되어야 변화가 시작될 것입니다. 이런 문제제기는 남녀노소, 지위고하, 인종과 성적지향, 장애여부 등을 불문하고 그 누구에게나 열려 있어야 하지요. 그래서 저는 어른과 아이를 구분하는 위계적인 틀에 질문을 던지고 싶었고, 그를 위해서라도 일단은 엄마이자 어른인 내가 아들, 자식, 아이, 청소년이라는 존재를 대하는 시선과 태도를 성찰하는 게 필요하다고 여겼습니다.

6장엔 〈일다〉에 칼럼을 쓸 당시 일어난 사회문제에 대한 저의 고민과 생각이 담긴 몇 편의 글들이 실려 있습니다. '강남역 10번 출구 여성 살인 사건'도 그중 하나입니다. 많은 이들이 그러했듯, 그때 저 역시 심한 충격을 받았고 울기도 많이 울었지요. 무엇보다 저는 그 사건을 계기로 초딩 아들의 성교육이 이 사회에서 더는 미룰 수 없는 과제가 되었다는 확신을 했고, 그래서 그에 대한 글을 이 책의 마지막에 실었습니다.

페미니즘 성교육을 고민하며....... 과거〈일다〉에 실린 칼럼과 이 책에 실린 글의 순서는 일치하지 않습니다. 칼럼에서는 시간의 흐름에 따라 성장하는 아이의 모습을 담았지만, 여기 글에서는 4학년인 아이가 먼저 등장했다가 1학년으로 돌아가기도 하고, 다시 2학년이 되기도 하지요. 그렇다고 글을 이해하는 데 큰 지장을 주지는 않을 것입니다. 다만 아이의 말투나 저와의 대화 내용이 차이가 많이 나서(초등학생의 1년은 마치 어른의 10년에 맞먹는다고들 하지요. 그만큼 불과 1년 사이에 엄청나게 달라지는 것이 아이입니다. 예를 들어 3학년 아이와 4학년 아이는 전혀 다른 세상을 사는 것 같습니다) 어떤 독자에게는 혼란을 줄 수도 있다는 생각에 이 점을 밝힙니다.

이 책에 등장하는 저와 아이의 대화를 실제 생활에서 활용하길 원하는 분들이 있다면, 그 내용을 '그대로' 사용하는 건 거의 불가능하리라는 점도 말씀 드리고 싶습니다. 저와 제 아이가 나눈 대화는 그야말로 하나의 사례에 불과하니까요. 아이는 저마다 다르고 양육자 또한 모두 다른 상황에 처해 있을 것이기에, 그 점을 충분히 고려해야 합니다. 더구나 현실에서 자신의 아이와 대화할 때는 바로 눈앞에 존재하는 그 아이에게 집중하는 것이 가장 중요하므로, 그 순간에는 책의 내용을 잠시 잊는 게 오히려 낫다고 생각합니다. 해답 같은 것이 있는지는 모르겠으나, 혹여 있다면 지금 살을 맞대고 앉은 아이와의 교감을 통해서만 발견할 수 있을 테니까요.

성교육에 대한 문제의식에서 이 책을 썼지만, 그렇다고 지금 바로 아이들에게 적용 가능한 구체적인 정보가 이 안에 들어 있지는 않습니다. 따라서 '아이 성교육 A to Z' 같은 정보를 원하는 분에게 이 책은 다소 맞지 않을 수도 있습니다. 다만 저는 이런 점을 말씀 드리고 싶네요. 성교육이 전혀 이루어지고 있지 않거나 젠더 편견으로 얼룩진 내용들이 성교육이라는 미명 아래 퍼져가는 현재 상황에서는, 어쩌면 성교육 자체에 대한 고민과 질문들을 나누고 문제의식에 공감하는 것이 선결되어야 할 과제일 수 있다고요. 그렇게 공감대가 넓게 확산되고 문제 해결 의지가 절실해질수록 보다 구체적이고 실질적인, 그리고 올바른 성교육 내용들이 만들어지면서 현실은 변화하지 않을까요?

성교육에 관한 마땅한 정보를 찾기가 너무나 어려운 점을 감안하여, 각 장별로 도움이 될 만한 책들을 소개했습니다. 현재 한국에서 구할 수 있는 한글로 된 성교육 책들은 상당수가 페미니즘의 관점에서 동떨어져 있고, 사실 제게는 그 점이 너무나 아쉽습니다. 그러나 양육자들에게는 당장 본인과 아이를 위한 성교육 책이 필요한 것 또한 현실이기에, 제가 읽어본 책들 중 그래도 괜찮은 것들을 선택해보았습니다.

가장 추천하고 싶은 건 아무래도 페미니즘에 관한 책들입니다. 저는 성교육만큼 페미니즘의 수혜를 많이 받을 수 있고 또 받아야 하는 분야는 없을 거라고 자신합니다. 만약 양육자가 페미니즘을 바탕으로 자신의 삶을 돌아보고 성찰한다면, 나아가 성 평등한 인식을 가지고 삶 속에서 이를 실천하려 노력한다면, 그것만으로도 성교육의 상당 부분이 이루어질 거라는 말이지요. 따라서 아이에게 어떤 '지식'을 권위적으로 '가르치려' 하기보다, 어른인 내가 먼저 페미니즘을 알고 배우고 실천하고 사회에 질문을 던지는 것이 절대적으로 필요하다는 점을 강조하고 싶습니다.

그 어느 때보다도 혐오와 편견, 차별과 폭력이 난무하는 지금, 이런 사회가 잘못되었다고 느낀다면 누구든지 일단은 뭐라도 시작해야 한다고 생각합니다. 자기 안의 편견을 점검하고 무관심에서 깨어나는 것도 물론 훌륭한 '시작'이 될 수 있겠지요. 그런 시작 하나하나가 각자의 삶을 변화시키는 씨앗이 되고, 그 씨앗들이 싹 트고 자라 큰 나무가 되면 세상도 그만큼 달라질 테니까요. 부디 우리가 심기 시작한 씨앗들이 아름드리나무가 되어, 아이들이 살아갈 세상에서 넉넉하고 깊은 그늘을 드리울 수 있기를 기대해봅니다.

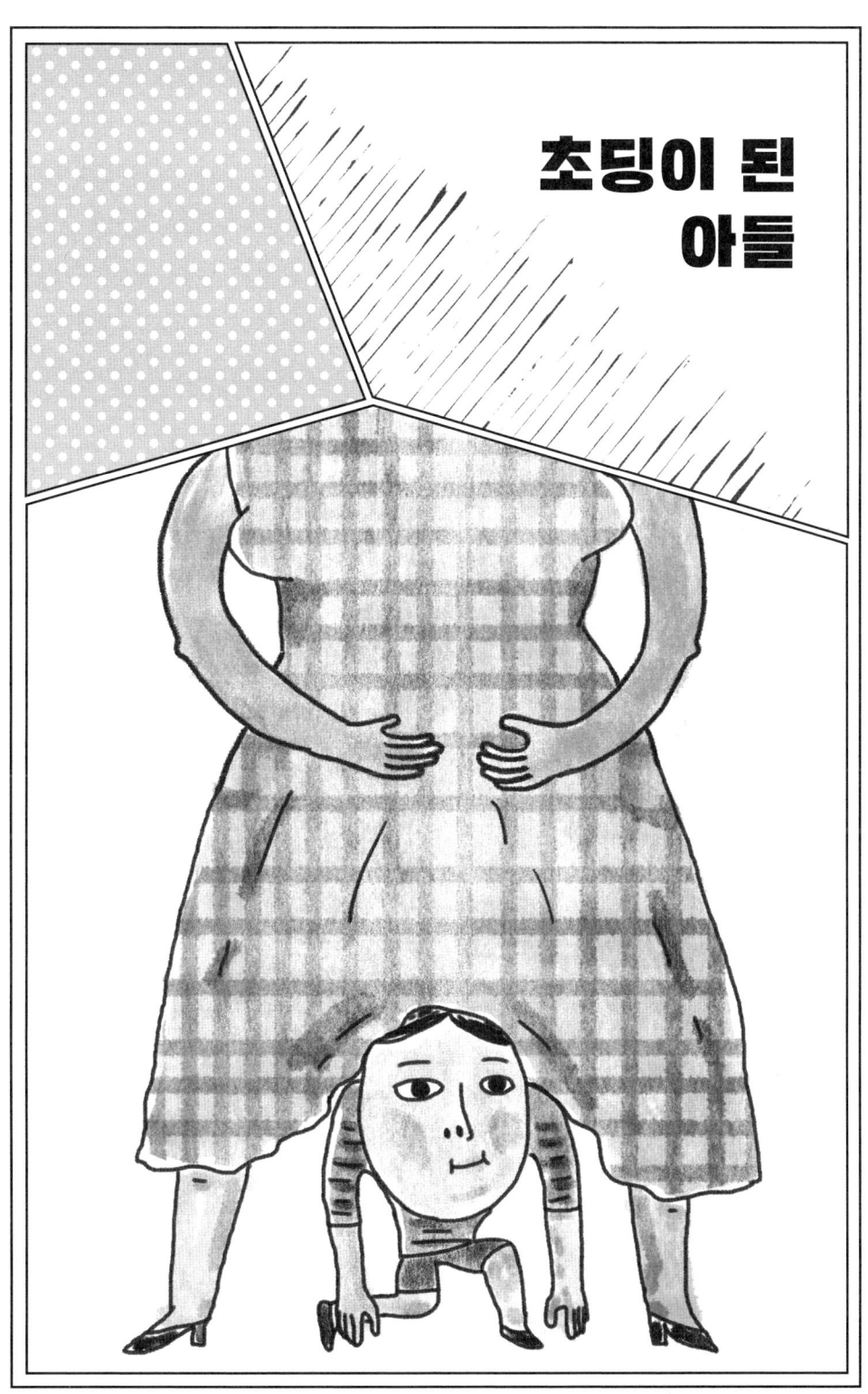

덜떨어진 아들 vs
야무진 딸

딸엄마 전화번호 따는 아들엄마들........ 아들이 초등학교에 입학하고 1년 동안 나는 '이놈의 수컷들' '이런 사내 녀석들' '역시 남자는 달라' 등의 말을 입에 달고 살았다. 때론 속으로 집어삼키고 때론 공공연하게 표현했다. 엄마들과 수다를 떠는 자리에서는 이런 종류의 말들을 농담으로 승화시키며 함께 깔깔거리기도 했다. 당시 나는 생물학적 성차를 당연시하고 모든 문제의 원인을 그리로 환원시키는 그 말들에 기대어 살았다. 물론 내가 그 말을 할 때면 남성에 대한 비난과 멸시의 어감이 묻어났다. 이는 우리 윗세대가 남성의 우월성을 강조하기 위해 같은 말을 썼던 것과 확연히 구별되는 차이다.

눈앞의 사내아이는 인간 아닌 수컷 취급을 하면서, 반면에 남의 딸들은 얼마나 부러운 시선으로 훔쳐보았던지. 내 눈에 비친 여자아이들은 하나같이 야무지고 똑똑하고 청결한 데다 언어를 사용하는 우아한 감각마저 돋보였다. 그러니 어쩌겠는가. '아, 나도 곧 저런 인간(당시 둘째를 임신 중이었고, 딸이다)을 키울 날이 멀지 않았어'라는 부푼 희망을 안고 부러움을 달랠 수밖에. 미안해 아들!

그런데 나만 이런 게 아니라 아들 키우는 주변 엄마들은 흔히 그랬다. 요즘 엄마들 사이에서 '아들'이란, 안 그래도 험난한 육아에 고난과 역경을 더해줄 상징과도 같다. 아들 둘 이상 키우는 엄마는 전생에 지은 죄가 크다거나, 현세의 고생으로 인해 그나마 죽어서는 천국에 갈 수 있다는 말이 돈다. 반대로 딸 키우는 엄마는 현세에 세계여행을 하고도 모자라 죽어서 극락까지 간다니, 이거야말로 죽어서 천국이라도 가려는 아들엄마들의 기를 죽이는 말이 아니고 뭔가 싶었다.

그러고 보면 시대가 변하긴 한 것 같다. 이제 남아선호사상을 등에 업고 날 때부터 축복으로 받아들여지는 아들이란 더는 없다. 초등학교에서 아들엄마들은 선생님이나 다른 엄마들 앞에서 항시 겸양의 자세를 유지한다. 이는 아들이 일으킬지도 모르는 다양하고도 다채로운 사건사고에 대비하려는 본능적 몸가짐이자, 무엇보다 아들의 알림장 내용이나마 제대로 알기 위한 대비책이다.

아들을 초등학교에 입학시키고 나서 알게 된 것 하나는, 매해 봄이 되면 엄마들이 서로서로 전화번호를 따기에 혈안이 된다는 거였다. 아들녀석이 제대로 적어오지 못한 알림장 때문에 숙제를 잘못해 가거나 준비물을 안 가져가는 일이 속출하면서, 심지어 가정통신문을 잃어버리고도 원래 없다고 생각한 탓에 1학년 여름방학 숙제를 개학 나흘 전에야 알게 되는 사태를 경험하면서, 나는 비로소 그 일의 중요성을 이해하게 되었다. 엄마들의 인기를 독차지하면서 최고의 값어치를 인정받는 건 유독 똑똑한 딸을 둔 엄마의 전화번호다. 그 엄마가 사교적이고 이해심이 많은 성격이면 그 반 아들엄마들은 '올해는 부처를 만났다'고 하더라. 반면 조금 새침한 성격이면 아들엄마들은 각자 고군분투해야만 한다. 엄마들은 이 모든 게 아들의 생존을 위한 거라고 했다. 아들들 열 명의 알림장과 그들의 말을 다 합해도 똑똑한 딸 하나의 알림장과 소식통을 이겨낼 재간이 없다고도 했다.

못나고 덜떨어진 아들 vs 똑똑하고 야무진 딸, 손이 많이 가는 아들 vs 알아서 잘하는 독립적인 딸이 대비되는 분위기다 보니, 아들 키운다는 사실만으로 어깨 힘주고 다니는 엄마를 찾아보기란 흔치 않다. 그랬다가는 완전 촌스러운 엄마 취급을 당할 게 분명하다. 아들뿐 아니라 시아버지와 남편을 대상으로 한 비하 개그들도 얼마나 많은지 모른다. 누군가 생각 없는 남편의 행동거지를 한탄하면, 옆에서 다들 입을 모아 "남자는 철들면 안 돼. 죽어!" 했다. 죽을 때 되면 철드는 게 아니라 철들면 아예 죽어버린다니, 요샛말로 진심 '웃픈' 말이다. 남편을 큰아들이라고 부르는 것은 이제 시시한 수준이다.

이처럼 제 앞가림도 못하는 못난 남자에 대한 말들이 횡행하는 것만 보자면 '남성우월주의' 같은 단어는 어느덧 구석기 시대의 유물이 된 것처럼 느껴진다. 아니나 다를까 요즘은 남성우월주의

보다 더 자주 듣게 되는 게 '역차별'이다. 그런데 정말 그럴까? 세상은 정말 변했을까? 정말?

좀 봐줘도 되지 않냐고?....... 이제는 딸과 아들 간의 힘의 우위가 변했다고, 아들보다 딸이 더 가치 있다고들 떠들어대지만, 이런 말들이 '딸은 집안 재산'이라는 오래된 통념과 과연 무엇이 다를까? 이 말이 결코 딸의 인격과 존엄을 존중해서 나온 말이 아니라는 것은 분명하다. 가족이나 사회가 돈 한 푼 들이지 않고 사용할 수 있는 노동력으로 여성을 활용했음을, 그럴듯한 말로 포장한 것일 뿐이다. 이런 말에 길든 여성은 가족 내 여성의 일, 사회에서 주어진 성역할에 충실하면서 그것만이 자신의 길인 듯 여기기 쉽다. 기울어 가는 가세를 유지하기 위해 이른 나이 팔려가듯 시집가던, 혹은 오빠나 남동생의 학업과 출세를 위해 공장에서 일하던 우리네 역사 속 수많은 딸들의 삶을 상기하는 것만으로도 충분히 알 수 있는 사실이다.

딸은 집안 재산이라는 칭찬 아닌 칭찬의 말이 수많은 여성에게 부당한 성역할을 이행하도록 강제해왔다면, 야무진 딸이라는 판본 역시 그러하다. 이런 말이 무비판적으로 이야기되다 보면, 야무져서 딸이라기보다 딸은 야무져야만 하는 것이 되어버린다. 야무진 딸이라는 현대판 버전은 덜떨어진 아들과 대비됨으로써 더욱 그 효과를 발휘한다. 덜떨어진 아들 vs 야무진 딸은 아들과 딸의 '지위'가 변했음을 의미하지 않는다. 그 말 아래에는, 딸들은 알아서 살아가지만 아들은 그럴 수 없으니 더욱 더 관심과 지원과 지지와 이해와 사랑이 필요하다는 의미가 숨어 있다. 반면 딸들은 야무져야 하기에 그녀들의 실패는 쉽게 용납되지 않는다. 그러고 보면 초딩 여아들의 우수한 적응력과 성취 능력은 개인적 자질인 동시에 어쩌면 사회적 압박의 결과인지도 모르겠다.

한국 사회에서 여전히 아들은 딸보다 중요하다. 다만 그것을 표출하는 방식이 좀 더 세련되어졌거나, 유순해졌거나, 현대사회에 걸맞게(?) 치장되었을 뿐이다. 한때 아들은 굳이 딸과 비교하지 않아도 아들이라는 자체로 숭상 받았고, 누구도 그에 의문을 품지 않았다. 하지만 이제는 아들이라는 이유만으로 대우 받는 것의 불합리함이 제기되고 있기에, 딸에 비해 좀 '더' 보살펴야 하고, 좀 '더' 관심을 줘야 하는 대상으로 표현될 뿐이다. 중요한 것은 딸이나 아들을 수식하는 '야무진'이나 '덜떨어진' 같은 형용사가 아닌, 딸과 아들을 대비하는 형식 자체에 내재해 있는 문제라는 얘기다.

솔직히 말해서 나는 딸과 아들을 대비하는 이런 말들이 결국은 아들엄마들의 유세에 다름 아니라고 본다. 물론 '나 아들 낳은 여자이니 이제부터 유세 좀 떨어보겠어'라고 대놓고 말하는 아들엄마들은 없다. 하지만 한국 사회에서 아들을 낳아 키운다는 건 여전히 하나의 사회적 상징이다. 다만 조선시대 사람들이나 우리네 부모세대처럼 아들 낳은 유세를 노골적으로 유치찬란하게 하지 않게 되었을 뿐이다.

나만 해도 그렇다. 덜떨어지고 천방지축인 아들 키우느라 힘들다, 그래서 살림은 할 틈도 없다, 꽤나 대놓고 징징댄 꼴이었다. 아들이라 고생한다, 아들이라 '더' 힘들다는 말은 상대적으로 딸은 '더' 쉽다는 인식을 구성한다. 이는 동시에 언제 어떻게 드러날지 모를 자식의 부주의함과 잘못을 사전에 방어하는 효과도 있다. '이 녀석이 이렇게 정신없어요' '아들이라 집중력이 좀 부족해요'

라는 식으로 말함으로써, 당신도 내 애를 나처럼 봐주고 이해해야 한다고 은근히 종용하는 것이다. 아들은 원래 그렇게 태어났다는 말을 사악하게 비틀자면 이렇게도 변형시킬 수 있겠다. "나와 내 아이는 좀 봐줘도 되잖아요." 이 말 뒤에 숨은 의미는 바로 이것 아닐까? '내 아이는 아들이잖아요. 그리고 내가 바로 그 아들을 낳은 여자란 말예요!'

이런 논리에 많은 아들엄마들은 불쾌함을 느낄 것이다. 내가 아들 낳고 싶어 낳은 것도 아니고, 막말로 옛날 어머님들처럼 성감별해서 아들 골라 낳은 것도 아닌데 왜 그런 말까지 들어야 하느냐고 항의할지도 모르겠다. 그 또한 이해는 간다. 낳고 보니 그냥 아들인데 뭘 어쩌란 말인가. 게다가 이 녀석이 정신 사나운 건 부인할 수 없는 현실이고 말이다. 그러니 너무 사람 몰아세우지 말라고 할 만하다.

하지만 나는 어느 개인을 비난하려는 것이 아니고, 그가 어쩌다 무심코 흘린 한탄조의 말을 물고 늘어지려는 것은 더더욱 아니다. 다만 나는 우리가 흘린 말들의 사회적 효과와, 그런 것들이 결과적으로 형성해내는 사회적 담론을 완전히 모른 척하며 살 수는 없다고 생각한다. 특히 스스로를 '그런 고리타분한 생각들에 반대하고 성차별적 인식이 바뀌기를 바라온 사람'이라고 여겨왔다면 더더욱. 마치 내가 "아들내미 키우는 게 완전히 극한직업이야"라고 수없이 내뱉다가, 어느 순간 그 말과 그 말이 놓인 자리를 되돌아보았듯이 말이다.

그때 내가 발견한 사실은 '야무지고 똑똑한 딸' 가진 엄마들은 '방어'라는 게 아예 불가능하다는 것이었다. 딸은 본래 야무지고 뭐든 잘해야 하니까. 그래서인지 아들엄마들의 한탄에 딸엄마들이 한다는 말은 고작해야 '애들마다 다른 것 같아요' 내지는 '저희 애는 아직 야무지지 못해요' 같은 말이 전부였다. 아들이 사고 치면 그저 예견된 일로 여기며 대수롭지 않게 받아들이는 반면, 딸이 사고 치면 이미지 손상을 걱정하는 것도 이 때문이 아닐까.

'남녀'라는 이열종대⋯⋯ 덜떨어지고 못난 아들 운운하는 말들이 아들엄마들의 유세에 다름 아니라고 했지만, 사실 그 어떤 아들엄마도 그런 '의도'를 갖고 얘기하지는 않는다. 나 역시도 아들을 향해 '이런 수컷!'이라고 내뱉을 때 '나와 우리 아들 좀 봐 달라'는 의식 같은 건 없었다. 오히려 그런 말에 깃든 내 감정은 훨씬 복잡했다. 거기엔 정말로 차이를 느낀 데서 비롯한 놀라움과, 타인 앞에서 자식을 자랑하기보다 다소 부족함을 드러냄으로써 일종의 겸손을 떨어야 한다는 마음이 뒤섞여 있었다. 심지어 때로는 그동안 내가 겪어온 수많은 성차별에 대한 분노와, 그에 대해 다소 복수하는 심정을 섞어 전하기도 했다.

그런데 딸을 낳고 나서야 나는 그 어떤 감정이건 딸을 통해 내 감정을 세상에 '호소'하기가 힘들다는 사실을 깨달았다. 딸은 그냥 군말 없이 키워야 하는 거다. 그런 면에서 아들이 덜떨어졌건 잘났건 엄마가 어떤 '말'을 할 수 있다는 건, 그게 아들이기 때문이다. 아들을 낳고 보니 나에게 더이상 둘째를 낳으라는 말을 하는 사람이 없었다. 나는 요새 같은 시대에 애 하나 낳은 것만도 훌륭해서 그런 줄 알았다. 덕분에 둘째가 생기기까지 7년 동안 나는 둘째 압박을 거의 받지 않았다. 반면에 여전히 많은 여성들이 첫째 딸을 낳은 경우 다양한 방식으로 둘째 압박을 받는다. '그래도 아들은 하나 있어야 할 텐데'라는 노골적인 말부터, '딸도 좋다' 혹은 '나는 괜찮다'라는 의미를 알 수 없는 말들까지. 딸'도' 좋다는 기준은 과연 무엇인지, 애는 내가 낳았는데 '나'는 괜찮다고 하는 당신은 누구신지 묻고 싶은 말들이다. 이런 말을 들을 때마다, 나는 아들 아닌 딸을 원하는 것이 지성적이고 세련된 태도로 여겨지는 것 자체를 의심하지 않을 수 없다.

아들딸 구별 없이 하나라도 낳아주기만을 바라는 사회인 척하지만, 곰곰이 곱씹어볼수록 정말 아들딸 구별 없기를 바라는지는 확신이 서지 않는 말들이 현실에 즐비하다. 그런 배경 속에 아들을 비하하는 하하 호호 웃자는 말들이 함께한다. 한 번 두 번 웃자고, 그렇게 애 키우는 스트레스를 날려보자고 붙였던 말들이 모여 결국 아들 키우는 유세가 되고, 아들 가진 자의 큰소리가 되어버린다.

이쯤 되면 조선시대랑 다를 건 뭔가 하는 회의감마저 몰려온다. 노골적인 아들선호는 없을지언정 딸만으로는 여전히 뭔가 부족하다는 인식. 애써 딸 셋 엄마가 최고라는 말로 덮어보려 해도, 이 또한 근본적으로 자식의 '성별'에 따라 여성(엄마)의 행불행을 점치고 있다는 점에서 이 사회는 여전히 강고한 성차별적 인식 위에 있다고 할 만하다. 다만 노골적으로 아들을 위하고 우선시하는 풍조가 옅어짐으로써 이 사회의 밑바닥을 이루는 조류를 간파하는 것이 더 어려워졌다고 할까.

덜떨어진 아들 vs 야무진 딸이라는 구도가 남녀의 지위 변화를 의미하는 게 아니라면, 이런 말이 가져오는 효과는 하나밖에 남지 않는다. 내가 보기에 그것은 아들과 딸, 여자와 남자를 강조하고 가른다. 좀 더 구체적으로 말하면 이 구도가 강화하고 확산하는 생각은 다음과 같다. "기질은 타고나며 별로 변하지 않는다, 그런데 기질은 무엇보다 성별에 의해 결정된다, 성은 남자와 여자 딱 두 개로 나뉜다." 이런 신념이 횡행하는 한 덜떨어진, 야무진 같은 수식어는 별 의미가 없다. 언제나 그런 말들 끝에 남는 것은 "남자(아들)는 원래 이래, 여자(딸)는 원래 이래!"다.

이렇게 남녀가 분리되는 이열종대의 틀 안에서 아이들은 분류되고 이해된다. 이런 사고방식은 성차별적 가치관의 토대를 이룬다. 그 가치관 안에서 남성은 여성보다 늘 우월하며, 남녀로 구별되지 않는 다양한 성, 성적 지향, 정체성, 섹슈얼리티, 몸 등은 조금도 고려되지 않는다. 그러니 남녀평등은 고사하고, 섹스와 젠더라는 틀에서 파생된 편견으로부터 모든 인간이 자유로워질 가능성은 줄어든다. '아들보다는 딸이 대세!'와 같은 언설들은 아들과 딸의 지위가 역전된 듯한 착시 효과 위에서 과거와 다를 것 없는 성차별적 가치관을 새로 쓸 준비를 하고 있다는 말이다.

엄마들은 변했다? 변하지 않는다?....... 모든 인간은 저마다 다른 기질을 가지고 태어난다. 남자와 여자라는 이원적인 구분을 뛰어넘어 말 그대로 인간은 다 다르다. 그러나 이 사회에는 이를 다양성으로 받아들일 의지, 체계, 제도가 많지 않다. 아이들의 또래문화, 아이들을 향한 사회적 시선, 아이들이 접하는 다양한 매체가 그들의 다양한 기질을 오로지 성차 안에서만 해석하도록 유도하고 있고, 바로 그 점이 문제다.

아이가 초등학교에 들어가면서 나는 이런 왜곡된 문화가 가히 융단폭격처럼 공격해 들어오는 것을 느꼈다. 지금 돌아보면 그래서 나나 다른 엄마들이 덜떨어진 아들, 수컷 타령을 했는지 모르겠다는 생각이 든다. 그나마 그런 말들이 사회의 무차별적 공격 속에서 숨통을 트게 하는 고급개그 같은 역할을 해준다는 것을 본능적으로 알았다 할까.

요즘 엄마들 중에 자기 아들을 '원래 그런 아들'로 키우려는 엄마는 별로 없다. 오히려 자기 아들이 요리 잘하고 애도 잘 보고 배려심까지 많은 '매녀남'이 되길 바란다. 하물며 그게 유행이라고 한다면 거짓말로 들릴까? 이런 엄마들이 사회가 이열종대로 서란다고 순순히 따를 리 없다. 그와는 반대로 자식의 개성에 맞고 어울리는 옷들을 다양하게 마련하면서, 어떻게든 이 견고한 이열종대의 줄을 흐트러뜨리고자 하는 엄마들이 더 많다. 말하자면 성별에 따른 편견 따위야 흔들고 비웃어줄 수도 있는 시대가 된 것이다.

내 주변엔 실제로 딸들에게 태권도를 가르치고, 수학과 과학에 흥미를 가질 수 있게 해주고, 아들에게 요리와 살림을 가르치는 엄마들이 꽤 있다. 가끔은 그게 뭐라고 싶은 순간들도 있지만, 그럼에도 불구하고 성별에 따른 고정된 성향이나 기질에서 벗어나는 경험을 해보는 것은 중요하지 않은가. 양육자들이 아이들에게 다양한 경험을 하게끔 기회를 만들어주는 것은 의미가 크다. 또 아이들의 취향을 단지 성별을 내세워 무시하지 않으려 주의하고 배려하는 엄마들을 대할 때면, 이 사회가 분명 조금씩 변하고 있다는 생각도 든다. 하지만 정작 가장 변해야 할 '성'을 둘러싼 지대에서는 그런 의지들마저 약화되는 것만 같다.

아이가 남자라서
뭐 어떻다고?!

'남자아들' 그리고 '여자엄마'.......

초여름이 오는가 싶은 날이었다. 제법 뜨거워진 볕을 받으며 방과후 학교 운동장에서 아이가 노는 것을 구경하고 있었다. 해본 사람만이 아는, 정말 지루하고 또 지루한 그 시간을 간신히 견디면서 나는 속으로 이렇게 중얼거렸다. 제발 집에 좀 가자. 몸도 만삭인데(당시 둘째를 임신 중이었다) 초등학교 운동장에서 내가 지금 이러고 있어야겠니. 안될 말이지만 차라리 니들 한 판 싸우지 그러냐. 나의 이 몹쓸 상상이 화근이 된 걸까? 갑자기 어떤 여자아이와 남자아이가 싸우기 시작한다. 순식간에 그 녀석들 주변으로 여자와 남자가 떼로 몰려들며 거의 패싸움의 모양새를 만들어간다. 그러자 엄마들이 그들에게 다가서며 한마디씩 보탠다. 너희 왜 그래. 싸우지 마. 말로 해. 야, 너네 떨어져 등등.

그날의 사건을 요약하자면, 운동장에서 붙은 1학년인 두 아이는 이미 수업시간에 싸움을 시작했다. 여자아이가 덩치 크고 둔해 보이는 데다 글씨도 잘 못 쓰는 남자아이에게 '너 바보냐, 어떻게 이것도 못 하냐'는 말로 핀잔을 주며 놀려대자, 남자아이가 욱하는 성질에 여자아이를 주먹으로 퍽퍽 쳤다는 거다. 물론 그 남자아이는 담임에게 혼쭐이 났다. 그러나 싸움의 여파는 하교 후 운동장으로까지 이어졌다. 심지어 그 싸움은 당사자 둘만이 아닌 여자아이들 대 남자아이들의 대결로 치달았고, 나의 관전 포인트는 바로 그 점이었다.

남자아이들은 싸움의 빌미를 제공한 여자아이를 이해하지 못하겠다는 듯 쳐다보며 이렇게 말했다. "OO이가 제일 커. 힘도 제일 센 거 너 몰라?" 그러니까 힘센 놈한테 함부로 덤빈 네가 바보라는 말. 그러자 여자아이들이 '너네야말로 바보 중에 상바보'라는 식의 표정을 지으며 "그게 뭐? 우리 다 1학년이거든?" 한다. 너네나 우리나 전부 다 같은 학년, 같은 반으로 '평등'한데 뭔 헛소리냐는 게 그들의 요지다. "그렇다고 때려?"라고 말하는 여자아이들은 말하고 글 쓰는 인간, 그것도 '평등'한 인간 사이에서 폭력이 웬말이냐고 항변하고 있다. 이에 남자아이들이 "억울하면 너도 때려. 못 때리지? 거봐, OO이가 제일 세다니까." 하는 말로 맞받아친다. 그에 질세라 여자아이들 또한 평등과 폭력의 이슈를 다시 끌고 나온다.

이렇게 두 패거리가 서로 동어반복을 하며 말싸움을 이어가는 것을 보면서 나는 놀라지 않을 수 없었다. 정말로 남녀는 세상을 이토록 다르게 살아가는 것이란 말인가? 이를 인정해야 하는 건가 말아야 하는 건가? 사실 아이들의 얘기를 들어보면 누가 옳고 그르다고 섣불리 판가름할 수도 없다. ○○이는 정말 또래 중 덩치가 가장 크고(거짓말 조금 보태 나만 했다) 힘도 제일 세다. 그러나 여자아이들 말대로 모두 평등하지 않은가. 게다가 이제는 말로 이해하고 소통해야 하는 '초딩'이 되었고 말이다.

그날 내 아들은 '남자 편'에서, 그것도 덩치 큰 아이들 뒤에 서서 '여자 편'을 힐난하며 '힘'에 굴종하는 것이 맞다고 쫑알대고 있었다. 그건 집에서 늘 보던 것과는 좀 다른 모습이었다. 집에서 아이는 제법 엄마 아빠와 대화로 일을 풀어갈 줄 알고, 활달하긴 해도 폭력적이라고까지 생각될 정도는 아니었으니까. 하지만 아이들과 함께 있을 때면 훨씬 더 위계에 순종적이고, 무리 속에 있기 위해 목숨 걸고, 아무렇지 않게 폭력적으로 보일 만한 행동을 했다. 이런 일들은 아이가 초등학생이 되면서 급증했고, 그때마다 내 눈엔 내 아이가 남자라는 사실이 두드러지게 보이곤 했다.

아들 키우는 엄마들 얘기를 들어보면, '내 아이가 남자'임을 인지하게 되는 이런 경험을 조금 이르면 유치원 때, 늦어도 초등학교 3학년 전에는 겪는 듯하다. 여자 셋이 모이면 어떻다는 속담처럼 남자 셋이 모이면 어떻게 되는지를 알게 되는 첫 순간이 언젠가는 오기 마련이라는 거다. 문제는 우리가 그런 '남자아들'의 행태를 이해하기 힘들지만 또 이해해야만 하는 '여자엄마'라는 데 있다. 오 마이 갓!

나는 점점 성차에 기대어 아이의 행동을 이해하고 해석해나갔다. 솔직히 그게 여러모로 편했다. 아니, 최고로 속 편했다. 성차에 기대는 것 외에 다른 길이 별로 없기도 했다. 이해할 수 없는 아들의 행동과 말투, 생활태도 등을 '이놈이 아들이라 그래' 혹은 '사내 녀석들이란 별수없구먼' '머슴애니 어쩌겠어'라고 생각하면 아주 간단하고 쉽게 정리할 수 있었다. 나아가 나와 아들 사이에 생각의 충돌이나 어떤 갈등이 일어날 때도 나는 우리의 성별이 달라서 그렇다는 식으로 결론 내리곤 했다. 넌 남자아들이고 난 여자엄마니까!

더 생각하고 말 것도 없이 상황 이해, 사태 파악을 끝낼 수 있으니 얼마나 편한가. 성별 체계에 의존하고 그것이 본성이라고 여기면 해결 못 할 일이 없었다. 그런데 그렇게 해서 생겨난 결과들은 무엇일까. 정말 아무 생각 없이 편하면 그만일 수 있을까. 나는 왜 그리 편한 방법에 재빨리 편승하려 했던가.

세렝게티에서 살아가는 아이들....... 어쩌면 당시 내게는 처음 마주한 양육자-엄마라는 역할, 이전보다 복잡해진 아이의 본격적인 사회생활, 나에게 부가되는 의무와 책임감, 거기에 추가로 뿌려지는 죄책감 등 나 스스로 처리해야 할 산더미 같은 일과 감정 속에서, 뭐든 빨리빨리 이해하고 판단할 수 있도록 도와주는 기준점 같은 것이 필요했는지도 모른다. 하지만 내 안에는 '정말 그래도 되는 걸까?'라는 찜찜함이 늘 있었고, 그에 대한 해답을 찾기 위해 마치 현미경을 들이대듯 아이의 초등학교 생활을 꼼꼼히 관찰하기 시작했다.

관찰이 누적될수록 나는 혀를 내둘렀다. 누가 초등학교를 무지개 꿈 동산이라고 묘사했던가. 그 사람은 아이들의 삶을 그저 '슬쩍' 본 것에 불과하다. 내가 본 아이들, 그것도 초등학교에 갓 입학한 아이들은 오히려 '폭력적'이었다. 내 아들도 예외는 아니었다. 이 말은 그 아이의 성정이 나쁘다거나 악랄하다는 말이 아니다. 또한 성격이 내향적인 아이는 덜 폭력적이고 외향적인 아이가 더 폭력적이며, 남아는 더 폭력적이고 여아는 그렇지 않다는 말도 절대 아니다. 굳이 설명하자면 아이들에게는 모두 폭력적인 부분이 있다고 할까? 각자의 기질에 따라 폭력성이 드러나는 방식은 다를 수 있다. 아이들을 오래 관찰할수록 나는 아이들이 폭력적인 모습을 보이는 것이 사실은 공격이 아닌 방어를 목적으로 한 것은 아닐까 생각해보게 되었다. 내 눈엔 아이들 모두가 각자의 방식으로 스스로를 보호하려 하고, 그를 위해 나름의 방식으로 폭력을 행사하고 있는 것처럼 보였기 때문이다.

나는 초등 시기야말로 아이들이 타인에게 가장 노골적이고도 무자비한 때라는 것, 그럴 수밖에 없는 이유는 아이들이 초등 이전과는 다른 굉장히 높은 강도의 사회화 과정을 처음 경험함에 따라 모두가 적극적인 방어 태세를 취하고 있기 때문이라는 결론을 내렸다. 내 눈에 비친 아이들은 정말로 그랬다. 다들 '처음' '제대로' 타인과의 관계 맺기라는 어려운 숙제를 풀고 있는 듯했다.

초등학교는 어린이집이나 유치원과는 완전히 다른 사회다. 단순히 생활규율을 익히는 것과, 학교라는 조직, 제도, 체계에 적응하면서 타인들과 '함께' 살아내야 하는 것은 엄연히 구분된다. 한국 사회처럼 초등학교에서부터 경쟁이 당연시되고 그 결과에 따라 과한 보상과 박탈(가끔은 찬탈이라 느껴질 만큼)이 정해지는 곳에서는 더더욱 그러하지 않을까. 아이들에게 아직 낯선 이 세계는 또한 어른들의 시선이 지배적인 곳이다. 어른들은 어떤 유형의 폭력적 행동들, 즉 자신들이 보기에 다루기 쉽거나, 눈감아줄 수 있거나, 덜 꼴보기 싫은 것들에 대해서는 관대하다. 잘 규율된 좋은 생활 태도(?)를 지닌 아이가 누군가를 놀리면 실수로 취급하지만, 상대적으로 덜 규율된 산만한 아이가 누군가를 괴롭히면 그 아이의 성정 자체가 악랄한 것은 아닌지 의심한다.

내게는 초등학교 아이들이 그런 어른들의 시선을 의식하면서 제도에 동화되는 자기만의 방법과 생존 기술을 터득해나가는 것으로 보였다. 또한 그들은 실제 자신이 행동할 수 있는 한계가 어디까지인지를 궁금해하면서 실험해보기도 했다. 이를테면 아이들이 의도적으로 과격해질 때가 있는데, 그런 행동을 통해 여기까지는 되고 여기부터는 안 된다는 것을, 누구에게는 되는데 누구에게는 안 된다는 것을 스스로 깨쳐가는 것이 확연하게 눈에 띄었다. 영특한 애들만 이렇게 하는 것이 아니다. 이건 지능과는 다른 영역으로, 아이들은 누구나 자기가 할 수 있는 만큼 최대치를 해보면서 생존방식을 터득해간다.

"우와, 너희 알고 보니 세렝게티구나." 내가 어느 날 아들 보고 그랬다. 내 눈엔 이제 갓 초등학교에 들어간 녀석들이 세렝게티에서 살아남기 위해 본능적으로 움직이며 생존법을 배워가는 야생동물들처럼 보였기 때문이다. 세렝게티가 뭔지도 모르는 아들은 '우리 엄마가 대체 뭐라는 거야?' 하는 표정으로 내 말을 흘려들었다. 나는 초등학교가 세렝게티와 흡사하다는 것을, 다시 말해 무지개 꿈동산이 절대 아니라는 사실을 마주했다. 내 어린 시절만 떠올려 보아도 알 수 있는 사실이었는데 왜 나는 그것을 잊었던 것일까. 그러자 이 시기 아이들의 타인을 대하는 거친 태도를 어느 정도는 이해할 수 있었으며, 더불어 그런 행동들이 그 아이의 성별에서 기인하지 않는다는 것도 깨달았다. 나는 더 이상 남자아이들에 여자엄마여서 괴롭다는 푸념을 늘어놓을 수가 없게 되었다.

젠더 편견 아래 성교육은 없다……. 이제야 약간은 알 것 같다. 눈앞에서 아이들 제각각이 펼쳐대기 시작하는 겹겹의 과격함과 그로 인한 혼돈을 경험하는 것이 힘들었음을. 그로부터 빨리 벗어나고 싶어 '남녀의 성차'를 빌려와 너무나 쉽게 아이들의 행동을 판단하려 했고, 나와 아들 사이의 합의 불가능한 지점마저도 성차를 들이대어 대충대충 배열하고 빨리빨리 처리하고자 했음을. 그것이 나의 성급한 욕망에 불과했음을 인지하자 비로소 내가 얼마나 어처구니없는 생각과 행동을 한 것인지가 보였고, 인간의 행태를 남자와 여자의 것으로 나누어 보는 관습적 사고가 얼마나 강력한지도 새삼 알 수 있었다. 참으로 그것이야말로 자연스러움의 외형을 띠고 작동하고 있었다.

한국 사회에서 주로 양육을 도맡아하는 이는 엄마, 할머니, 이모, 여교사 등 '여성'이며, 그들 중에는 아이의 과격한 행동에 난감해하는 이가 적지 않을 것이다. 이런 경우 여자 양육자와 남자아이의 관계에서 발생하는 어려움을 '남녀'의 성차 문제로 보기가 더욱 쉽다. 하지만 남자아들, 여자엄마라는 단어는 현실이면서 동시에 사실이 아니다. 주양육자가 여성이라는 점은 현실이지만, 아이들의 폭력적인 행동이 단지 그의 성이 남성이라는 데서만 기인하는 것은 아니라는 말이다. 장담하건대 남성들이 본질적으로 폭력적인 것은 아니다. 다만 그들은(상당수 여성들도) '폭력적일수록 진짜 남성이 된다'는 사회적 메시지를 수신하고 이에 응답

할 때 폭력적이 된다.

  그런 점에서 아이들의 행위에도 폭력적이라는 딱지를 붙이기 전에, 아이들을 바라보는 어른들의 시선 속에 폭력적 논리가 내재해 있음을 아는 것이 선행되어야 한다. 진짜 문제는 초등 아이들이 보여주는 다양한 행태를 손쉽게 정리하고자 사용하는 가장 오래되고 손쉬운 방식, 바로 젠더 편견들이니까.

  나는 바로 이 강박적인 젠더 편견들을 교정해나가는 것에서 아이들의 성교육이 시작되어야 한다고 믿는다. 이는 거꾸로 말하면, 아이가 생물학적으로 남자인지 여자인지에 따라 같은 행동도 너무나 다르게 해석해버리는 한 진정한 성교육은 있을 수 없다는 주장이기도 하다. 선생님의 성 인식이 전형적일수록 성교육이 오히려 성편견을 강화, 재생산하는 도구가 되기 쉬운 이유도 여기에 있다.

초딩은 건너뛰는
성교육

'때'는 대체 언제 오나요?....... 초등학생 아들을 둔 엄마들에게 한번 씩 "아들 성교육 해?" 하고 물어본다. 흔히 돌아오는 대답은 "때 되면 해야겠지? 아직은 어리니까"다. 그나마 아들이 고학년인 경우 "해야 하긴 할 텐데. 어떻게 해야 돼? 뭐 아는 거 있어?" 이런 반문을 받기도 하지만, 그것은 매우 드문 일이다. 그러니 이런 질문이 나오지 않을 수 없다. 성교육을 하기에 좋은 '때'는 과연 언제일까?

많은 엄마들이 아이의 2차 성징이 나타나기 시작하면 성교육을 시작하겠다고 말한다. 교육과정에 맞추어(?) 중고등학생이 되면 하겠다는 엄마들도 있다. 또 누군가는 성교육은 무조건 일찍 하는 게 좋다고 하면서도, 아이가 워낙 관심이 없어 관심을 가질 '때'를 기다리는 중이라고도 한다. 말은 제각각이어도 이들에겐 공통점이 있다. 지금은 그 때가 아니라고 믿는다.

이 믿음을 합리화하는 말과 태도가 지천에 널렸다. 애가 관심이 없다는 말도 그중 하나에 불과하다. 물론 아이가 진짜 관심이 없을 수도 있지만, 관심이 있다 한들 양육자에게 내색을 안 할 수도 있는 것 아닌가. 실제로 우리가 뉴스를 통해 듣는 것은, 초등 저학년에 이미 포르노를 접하는 아이들이 늘어가고 있으며, 과거에 비해 2차 성징이 오는 시기도 점점 빨라져 성조숙증을 경험하는 아이들도 늘고 있다는 소식이다. 초등학생 남자아이를 키우는 양육자들이 이 사실을 모를 리 없다. 다만 그런 건 단지 남의 자녀들 문제라고 여길 뿐. 어쩌면 그들은 '내 아들'만은 성에 대해 아무것도 모르고 관심조차 없다고 믿고 싶어 하는 것은 아닐까.

성교육과 관련하여 2차 성징을 강조하는 양육자들의 속내도 크게 다르지는 않은 것 같다. 내가 볼 때 그들은 2차 성징을 성교육의 객관적인 지표로 여긴다기보다, 아직 제 아이에게 2차 성징이 나타나지 않았음을 강조하기 위해서 그 단어를 끌어다 쓰는 경우가 많다. 그런 양육자들이 흔히 하는 말. "우리 애는 2차 성징이 안 왔어. 아직도 애지!" 덩치 크고 성장이 빠른 한 아이의 엄마가 그와 똑같은 말을 하기에 내가 믿기 어렵다는 말투로 재차 물었더니 이런 대답이 돌아왔다. "덩치만 크지 쟤가 아는 게 하나도 없다니까? 그냥 몸만 커." 그러다 아이가 달려와 엄마 품으로 기어들자 "아이고, 너 이제 남자 냄새 나. 징그러워." 하며 손사래를 친다. 앞뒤가 안 맞는 상황에 나도 그 엄마도 당황해 둘이 마주보며 겸연쩍게 웃었던 기억이 난다.

언젠가 한번은 이런 일도 있었다. 아이들과 엄마들 몇 명이 함께 모여 있는 자리에서 어느 남자아이가 성적인 농담으로 여자아이를 놀렸다. 그러자 남자아이 엄마가 혼잣말로, 마치 누군가에게 항변이라도 하듯 "쪼그만 애가 그런 걸 알 리 없는데…"라고 중얼거렸다. 그러더니 아들을 보고는 이렇게 말하는 거다. "뜻도 모르고 그런 말 하면 안 돼!" 그 엄마는 무슨 근거로 아이가 뜻도 모르고 그런 행동을 했다고 여긴 것일까. 또한 덩치가 작으면 성적인 것을 알 리 없다고 생각하는 건 대체 무슨 논리일까.

'우리 애는 하나도 모른다'와 함께 초등학생 아들을 둔 양육자들이 으레 하는 말 또 하나는 '우리 아들은 느리다'는 것이다. 물리적 성장이 느리다는 건지, 성에 대한 관심과 이해력이 뒤처진다는 건지, 여하간 양육자들의 말에는 "성과 관련해서는 죄다 느린 게 좋다"는 생각이 깔려 있다. 그러니 성교육 하기에 좋은 때가 언제 올 것인가? 그 '때'는 오고 싶어도 올 수가 없다.

결론은 아직도 성교육을 제대로 시작하지 않았다는 말에 불과하다. 때가 오지 않았다는 말은 핑계이다. 더 정확히 말하면, 성교육을 하고 싶지 않다는 마음마저 감추기 위해 아직 그럴 때가 아니라고 둘러대는지도 모르겠다.

'그것'만은 계속 몰랐으면 해……. 아직은 때가 아니라는 말은 일종의 회피이고, 그 정점은 "요새는 학교에서 다 배우잖아"가 아닐까 싶다. 의외로 엄마들은 학교에서 하는 성교육 프로그램에 의지하는 경우가 많다. 제대로 성교육을 받아본 적도 없는 양육자가 어설프게 가르치느니 학교에서 배우는 게 낫다고 여기는 것이다.

그럴 법도 하다. 그러나 한국 공교육에 대한 이토록 높은 신뢰를 경험해본 적 없는 나로서는 이런 현상이 그저 신기할 따름이다. 국영수사과에 예체능까지 이 모든 과목을 학교에서 하는 것만으로는 부족하다고 여기는 양육자들이 대다수인 지금 시대에, 학교 교육에만 전적으로 의지하고 기대하는 분야가 있다는 게 놀랍지 않은가? 심지어 양육자들은 학교가 '그 분야'에 대해 무슨 내용을 어떻게 가르치는지조차 자세히 알려고 하지 않는다. 그러고는 제 아이가 성에 대해 아무것도 모르고 도통 관심이 없으며 정말 느리다는 것을 오히려 자랑처럼 이야기한다.

뭐든 빨리 알고, 빨리 겪고, 먼저 치르기를 원하는 한국 사회에서 양육자가 아이의 어떤 부분의 발달이 느리다고 '거리낌없이' 말한다는 것 자체가 내게는 참으로 흥미로운 현상이다. 내가 아는 대부분의 양육자들은 자기 아이가 국영수는 물론이고 예체능까지 남보다 먼저, 빨리 배워서 남보다 더 잘하길 바란다. 그래서 학업에 관한 이야기가 나오면 대화가 과열되기 일쑤다. "애들 영어 뭐 시켜? 수학 공부는 어떻게 해?"라고 물어보면, 엄마들이 저마다 쏟아내는 무궁무진하고 다채로운 대답을 들을 수 있다. 영어 교육을 시키든 안 시키든, 그 이유가 무엇이든 간에 대다수 양육자들은 그에 대해 생각도, 말도 많고 여기저기서 들은 이야기며 찾아본 정보도 넘쳐난다. 양육자에 따라 아이 사교육에 적극적이거나 덜 적극적일 수는 있다. 그러나 일반 학업에 관한 결정들은 모두 양육자의 '능동적'인 고민에서 나온 결론이자 그에 따른 실천이다. 내 자식이 학생인 동안은 공부에 매진하면 좋겠다고 여기든, 그와는 반대로 성적이나 학업은 인생에 의미 없으니 실컷 놀았으면 좋겠다고 여기든 양육자들의 이런 판단은 고심 끝에 내린 결론이라는 말이다.

반면에 성교육 하면 떠오르는 성, 섹슈얼리티와 관련해서는 능동적인 고민이나 실천 없이 그저 아이가 최대한 늦되기를, 남들보다 덜 관심을 갖고 아예 모르기를 바란다. 그러므로 설사 똑같이 "때 되면 해야지"라고 말한다 하더라도, 그 목적어가 성교육인지 일반 학업인지에 따라 그 말의 뉘앙스는 완전히 다를 확률이 높다.

아들엄마들이 성교육과 관련해 "때가 되면"이라고 표현한다면, 그것은 현재 성교육을 안 하고 있고 앞으로도 안 하겠다는 의미로 봐야 한다. 그런 말을 하는 양육자가 진짜로 하고 싶은 속말은 이런 것일 수 있겠다. '뭘 가르쳐야 하지? 나도 배운 적 없는데. 그게 가르친다고 돼? 피할 수 있다면 피하고 싶어. 차라리 애 아빠한테 시킬까? 그런데 아빠라고 뭐 아나! 나쁜 것만 알지. 초등생이니까 아직은 괜찮겠지. 괜찮을 거야. 아니, 괜찮아야 돼. 아들의 사춘기가 오지 않으면 좋겠어. 2차 성징은 왔어도 온 게 아니야. 우리 애가 성에 관심이 있든 없든, 적어도 나는 모르는 걸로!'

하물며 어떤 양육자는 본인의 이런 태도가 의도된 것이라고 주장하기도 한다. 성적인 것을 '일찍' 알아봤자 성적 충동만 자극될 뿐이니 아들에게 '미리' 알려주고 싶지 않다는 것이다. 한마디로 요약하면 성에 관심도 없고 아무것도 모르는 내 아이가 성교육에 자극 받아 '갑작스레' 성충동이 강해질까 두렵다는 것인데, 이게 논리적으로 말이 되나? 늦된 아이가 이리 학습력이 좋을 것이라 예상하다니, 이 무슨 아이러니란 말인가. 아니, 논리는 차치하고라도 이런 사고는 남성의 성적 충동은 제어 불가능하다는 신념을 전제로 하고 있기에 매우 위험하다. 이는 결과적으로 성폭력 자체를 정당화하기 때문이다. 그런데 불행하게도 이 사회의 아들엄마들은 '미리' 알릴 필요가 없다는 그 위험한 입장을 취하는 경향이 짙다.

그렇다고 양육자들이 아들 성교육을 시키지 않겠다는 확고한 의도를 갖고 있다는 말은 아니다. 그보다는 성이나 교육 모두가 너무 어려워 그걸 어떻게 감당해야 할지 막막하고 갑갑한 심정에 밀리하는 것으로 보인다. 의도한 바는 아닐지언정, 어쨌거나 이로 인해 초등학생, 특히 남자아이들은 성교육을 제대로 받는 경우가 흔치 않다.

성교육은 페미니즘 관점에서....... 현재 어린이집, 유치원 그리고 초등학교에서는 생각보다 활발하게 성교육 및 성폭력 예방교육을 실시하고 있다. 2000년대 들어서부터 학교에서의 성교육을 의무화하기 위한 준비가 이루어진 데다, 실제로 2008년 이후부터는 각 학교별 성교육이 의무화된 결과다. 양육자들이 학교를 다니던 때와는 달리 지금은 이렇게 교육제도 안에서 일정 부분 성교육이 진행되고 있어서인지, 양육자들은 아이들의 성교육이 '이미' 이뤄졌다고 여기는 경향이 있다. 하지만 이들이 생각하는 '성교육'이란 과연 무엇일까?

성과 관련한 교육 가운데 우리나라에서 가장 먼저 의무화된 것은 '직장 내 성희롱 예방교육'이었다. 그리고 현재는 성희롱에 더해 성폭력, 가정폭력, 성매매에 대한 예방교육이 관련 법령에 따라, 법이 정하는 범위 안에서 의무적으로 실시되고 있다. 이 4개의 예방교육(성희롱, 성폭력, 가정폭력, 성매매 예방교육)이 주로 성인을 대상으로, 또 공공기관 및 사업장들을 중심으로(물론 유아와 청소년을 대상으로 하기도 한다) 이루어지는 반면, 성교육은 교육부 산하 교육기관의 학생들을 대상으로 한다는 점에서 차이가 있다.

국가 차원에서 정해놓은 성교육 혹은 예방교육과는 별도로, 사회적 담론 내에서 일반적으로 '성교육' 하면 떠올리는 것은 성인이 아닌 아동,

청소년, 혹은 대학생을 대상으로 하는 성에 대한 총체적인 교육이다. 사람들은 성교육의 엄밀한 정의나 교육 내용의 구체적인 범위와 무관하게, 가장 포괄적인 의미로서의 '성'에 대한 모든 것을 교육하는 정도로 그 의미를 상상하곤 한다.

문제는 국가 차원의 성교육뿐 아니라 사람들 각자가 상상하는, 각기 다른 성교육의 내용에서도 발견된다. 한때 우리 사회는 성교육을 정절교육, 생식교육, 보건교육 등으로 불렀다. 이름만 보아도 그 내용이 어떤 것이었을지 짐작이 가능하다. 개개인으로 들어가면 수준이 더 천차만별이다. 누군가는 정절교육이라 해도 무방한 내용을 성교육이라 생각하고, 누군가는 성평등과 관련한 교육을 성교육이라 여기며, 또 다른 이는 성폭력 예방교육을 성교육이라 여길 수 있다. 혹자는 섹스(성관계)에 대한 것이면 다 성교육이라고 상상하기도 한다.

이와 같은 혼란과 왜곡을 끝내기 위해서라도 나는 성교육에 페미니즘 관점이 적극적으로 반영되어야 한다고 생각한다. 무엇이 성이며, 그것을 성이라는 이름으로 부르고 '관리'하려는 힘들은 무엇이고 왜 그런지, 성평등이란 왜 요구되며 어떤 모습이어야 하는지, 성폭력 예방과 관련하여 우리가 고려하고 사고해야 할 것들은 무엇인지, 그리고 도대체 섹스가 무엇인지, 이런 질문들에 답할 수 있는 관점이 바로 페미니즘이기 때문이다. 페미니즘은 그토록 '자연스럽다'는 성에 대하여 가장 직접적이고 근본적인 질문을 던지면서, 아울러 성과 관련한 관습과 인식과 행동에 대해 지적인 연습과 일상적 훈련을 하도록 만든다. 그러므로 성교육이 페미니즘 관점 위에서 이뤄져야 한다는 것은, 단지 정절이나 순결에서 양성평등으로 그것의 형식을 변화시켜야 한다는 주장과 같지 않다. 어떤 개념을 다른 개념으로 대체하거나 추가하는 식의 수준이 아니라는 말이다. 오히려 그것은 교육의 기본적인 철학과 배경, 그리고 조건에 대한 완전히 다른 접근에 가깝다. 즉, 페미니즘은 성을 교육하겠다거나 성적인 어떤 사안을 예방하겠다는 관점을 뛰어넘어 성 자체를 질문하고 의심의 대상으로 삼을 것을 전제로 한다.

성교육 공백기에 놓이는 초등 남아들....... 우리나라의 모든 초등학교는 교육부가 정해놓은 방침에 따라 일정 시간 의무적으로 성교육을 해야 한다. 반면에 아이들이 유아기에 다니는 보육기관에서는 각각의 사정을 따르기에 좀 더 느슨하다. 그럼에도 불구하고 나는 초등학생들이, 특히 남아들의 경우 성교육을 훨씬 덜 받는 것 같다고 느낀다. 처음에는 나의 이런 느낌을 의심했다. 내가 워낙 성교육에 유난 떠니까, 정도로 생각했다는 말이다. 그런데 주변 학부모를 보고 몇몇과는 인터뷰도 진행하면서, 나는 그것이 단순히 나만의 개인적인 느낌은 아니라고 확신했다.

내가 양육자들을 만나면서 확인한 것은, 그들이 그리고 이 사회가 '초등 남학생들에게는 성교육이 그렇게까지 필요하진 않다'고 생각한다는 것이었다. '학교에서 의무적으로 하니까 배우기는 하겠지' 정도로 인식할 뿐, 진지하고 적극적인 태도로 성교육의 필요성을 제기하는 사람은 별로 없었다. 그런데 신기한 것은 그런 양육자들도 아들들에게 성교육이 엄청 필요하다고 여기고 관련 정보를 적극적으로 찾아본 시기가 있었다는 점이다. 그 시기는 남아들이 어린이집을 다니는 때와 일치한다. 양육자들은 그 시기에 제 아이(아들)가 혹여 성폭력의 위험에 노출되지 않을까 염려하는 마음이 컸고, 그만큼 그런 사건을 예방하는 교육을 중시했다. 그런데 아이가 초등학생이 되면 태도가 바뀐다. 이제 아들이 그 정도로 취약하지는 않다는 생각을 하기 때문이다.

아이가 유아기일 때 그들은 아이 성교육에 무척 적극적인 태도를 보였었다. "요새는 남자애들도 당한다며?" 하면서 말이다. 이는 그들이 유아 성폭력에 대한 두려움을 갖고 있고, 그로 인해 아들 성교육에 적극적으로 나섰음을 방증한다. 그런데 아이가 자라서 초등학생이 되면 그들은 사뭇 다른 태도를 보인다. 한마디로 양육자들은 이제 남자인 아들이 잠재적인 피해자의 범주에서 벗어나고 있다고 상상하기 시작하는 것이다. 이 때문에 남자아이들은 초등생 시기에 성교육의 공백기에 놓이게 되는 반면, 여자아이들에게는 거꾸로 성교육과 성폭력 예방교육이 더욱 강조된다. 어른들이 볼 때 이 시기의 여아들은 여전히 성폭력의 피해자가 될 위험이 크기에, 초등 여아를 키우는 양육자들의 걱정과 우려도 점점 커지는 경향이 있다.

남아 양육자들은 초등 시기에 아이에게 필요한 것은 성폭력 예방교육보다는 성교육이라고 여기기 시작한다. 성폭력 피해자가 될 가능성이 줄어들었으니 성에 관한 '다른' 사안을 교육해야 한다고 여기는 것이다. 이런 생각 자체도 놀랍지만, 문제는 그럼에도 성교육을 미룬다는 점이다. "우리 애는 성교육이 필요할 만큼 '다' 크지는 않았다"는 게 그 이유다. 즉, 양육자들이 볼 때 초등생 남자아이는 성폭력을 당할 정도로 유약하지는 않되, 아직 성적인 존재는 아니다(혹은 아니기를 바란다). 결과적으로 초등학교 남아들은 성폭력 예방교육이건 성교육이건 아무것도 제대로 배우지 못한다.

하지만 초등학생 때야말로 남아들이 가장 많은 성적 정보를 접하고 배우기 시작하는 시기라 할 수 있다. 그들은 이 시기에 스마트폰과 인터넷과 친해지고, 유튜브를 사랑하게 되며, 동네 '형아'들과 시간을 보내면서 TV사용법도 완벽하게 숙지한다. 그런데도 양육자들의 의도된 무관심에 의해 이들은 성교육에서 방치된다. 어쩌면 이것이야말로 훗날 청소년기의 사건 사고를 키우는 원인이지는 않을까? 그렇다면 초등학교 6년이야말로 아들의 성교육과 성폭력 예방교육에 가장 공을 들여야 하는 시기가 아닐까?

실제로 아이들이 중학생이 되면, 다시 말해 신체가 성적으로 발달하고 그 의미를 행사하게 되면, 그땐 성교육이고 성폭력 예방교육이고 너무 늦다. 성교육의 공백기를 거치고 바로 중학생이 된 남학생들은 아무런 개념이 없고, 여학생들은 점점 더 피해 가능성의 두려움에 사로잡힐 뿐이다. 또한 그 시기 남학생들은 남자의 본능, 충동적인 성을 자연스러운 것으로 인식하게 되는 반면에, 같은 시기의 여학생들은 여자의 성적인 삶은 완전히 무시되어야 하거나 잘못된 것이라는 가르침을 받는다.

이런 상황에서 소년 소녀가 만나 연애를 한다면 어떻게 문제가 없을 수 있을까? 없다면 그게 더 이상한 일이 아닐까? 게다가 이들이 과연 소년 소녀의 로맨스가 아닌 다른 로맨스를 상상이나 할 수 있을까? 소년 소녀 사이의 로맨스가 아닌 다른 것을 꿈꾸는 청소년은 어떤 취급을 당하게 될까? 소녀이지만 소녀라는 상에 부합하지 않는, 혹은 소년이지만 소년이라는 상에 도저히 부합할 수 없는 아이들은 어떻게 자존감을 만들어갈 수 있을까? 성별 이열종대에서 아주 조금이라도 빗나가는 순간에 아이들은 어떤 삶의 조건에 놓이게 될 것인가?

아이들에게 성적인 정보, 이에 대한 고심의 기회를 제공하지 않는 것이 더 좋은 선택이라고 여기면 안 되는 이유가 바로 여기에 있다.

아들이라면
'성폭력'은 패스

성은 위험하다 가르치는 성교육....... 아들이 학교에 입학하고 나서 본격적으로 성교육을 시켜보려고 했다. 관련 자료들을 모으다 내가 깨달은 건 우리 사회에 통용되는 성교육은 성폭력 예방에 과도하게 초점이 맞춰져 있다는 것이었다.

아이들의 안전을 우선해야 한다는 생각 때문인지, 각 기관에서는 성교육이건 예방교육이건 그 핵심을 '성폭력', 그중에서도 '아동 성폭력'이라는 부정적 사건에 두고 있다. 전혀 이해되지 않는 건 아니다. 그러나 아이들에게 성을 위험한 것으로만 여기게 만든다는 점에서, 이것이 갖는 문제는 또한 심각하다.

성폭력은 젠더 관계가 제대로 소통되지 못할 때의 결과를 고스란히 보여주는 하나의 예다. 그리고 여기서 젠더 관계란 생물학적으로 다른 남과 여의 문제가 아니라 인간을 남과 여로 명명하고 가르는 문제와 결부되어 있다. 더 정확히는 섹스/젠더/섹슈얼리티라는 개념들을 둘러싸고 벌어지는 권력의 배치에 대한 이야기이다. 권력의 배치를 통해 구성되고 변주되는 섹슈얼리티와 그 실천이야말로 젠더 관계를 형성한다. 그러므로 젠더 관계를 살핀다는 것은 성적 욕망에 대한 사회적 경계, 즉 성적인 욕망을 가져도 되는/안 되는 인간에 대한 사회적 허용치를 살핀다는 말이 될 수 있다.

그런데 이런 관점으로 성폭력 장면을 바라보고 성찰하도록 이끄는 성교육이나 성폭력 예방교육은 흔치 않다. 대부분은 그저 그 장면을 통해 피해자의 좌절감을 부각시키고, 가해자를 괴물이나 예외적 인물로 묘사하는 데 그친다. 가해의 맥락이나 가능성을 인식시키기보다 피해자 되지 않기에 초점을 맞추며, 심지어 피해자를 탓하는 세태를 조장하기도 한다.

우리나라에서 이뤄지는 성교육 및 성폭력 예방교육은 일관되게 '피해자 되지 않기'를 강조하는데, 그중에서도 유아 성교육은 특히 그러하다. 이는 그 시기 아이들이 그만큼 유약하고 취약해서 자연스럽게 그들을 성폭력의 '순수한' 피해 대상자로 보기 때문일 것이다. 초등학생이 되어도 세간의 이런 시선은 유지된다. 성교육이 이뤄지는 현장에서는, 성은 위험하고 폭력적인 것임을 증명하는 강렬한 이미지들이 넘쳐난다. 그에 반해 자유로운 성에 대한 교육은 찾아보기 힘들다. 혹시 있다 해도 자유로운 성은 압도적으로 남아에게만 허용되며, 그처럼 자유롭고 충동적인 남성의 성을 어쩔 수 없이 떠맡는 것이 여성의 성이라는 식으로 교육된다.

더불어 성교육 안에서 성은 오로지 재생산만을 위한 것으로 설정되어 있다. 그 재생산마저도 국가와 사회가 인정하는 이성애 가족제도 안에서 이루어지는 것만이 '진짜'인 것처럼 서술되어 있다. 우리 아이들은 성에 대해 이런 사회적 전제들을 교육받는다. 성에 대해 질문하도록 배우는 게 아니라, 성이란 원래, 절대적으로, 그런 것이라고 배우는 셈이다.

성폭력 예방교육은 여아맞춤용······· 가장 큰 문제는 현재 진행되는 성교육 및 성폭력 예방교육이 '가해하지 말라'가 아닌 '당하지 말라'에 초점이 맞춰져 있다는 점이다. 이런 교육은 결국 '여자애들용'이라는 느낌을 갖게 만든다. 많은 양육자들이 성폭력을 예방한답시고 딸들에게만 여성으로서 갖춰야 할 올바른 자세와 태도, 가치관 등의 성적 통념들을 읊어대는 것은 우연이 아니다. 학교에서 하는 성교육 및 성폭력 예방교육도 다르지 않다. 그러하기에 초등학생만 되어도 남자건 여자건 아이들은 점점 성은 '여자 문제'라는 인식을 갖기 시작한다.

'이래야 여성이다'를 강조하는 교육이 아들들에게 적합할 리 없다. 아들이 자기 일이라고 여길 만한 내용도 없을뿐더러, 결과적으로 '여자는 이렇구나'라는 인식을 심어주게 될까 저어하게 된다. 아니나 다를까, 학교에서 성교육을 받고 온 지인의 고학년 아들이 '임신하는 여자애들이나 조심해야 할 이야기'를 자기가 왜 들어야 하는지 모르겠다고 하더란다. 그러면서 '여자애들한테는 이것도 해선 안 된다 저것도 해선 안 된다, 같이 놀라는 건지 놀지 말라는 건지 모르겠다'고 한탄을 했다지 않나.

또한 요즘 양육자들이 나름 최선을 다해 성차별 없이 아이들을 키우려 노력함에도 그 변화의 의지가 반영되기 힘든 부분이 있다. '어떤' 순간이 되면 아들을 대하는 태도와 딸을 대하는 태도가 확연하게 구분되면서 획일화된다. 가히 요지부동이라는 말이 어울릴 정도다. 성별에 따른 이열종대가 무척이나 견고하게 작동하는 것을 확인하게 되는 그 순간은 바로 성폭력이라는 이슈가 대두될 때다.

아이들을 교육할 때 흔히 어른들은 "~하지 마라. ~하면 큰일난다" 같은 말들을 사용한다. 이런 구문은 옳고 그름의 기준과 그 한계를 명시한다. 더불어 죄책감도 가르친다. 다만 그런 구문들도 서로 명백히 다른 두 유형으로 나뉜다. 하나는 '가해'하지 말라는 것이 요점이고, 다른 하나는 '피해' 당하면 안 된다는 것에 초점을 맞춘다. 전자가 잘못된 행동의 기준을 배우게 한다면, 후자는 자책의 기준을 배우게 한다.

(1) "물건 던지지 마라. 친구 때리지 마라. 욕하지 마라. 거짓말하지 마라."

(2) "거기 이상한 아저씨 나타나니까 가지 마라. 그런 옷은 입지 마라. 네 몸 만지지 못하게 해라."

위의 두 유형 가운데 아들과 딸이 각각 어떤 말을 더 자주 듣게 될지는 뻔하다. 최근 유행하는 육아서들은 "~하지 마라"는 부정적인 표현 대신 "~하자"와 같은 청유형 표현으로 아이들을 긍정적으로 대할 것을 강조한다. 예를 들면 "때리지 마"가 아니라 "우리 말로 하자, 친구를 좀 배려해줄래, 예쁜 말로 다시 해볼까?" 하고 말하는 식이다.

엄마들이 참을 인忍자 백 번씩 손바닥에 그려가면서 그렇게 바꿔 말한다고 치자. 그래도 요점은 변하지 않는다. 그건 결국 아이들의 행위에 제한을 두고자 함이고, 그런 제한을 통해 잘잘못을 가르치기 위함이다. 더구나 앞서 제시한 (2)유형의 말들은 그런 변형마저 불가능하다. 굳이 바꾸자고 들면 "큰길로 낮에만 다녀볼까? 누가 만질 수 있잖니, 그러니까 우리 바지를 입자"고 해야 하는데, 아무리 봐도 이건 더 난감하지 않나?

누구든 가해자가 될 수 있다……. 피해를 줄이려면 가해가 무엇인지 가르치는 게 우선되어야 한다. 가해 가능성을, 무엇이 가해이고 아닌지를, 가해가 발생하는 맥락을 아이들에게 가르치는 것이 마치 아이들을 애초에 가해자로 바라보는 시선이라고 오해하는 것은 그야말로 비합리적인 생각이다. 모든 도덕적, 윤리적 가르침은 가해 가능성을 염두에 두고 시작한다. 때리지 마. 욕하지 마. 폭력은 안 돼. 차별하지 마! 이런 말들이 다 그 공식을 따른다.

그런데 유독 성폭력과 관련해서는 이 공식을 따르는 경우가 드물다. 특히 '아들'에게 성폭력의 가해 가능성에 대해 주의를 주는 양육자는 흔치 않다. 기껏해야 요즘 애들은 시시해서 하지도 않는 '아이스께끼' 운운하며, 그런 걸로 여자애들 '놀리지 말라'고 하는 수준이다. 남의 옷을 들추고 공개적인 자리에서 속옷을 일부러 드러내는 것은 장난이나 놀림이 아닌 폭력이고 가해임을 그들은 가르치지 않는다.

주변 아는 아들엄마들에게 물어봐도 좋다. "아들이 혹시 성폭력을 저지를까 불안하거나 걱정해본 적 있어요?" 친밀함의 정도나 아들의 나이에 따라 표현 수위는 다를 수 있겠으나, 아마도 대부분은 휘둥그레 놀란 눈을 치켜뜨고는 '내 아들을 뭐로 보고 그딴 질문을 하느냐'는 식의 반응을 보일 것이다.

조심스레 친구에게 비슷한 질문을 던진 적이 있다. 그랬더니 그는 펄쩍뛰며 이렇게 말했다. "얘, 미쳤나 봐. 네 아들이나 내 아들이나 잘 크고 있어. 그런 애들 절대 아냐! 어린 애들한테 뭔 소리야." 그래, 내 아들 착한 거 나도 알아. 근데 그게 뭐? 착해도 친구 때리지 말라, 거짓말하지 말라는 말은 하잖아. 때리는 건 옳지 않은 일이고, 사람이건 동물이건 때리지 말라고 알려주는 것이 옳은 일이니까. 그런데 왜 성폭력에 대해서는 한마디도 하면 안 되는 거지? 일찍부터 많이 가르치면 더 좋은 거 아닌가? 성폭력 하지 말라는 게 그토록 해서는 안 될 말이야?

칼럼을 쓰는 동안에도 나는 몇몇으로부터 '어떻게 자기 자식을 가해자로 상상하느냐'는 질문을 받았다. 그러나 정확히 말해서 나는 아이를 가해자로 보는 게 아니다. 그저 내 아이뿐만 아니라 모든 사람이 살면서 언제든 가해 행동을 할 수도 있다고 생각할 뿐이다. 우리는 살면서 한 번 이상, 누군가에게 가해를 한다. 나는 절대로 그렇지 않아, 우리 아이는 절대로 그럴 리 없다는 생각 자체가 가해의 언어가 될 때도 있다.

나는 또한 아이가 잘못된 행동을 하면 그 행동에 어떤 위험 요소가 있는지 설명하겠다는 강한 용의를 지니고 있을 뿐이다. 가해 가능성을 인정하면 그에 대한 대비와 교육을 할 수 있지만, 아예 인정하지 않으면 개선의 여지가 없지 않은가. 예를 들어 누군가 남성의 가해 가능성엔 침묵하면서 남성의 성적 충동은 본능이라고 말한다면, 이것이야말로 더 본질적으로 남아를 가해자로 만드는 게 아닐까? 또한 성폭력의 피해자는 늘 여성이라고 상상하며 여성들에게 피해자가 되지 말라고 강요하는 것이야말로 모든 남성은 애초에, 날 때부터, 본능적으로 가해자라는 것을 인정하는 셈이 아닐까?

그럼에도 이를 인정하는 게 어려운 이유는, 우리 사회가 성폭력 가해자에게 세상의 잘못된 것들을 마구 섞어 투영하는 경향이 강하기 때문이다. 성폭력 사건이 일어나면 문제가 된 행위를 넘어 인간의 본질과 기질 자체에 선과 악을 대입시키는 것이 그 대표적인 사례다. 예컨대 '성폭력을 한다 혹은 했다'는 말에서 사람들이 떠올리는 이미지는 '친구를 때렸다'거나 '동물을 발로 찼다'에서 연상되는 이미지보다 훨씬 폭력적이고 무시무시하다. 친구나 동물에게 폭력을 행사하는 것도 끔찍한 이미지와 잘못된 윤리 감각을 떠올리게 하지만, 보통 어른들은 그 정도는 아이들에게 투영해도 된다고, 오히려 그럼으로써 아이들에게 하지 말아야 하는 것을 가르칠 수 있다고 여기는 듯하다. 반면에 성폭력과 관련해서는 절대 그렇지 않다. 어른들은 제 아들이 성폭력 가해자가 될 수 있다는 가능성 자체를 차단하는 데 급급하다.

대검찰청이 발표한 주요 범죄별 기초통계(2014)에 따르면, 2013년 발생한 성폭력 범죄 중 가해자가 18세 미만의 소년인 비율은 7.6퍼센트다. 그들은 대부분 호기심(29.2%)과 우발적 동기(28.9%)에 의해 범죄를 저질렀으며, 학교 동창(52.9%), 동네 친구(32.4%) 등 아는 이들과 함께 공범인 경우가 많았다. 또한 이들 중 아동을 대상으로 한 성폭력은 21.4퍼센트를 차지했다. 이와 같은 통계를 참고하여 추론하자면, 중고등학교 남학생 무리가 자신들보다 약자인 주변의 어린 동생을 대상으로 성적 호기심을 해결하는 시나리오는 얼마든지 가능하다. 여성들에게 이것은 가상의 시나리오가 아닌 현실이었고, 지금도 여전히 현실이다. 게다가 위의 통계는 심각한 수위의 성범죄, 즉 유죄가 확정된 범죄만을 대상으로 한 것이기에, 그보다 낮은 수위의 다양한 성적 가해들이 동일한 패턴 안에서 숱하게 벌어지고 있음을 짐작할 수 있다.

현실이 이러함에도 사람들은 많은 점을 간과하고 있다. 우선 아들, 즉 남아도 얼마든지 성폭력 피해자가 될 가능성이 있다는 사실을 쉽게 잊는다. 아들들은 그들의 취약성이 인정되는 유아기를 지나고 나면, 피해 가능성이 적다는 이유로 성희롱 성폭력 예방교육을 제대로 받을 기회를 놓치기도 한다. 또한 사람들은 남아라면 날 때부터 그들이 제어할 수 없는 본능에 지배받기 마련이라고, 그래서 남아들은 성교육을 받을 이유가 없다고 여기곤 한다(아무리 배워도 본능을 제어할 수는 없기에).

저항할 수 없는 남성적 본능, 즉 성적 본능에 대해 사람들은 너무 쉽게 수긍한다면서도, 청소년 성범죄 사건들의 일반적 유형을 위의 통계를 내세워 설명할 때는 다른 반응을 보인다. 특히 아들 양육자의 경우 '내 아들'만은 그런 시나리오와 무관하다고, 그런 일을 저지를 아들들은 애초에 따로 있다고 여긴다. 심지어 청소년 성범죄 사건이 실제 벌어져도 내 아들은 '주' 가해자가 아닌, 어쩌다 친구들에게 휘말린 것뿐이라고 선을 긋기 일쑤다.

어른들의 이런 모순적인 인식과 태도는 결과적으로 아들들이 제대로 된, 포괄적인 의미에서의 성교육을 받을 기회마저 박탈한다. 현재 성교육의 상당한 내용이 성폭력 예방에 초점을 맞추고 있음에도, 정작 남아들이 성교육의 대상이 되지 못하는 이유는 이 때문이다.

일찍부터 가해의 맥락과 기준을 가르치기······· 성폭력의 가해자는 대개 남자이나 내 아들만은 절대 성폭력의 '가해자'가 될 수 없다는 생각을 만들고, 전파하고, 확대시키는 담론이 너무 많다. 대표적으로 언론은 성폭력 가해자를 끔찍한 변태나 혹은 괴물로 다룬다. 성범죄자의 이미지를 이와 같이 왜곡하는 언론으로 인해 성폭력의 일상성과 가해자의 평범함은 숨겨진다. 그런 가해자 이미지에 자신이 낳고 기른 사랑하는 아들을 대입하고 싶은 양육자는 세상 어디에도 없다. 그게 어떻게 가능하겠는가.

그렇다고 언제까지 언론 탓만 하면서 어른 노릇, 양육자 노릇을 방기할 수는 없다. 내 아이가 사기꾼 될 놈이라고 생각하기 때문에 아이에게 거짓말하지 말라고 충고하는 양육자는 없다. 또 친구 때리지 말라고 훈계하면서 이 아이가 살인마로 태어난 것도 아닌데 굳이 이런 말을 해야 하나 고민하거나, 이 말이 아이의 잠재된 폭력성을 일깨워 더욱 더 잔혹하게 변하지는 않을까 우려하는 양육자도 없을 것이다. 그러니 아들의 성적 행동에 대해 미리 주의를 주는 것 또한 가볍게, 너무 심각하지 않게 생각했으면 좋겠다.

양육자들이 이 문제를 넘어서지 못하면 아이들에게 최소한의 성적 정보 및 에티켓조차 전해주지 못할 가능성이 크다. 아니, 남아들에게는 아예 성교육 자체가 필요치 않다고 여길 가능성이 크다. 안타까운 것은 이미 현실이 그런 방향으로 흘러가고 있으며, 그나마 이뤄지는 성교육마저도 왜곡돼 있다는 사실이다. 남성의 성적 충동은 자연스러운 것이니 설사 가해를 해도 그건 '실수'이지 무시무시한 성폭력 범죄와는 다르다고 애써 구분하는 어른들로 인해, 잠재적 피해자인 여아들만 '스스로 단속하며 살라'는 말을 귀에 딱지가 앉도록 들어야 한다.

성교육과 성폭력 예방교육이 정말로 그 의미와 가치를 발현하려면, 피해자가 되지 않기 위해 자기 삶을 제한하는 내용이 아닌 가해의 기준과 맥락을 가르치고 그런 행동을 저지르지 않도록 하는 데 초점을 맞춰야 한다. 그러기 위해서는 우선 내 아들의 성폭력 가해 가능성에 대해 가볍게, 포괄적으로 생각할 필요가 있으며, 무엇보다 아이가 어릴 때부터 이를 교육해야 한다.

성을 가장 극단적인 이미지 속에서만 상상하도록 만든 우리 사회의 성적 담론들, 성폭력은 아주 일반적이고 일상적인 삶 속에 내재해 있는 데 반해 가해자의 이미지는 평범한 사람과 거리가 먼 괴물처럼 여겨지는 모순된 상황, 그래서 그 어떤 사람도 자신과 주변인을 쉽게 가해자의 이미지에 대입시키지 못하는 것이야말로 초등학생 남아의 성교육을 고민할 때 가장 먼저 부닥치는 장벽이 아닌가 싶다. 그러면서 다들 입으로는 '성은 위험하지만 자연스럽고 좋은 것'이라고 말한다. 너무 뻔하다. 위험하다는 단어는 어디를 향할 것이며 자연스럽다는 말은 또 누구를 향해 갈까.

성이라는 한 음절을 가운데 두고 극단적이며 서로 모순되는 말들이 상충하는 가운데, 이로 인해 야기되는 혼란을 손쉽게 배열하고 정리하는 두 개의 단어는 바로 남자와 여자이다. 남/여로 이분된 단어 아래 피해와 가해, 위험과 안정, 파괴와 생성 등의 낱말들이 마치 홍해가 갈라지듯 양쪽으로 갈린다. 그러고 보면 초등생 아들에게 성교육을 시작할 때 우리가 먼저 고민해야 할 것은, 이 둘을 가르는 견고한 선을 의심하는 일인지도 모르겠다.

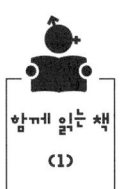

함께 읽는 책 (1)

시작하는 양육자들에게

성교육의 필요성에 공감한다 하더라도 첫째로 직면하는 문제는 '어떻게?'다. 지금 초등학생을 키우는 양육자 세대는 제대로 된 성교육을 받아본 경험이 거의 없기에, 이 문제를 그저 살짝 넘어서면 되는 낮은 허들처럼 생각해서는 안 된다. 본인이 성교육의 상과 지향점을 가지고 있지 않음을, 심지어 '성'이라는 단어 자체에 대한 편견 외에는 제대로 된 철학이나 가치관도 지니고 있지 못함을 스스로 인정해야 한다는 말이다. 그러면 해답이 나온다. 지금이라도 본인이 먼저 성교육을 받는 것! 바로 그것이다.

나는 일찍이 페미니즘과 성교육 및 성폭력 예방교육에 대한 지식을 접했기에 그나마 조금은 유리한 위치에 있다고 생각했다. 그것은 완벽한 착각이었다. 막상 아이에게 성교육을 하려 하자 엄청난 두려움과 고민들이 밀려왔다. 어려움을 겪었고, 여전히 겪고 있다. 일단 페미니즘 이론적 지식과 성교육은 유사하지만 결코 동일하지만은 않다. 더구나 성인인 나 자신의 삶을 페미니즘 시각에서 바라보는 일과 어린 아이에게 성교육을 하는 것은 전혀 다른 문제였다. 아이의 눈높이와 생활에 맞추어 지식을 적용하는 것은 또 다른 일이어서 늘 난감했다. 스스로를 페미니스트라고 생각했던 나는 이런 무력감 속에서 본격적으로 성교육 책을 찾아보기 시작했다.

내가 가진 페미니즘 지식이나 관점이 성교육에 관한 다양한 고민과 질문을 가능하게 한 점은 물론 도움이 되었을 터이나, 나 또한 다른 이들과 똑같이 우왕좌왕 좌충우돌하면서 길을 찾아갔다. 그러니 이 책을 읽는 분들도 너무 겁내거나 걱정하지 않으면 좋겠다. 아니, 도망가려 하지만 않으면 좋겠다. 누구라도 일단 시작하는 것이 지금 한국 사회에서는 굉장히 중요하기 때문이다.

용기를 내어 그 출발선에 선 당신에게, 성교육을 처음 시작할 때의 난감함과 두려움을 떨쳐내는 데 도움 줄 책들을 추천한다. 아이들이 읽어도 좋지만, 그 전에 나 스스로에게 성교육을 한다는 생각으로 가볍게, 쉽게 읽을 수 있는 책들이다. 성교육을 받아본 적 없고 성 편견으로부터 결코 자유롭지 않은 양육자들에게는 내용이 결코 만만하지 않을 것이나, 성교육도 먼저 제대로 받아봐야 할 수 있다는 생각을 갖고 꼭 읽어볼 것을 권한다.

『거침없는 아이, 난감한 어른』
한국성폭력상담소 기획 | 김백애라·정정희 지음 | 문학동네 | 2011

성교육이 두려운 양육자의 마음을 가볍게 열어줄 책이다. 자기가 어떤 성적 편견을 지니고 있는지 점검하는 것에서 시작하도록 되어 있는 구성은 여러모로 도움이 된다. 성에 대해 전혀 모르겠어, 어떻게 말할지 모르겠어, 일단 도망가고 싶은데, 하는 마음이 든다면 가장 먼저 이 책을 꺼내들고 두려움을 잠재우자.

『아하! 우리 아이 성교육』
이명화·신혜선 지음 | 기탄교육 | 2010

성교육 부모 지침서인 이 책 하나만으로도 굉장히 많은 공부를 할 수 있다. 아이들과의 대화가 예시되어 있어서 일상에 활용하기도 좋다. 유아, 초등 저학년, 초등 고학년을 나누어 각 시기별로 요구되는 교육 내용과 교육적 관점을 제시하고 있는 것도 장점이다.

『우리 아이 성교육에 대해 꼭 알아야 할 50가지』
린다 에어·리처드 에어 지음 | 이자영 옮김 | 원앤원스타일 | 2013

이 책의 최고 장점은 현실적인 상황 묘사와 대화체 구성으로 독자가 자기 현실에 직접 대입하는 것을 가능하게 한다는 점이다. 미국에서 발간되어 문화적인 차이가 약간 있지만 크게 부담스러운 정도는 아니다. 미국 중산층 가족을 모델로 이성애 가족주의를 강화하는 내용을 담고 있기는 하다. 다소 금욕적인 성 교육관을 따르기에 보수적으로 여겨질 수는 있다. 하지만 당신이 어떤 관점을 지니고 있는가와 무관하게, 적어도 이 책을 통해 일상 속에서 자연스럽게 성적 대화를 이끌어 가는 방법에 대한 많은 힌트를 얻을 수 있을 것이다.

『돌직구 성교육-십대를 위한 교과서 밖의 성 이야기』
제인 폰다 지음 | 나선숙 옮김 | 예문사 | 2016

미국에서 꽤나 유명했다는 성교육 책이다. 성교육의 기본 내용에 충실하기에 '양육자가 읽는 성교육 A-Z'로 여기고 자주 참조하기에 좋다. 양육자가 한 번 훑어보고 자녀에게 선물로 줘도 손색이 없으며, 또는 양육자와 아이가 같이 읽고 성에 대한 대화의 물꼬를 트기에도 적당하다. 빠르면 초등 3~4학년, 일반적으로 초등 고학년이면 양육자의 도움 아래 소화할 수 있는 책이다. 양육자의 도움 없이 아이 혼자 읽는 경우에는 중학교 1~2학년의 필독서로 권유하면 좋을 것 같다.

■ 『스무 살 전에 알아야 할 성 이야기-
학교에서는 가르쳐주지 않는 진짜 성 이야기』
앤-마를레네헤닝·티나브레머-올제브스키 지음 | 김현정 옮김 | 예문 | 2013

독일에서 선풍적인 인기를 끌었던 성 교육서로, 양육자가 먼저 자신의 성생활을 되돌아보면서 읽으면 좋다. 이 책에는 실제 청소년 연인들의 스킨십 장면을 담은 사진이 다수 포함되어 있다. 포르노 혹은 의도적으로 연출된 성관계 장면만을 접해야 하는 우리 사회에서는 흔치 않은, 청소년 연인 사이에 이루어질 수 있는 진솔하고도 애정 어린 스킨십 이미지를 보여주는 사진들이다. 한국어판에는 사진들이 다수 삭제되어 그 수가 적다는 점이 매우 아쉽다. 제목부터 청소년이 아닌 '스무 살'이라고 독자의 연령을 높게 선정했음에도 수위 조절을 고려해 삭제한 것으로 보인다. 인터넷에 흔히 떠도는 노골적인 장면들보다는 차라리 이런 사진을 먼저 접하는 게 아이들에게 훨씬 이롭다고 생각하는 나로서는 안타깝기만 하다. 앞서 말했듯 이 책은 성교육도 제대로 받아본 적 없는 우리 시대의 양육자가 자신의 성생활을 돌아보면서 아이보다 먼저 읽어야 할 책이다. 아울러 고등학생에게는 물론이고 20세 초반의 젊은이들에게도 필독서로 권하고 싶다.

■ 『아무도 대답해주지 않은 질문들-우리에게 필요한 페미니즘 성교육』
페기 오렌스타인 지음 | 구계원 옮김 | 문학동네 | 2017

저자가 인터뷰한 미국 10대 여학생들의 섹슈얼리티에 대한 생각과 실천들, 그녀들에게 부과되는 성편견과 차별적 인식들이 어떻게 삶에 영향을 주는지를 읽어낼 수 있는 책이다. 10대 여성이 자존감을 가지기 위해서, 자기 욕망을 인정하기 위해서, 자기 정체성을 확립하기 위해서 얼마나 많은 모순과 위험을 스스로 체현해내고 있는지 깨닫게 하는 책이기도 하다. 미국의 청년 문화를 잘 알고 있다면 더욱 흥미로울 것이며, 반대로 그래서 한국적 상황과는 많은 차이가 있다고 느낄 수도 있다. 가장 마지막 장이 특히 성교육에 유효하다.

『마초 패러독스-여성폭력은 남성의 문제다』
잭슨 카츠 지음 | 신동숙 옮김 | 갈마바람 | 2017

미국의 성폭력 예방교육 활동가인 저자가 그간의 경험을 발판 삼아 쓴 이 책은, 여성폭력의 원인이 폭력적 남성문화이며, 여성폭력을 줄이기 위해서는 그런 문화에 가장 깊고도 직접적으로 연루돼 있는 남성들의 인식과 행동이 변화해야 한다고 주장한다. 이 책은 정확히 성교육에 부합하진 않지만, 여성폭력의 문제를 여성이나 소녀가 아닌 다른 시각에서 읽으려 했다는 점에서 내가 칼럼을 통해 전하고 싶었던 내용과 유사하다. 성폭력에 대한 기존의 많은 통념들을 깨는 데도 유용하다. '성교육'에 대한 부분만 우선 읽어보고자 한다면 "1장 여성폭력은 결국 남성의 문제다"와 "12장 아이들을 잘 가르치자"를 읽으면 된다.

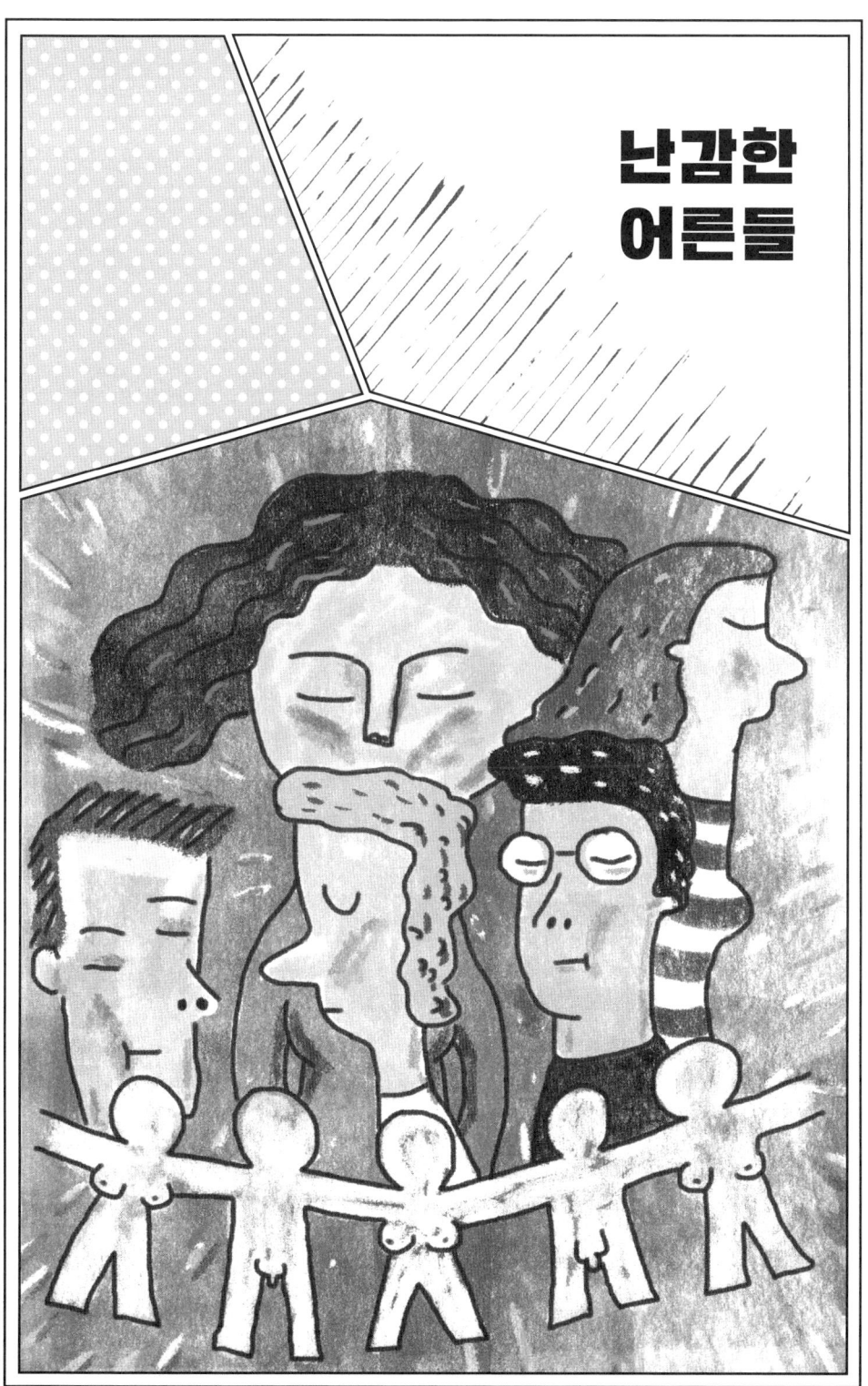

'성적性的' 잔소리가 필요하다

아이들만 단속해서 뭔 소용?........ 나는 엄밀한 의미에서 아동 성폭력 예방교육은 아동이 받을게 아니라 어른이 받아야 한다고 생각한다. 아동 성폭력 사건의 가해자는 주로 남자어른이다. 그러니 가해자에게 엄격한 법 집행이 이뤄져야 하는 건 물론이고, 동시에 '그런 짓'을 하면 안 된다고, 그런 짓을 하는 사람들에게 주변인으로서 경고를 줄 수 있어야 한다고 많은 어른들에게 더 알려야 한다. 그런데 우리는 사건이 터질 때마다 애들 단속만 하니, 흔한 말로 애들이 무슨 죄인가.

"무슨 소리예요. 요즘 세상이 얼마나 무서운데요. 우리 애 무슨 일 나면 댁이 책임질 거예요?"라고 항변할지도 모르겠다. 별수없이 애들 보고 조심하라고, 피해 당하면 안 된다고 강조할 수밖에 없는 심정을 이해 못하는 바는 아니다. 그러나 애들에게 무엇을 조심하고 누구를 의심하라고 말해야 하는지, 정말이지 그것만큼 곤혹스러운 것도 없다.

아이가 어릴수록 성적 행위가 뭔지 구체적으로 설명하기가 힘들기 때문에, 많은 이들이 애매하게 우회하여 네가 '그런 일' '안 좋은 일'을 당할 수도 있다고 말한다. '그 일'은 매우 심각하고 위험하니 정말 조심해야 한다고. 물론 그 대상이 되는 건 대부분 여아들이다. 성교육이 '유아 및 아동'의 성폭력 피해 예방과 피해자 되지 않기에 과하게 집중되어 있기에 발생하는 현상이다.

이 때문에 우리 아이들은 첫 성교육을 받는 순간부터 남녀가 명확하게 구분되는 일종의 성역할을 배우게 된다. 이때의 성역할은 여성이 집안 살림을 도맡고 남성은 공적 영역에서 임금노동을 도맡아하는 식의 구분과는 약간 다르다. 잘못된 혹은 편향된 성교육을 통해 배우는 성역할은 성적 관계 안에서 어떤 성적 주체/대상이 되어야 하는지에 대한 이미지를 형성한다. 그 결과 사람들은 차이에도 불구하고 모두가 동등한 시민이라고 느끼기보다, 남자는 '존재 자체가 안전한' 반면 여자는 '언제든 위험에 빠질 수 있기에 늘 조심해야 한다'는 인식을 가지게 된다.

그런데 한번 생각해보자. 왜 아이들이 쉽게 성폭력의 대상이 되겠는가. 그 이유 중 하나는 바로 '그런 일'이 뭔지를 정확하게 모르기 때문 아닐까. 실제로 아동 성폭력 피해자들은 처음에 '그런 일'인지도 모르고 당하는 경우가 태반이다. 피해가 반복되는 이유도 거기에 있다. 피해자는 단지 흐릿하게, 무언가 잘못되었다고만 느낄 뿐이다. 자신이 겪은 일을

'아동 성폭력'이라는 단어로 말하고 설명하는 아이는 흔치 않다.

반면에 어른인 가해자는 명백히 알고 행한다. 알기 때문에 더욱 친밀해 보이는 가면을 쓰고서 아이를 어르고 달래고 유혹한다. 사탕 하나, 친절한 미소, 따뜻한 말씨. 엄마 아빠에게 이르지 말라고 할 때조차, 그들은 대놓고 협박하기보다 마치 둘 사이에 지켜야만 하는 비밀 약속인 듯 속삭인다. 가해자는 자신이 무엇을 행하는지 알고 있기에, 아이들의 취약한 몸뿐 아니라 순수하고 순진한 마음까지 죄다 이용할 수 있는 거다.

그래서 더더욱 아이들에게 '의심'하는 법을 가르쳐야 한다고 어른들은 강조한다. '모르는 어른은 따라가지 마. 지켜야 하는 비밀이 있고 지키지 않아도 되는 비밀이 있어. 그러니까 일단은 엄마에게 다 얘기해야 해.' 그러면 아이들은 초롱초롱한 눈빛으로 질문을 던질 것이다. 엄마, 그럼 누구는 돼? 누구는 어때? 왜 누구는 안 돼? 이건 비밀이야, 아니야? 비밀인데 진짜 말해도 돼? 왜 그건 돼?

이쯤 되면 성범죄와 관련해서는 서너 살 아이를 앉혀놓고 삶의 모순과 인간 존재의 양면성을 가르쳐야 할 판이다. 그게 이 세상의 모습이라면 가르쳐야겠지. 근데 그게 말처럼 쉽냔 말이다. 유아는 물론이고 초등학교 아이들 역시나 성폭력이 무엇인지 제대로 이해하기란 쉽지 않다. 그걸 이해시키기 위해 아이에게 말하고 있는 내 모습을 상상하는 것만으로도 당혹스럽다. 양육자들이 제대로 된 성교육보다는, 당장 급한 불이라도 끄자는 심정으로 아이를 단속하고 대비책을 일러주는 데 더 신경 쓰는 이유도 이 때문인지 모른다.

그 마음을 모르는 바는 아니지만, 그럼에도 아이는 위험으로부터 스스로를 대비할 수 없어서 아이이다. 그러니 아이에게 누구를 어떻게 조심하고 어느 장소를 피하고 등등의 지침을 주기보다는 어른인 내가 아이에게 어떤 지지자, 목격자, 주변인이 될 것인지를 진지하게 고민하는 것이 낫다. 성추행, 성폭행 같은 사건은 한국 사회를 살아가는 여성에게 참으로 공기처럼 흔해서, 이로부터 완벽하게 벗어난다는 것 자체가 어쩌면 환상이다. 더군다나 그런 사건은 대부분 피해자 여성의 의지나 삶의 태도와는 거의 무관하게 발생한다. 단언하건데 피해자는 그 어떤 잘못이 없다. 그렇다면 우리는 피해자가 되지 않는 법보다는 가해자가 되지 않거나 혹은 피해자의 든든한 지지자가 되는 법을 배우고, 나아가 조언자가 될 수 있는 역량을 키우면서 목격자가 될 경우 어떻게 대처해야 하는지를 숙지해야 하는 것 아닐까.

아이를 키우다보니 나 역시 '혹시라도 우리 아이에게'라는 우려에 사로잡힐 때가 종종 있다. 그럴 경우 나는 혹여 어떤 사건이 생겼을 때 내가 아이에게 어떤 지지와 믿음을 보여줄까를 고민한다. 아이들에게만 성교육을 받으라고 등 떠밀기보다 내가 이 주제에 심취하게 되는 이유이다.

'그 따위 교육'에 저항하는 남자들....... 다시 한 번 말하지만 진정 성폭력을 예방하려면 성인이 더 주의하고 더 배우고 자신을 변화시켜야 한다. 그게 아이들을 단속하는 것보다 훨씬 쉽고 옳은 방법이다. 타인을 성적 대상으로 취급하지 말 것, 특히 아동을 성적 대상으로 삼지 말 것, 성적 행위에 요구되는 기본적인 에티켓을 숙지할 것, 폭력의 기준에 대해 더 엄밀하게 인지하고 행동할 것 등을 끊임없이 알리면서 서로 가르치고 배우고 실천해야 한다. 그런데 어른들에게 이를 강조하는 일이 그렇게 어려울 수가 없다. 성인을 대상으로 하는 성폭력 예방교육 및 직장 내 성희롱 예방교육에 대한 한국 사회의 거부감만 봐도 알 수 있다.

한때 나는 서울의 모 대학 〈성희롱성폭력상담소〉에서 일한 적이 있다. 어느 날 사무실에서 전화 한 통을 받았다. 교수 및 교직원들을 대상으로 직장 내 성희롱 예방교육을 받으라는 홍보를 시작한 지 며칠 되지 않은 때였다. 생뚱맞지만 무척 상징적인 상대편의 첫마디는 "야, 이 빨갱이 년아"였다. 내가 한 말이라곤 "여보세요. 성희롱성폭력 상담소입니다"밖에 없었는데 말이다. 그의 말의 요지는 '왜 교수인 자신이 가해자 취급을 받으며 그따위 예방교육을 받아야 하느냐'는 거였다. 저렇게 큰 플래카드를 걸어놓고 감히 교수더러 교육을 받아라 말라 하다니 대체 어디서 배운 버르장머리냐며 호통도 쳤다. 그에 더해 왜 남자만 성범죄자 취급하느냐, 여자들이 요새는 더 폭력적이라는 생떼에, 일전에 '자네들이' 성문화 행사에서 진행한 프로그램들이 너무 낯뜨거워 오히려 본인이 성폭력을 당한 꼴이니 그것부터 해결하라는 얼토당토않은 우기기까지.

욕인 듯, 욕 아닌 듯, 욕 같은 내용을 한참 듣다가 생각했다. 성범죄를 저질렀다고 신고한 것도 아니고 그냥 성희롱 예방교육 30분 받으라고 한 것뿐인데, 그것도 온라인으로 혼자 받으면 끝나는 건데 왜 이토록 심한 반응을 보이는 것일까. 아, 그리고 이건 '남성' 교육이 아니거든요? 여성도 다 받아요. 설마, 이 교수는 대학 교직원 중에 여성은 없다고 생각하는 건가?

그 사람처럼 '적극적 대응'을 하는 이가 많지는 않지만 적지도 않다. 분명한 사실은 직장 내 성희롱 예방교육 기간이 다가오면 모든 사업장에서 기본적으로 그와 유사한 감성이 공유된다는 것이다. 국가에서 정한 의무교육인 성폭력 및 성희롱 예방교육에도 이렇게 거부감을 보이는데, 하물며 아동 성폭력 예방교육이라는 명칭을 내걸고 성인들에게 교육 받으라 하면 어떨까? 길길이 날뛸 사람들이 아마 지천에 차고 넘치리라. 대다수는 '이딴 걸 배우라니 나를 뭐로 보고. 내가 소아성애자로 보여?'라는 불쾌함을 느낄 것이며, 앞서 그 교수처럼 '왜 내가 가해자 취급 받아야 하느냐'고 언성을 높일 이들도 꽤 될 것이다.

성 문제와 관련해서만큼은 예비가해자로 취급 당하는 게 싫어서 그런가 보다고 이해할 수도 있다. 우리 사회에서 성범죄자들은 그 이미지가 지나치리만치 극악하니까. 언론에서 다뤄지는 성범죄자들은 골방에서 야동이나 보는 사회 낙오자 아니면 변태성욕자로 그려진다. 그중 아동 성폭력에 연루된 이에게는 정신병자, 괴물의 이미지가 추가된다. 이처럼 가해자에 대한 이미지가 가차없기에 성범죄는 더더욱 '나'와는 분리되어야 하는 일로 남는다. 그리고 보면 제 아들의 가해 가능성을 차마 상상조차 못하는 엄마들을 나무랄 수도 없다. 엄마 입장에서는 아버지, 시아버지, 남편, 옆집 남자와 직장 동료들… 이 모든 남자들을 통틀어 아들이 그나마 제일 믿음직한 존재일 테니 말이다.

그런데 남성들이 성폭력 가해자 이미지에 스스로를 동일시하기 싫어서 예방교육을 거부한다고 보기에는, 그 정도가 너무 과하다. 사실 우리가 뉴스에서 자주 접하는 성적 스캔들의 주인공은 사회 낙오자라기보다 사회 명망가인 경우가 많다. 유명 정치인이나 기업인은 성폭력을 해도 '강간'이라는 단어 대신 '상납'이라는 단어로 그 행위가 중화된다. 권력

있는 자가 성폭력의 죗값을 치른 사례는 거의 없다. 그들의 폭력은 그저 스캔들로만 다뤄질 뿐이다. 반면에 사회 낙오자가 성범죄를 저지르면 적법하게 처리돼 형을 받는 것으로 그치지 않고, 비정상적인 괴물이나 선천적인 악마라는 이미지도 덧씌워지고는 한다. 그렇다고 그들이 지은 죄를 '봐주자'는 것은 결코 아니다. 다만 나는 이 사회가 성범죄 가해자에 낙인찍는 이미지들이 가져오는 효과에 신경을 써야 한다고 말하고 싶다. 날 때부터 괴물인 흉악한 이들만이 성범죄 가해자라고 상상하는 순간 우리는 일명 사회 명망가라는 사람들, 성실한 직장인, 그리고 '아버지'나 '오빠'는 가해자가 될 수 없다고 생각하게 되기 때문이다.

성희롱 성폭력 예방교육이 그간 거둔 성과가 있다면 특별한 누군가만 성적 문제를 일으키지 않는다는 것, 성희롱 성폭력은 모든 이들의 문제이면서 동시에 누구나 연루될 수 있는 일이라는 점을 널리 알렸다는 것이다. 그런데도 여전히 많은 남성들은 성희롱 예방교육에 대한 격한 거부감을 보인다. 그 거부감의 일부는 가해자 이미지로부터 온 것이지만 그것 외에 다른 요인도 있다. 기껏 성희롱 예방교육 받으라는 말에 어른남성들이 울분을 토하고 알레르기 반응을 보이는 또 다른 이유는 무엇일까.

사실 어려서 약간의 성교육을 받았거나 이 주제에 대해 적극적으로 고민해본 사람이라면, 본인이 예비가해자 취급을 받는다 해서 별로 기분 나빠하지 않는다. 길어야 일 년에 한두 시간이면 되는 예방교육에 부담을 느끼지도 않는다. 반면에 성교육이라고 부를 만한 '잔소리'를 들어본 적이 거의 없는 사람들은 대부분 성폭력 예방교육에 그처럼 과한 반응을 보인다. 그들이 단골 레퍼토리로 삼는 '나를 뭐로 보고'라는 말에는, '나를 감히 가해자로 보다니'라는 불쾌함과 더불어 '네가 뭔데 나한테 지금 잔소리 하냐. 그것도 성을 주제로?' 하고 따지고 싶은 마음이 같이 있다.

내가 볼 때 그들은 지금껏 잔소리를 들어본 적이 없어서 성차별을 하고 성추행과 성폭력이라 할 만한 행동을 하고 있기에, 누구보다 잔소리가 더 많이 필요하다. 그들 스스로도 성추문이 일 때마다 "그게 왜 성추행이냐"고 발뺌하다 막다른 길에 몰리면 그제야 "'몰라서' 그랬다"고 이실직고하지 않는가. 그러니 이제라도 알려면 잔소리를 좀 들어야 하는 것 아닌가? 물론 어려서도 안 듣던 성적인 잔소리를 이제 와서 들어야 한다니 어처구니가 없긴 하겠다. 남부럽지 않게 이룰 만큼 이룬 인생이라 자부해왔는데 누구한테 '지적질' 당하는 위치에 서야 하는 게 기분 나쁘기도 할 테고.

겹겹의 장벽에 가로막힌 성교육……. 나이 먹을 만큼 먹고 사회생활하는 어른에게 살인예방교육, 폭력예방교실 같은 것은 하지 않는다. 그만큼 어릴 때부터 주구장창 들어온 도덕이자 윤리인 까닭이다. 다시 말해 성폭력 예방교육이 필요하다는 건, 아직 우리 사회에 그것이 인간으로서 알고 행동해야 하는 최소 지침으로 자리잡지 못했음을 의미한다. 잔소리가 더, 많이 필요한 이유다.

성적 잔소리를 듣지 않고 자란 사람, 즉 잔소리를 더 많이 들어야 하는 사람일수록 그에 강한 거부감을 느낀다. 단적으로 여성보다는 남성이 이런 교육을 싫어하고 회피한다. 또한 성차별적 사고방식이 강할수록 성희롱 예방교육에 더 큰 거부감을 보인다. 남성을 잠재적 가해자로 본다거나 남자를 너무 일반화시킨다는 게 그들의 불만이다. 교육에 불만을 제기하는 여성들도 있지만 그 이유가 남성과는 완전히 다르다. 그들은 오히려 교육 내용이 여전히 성차별적이고 보수적인 데 불만을 표시하면서, 좀 더 현실을 반영했으면 좋겠다거나 보다 적합한, 더 많은 정보를 제시해 달라고 요구한다.

남성들 중에서도 어릴 때부터 건강한 성적 대화를 나눈 경험이 많거나 성평등한 사고를 하도록 교육 받은 이들은 다르다. 그들은 대개 권위주의적 성향이 약한데, 이는 성희롱 예방교육에 불만을 지닌 남자들이 하나같이 강한 권위주의적 의식을 보이는 것과 선명하게 대비된다. 후자에 속하는 이들은 내가 '교수'고 '부장'이나 되는데 '이따위 쓸모도 없는' 내용을 듣자고 '니들에게' 가르침을 받아야 하느냐며 성질을 낸다. 이런 말을 들을 때마다 나는 그들의 무지함에 혀를 내두르게 된다. 교수고 부장쯤 되니까 성추행도 가능하다는 것을, 성폭행은 무엇보다 권력의 남용에서 기인하는 문제라는 것을 저들은 아직도 모르나, 하는 생각이 들어서다.

직급이 높을수록 가해 가능성이 높고, 그래서 그런 자리에 있는 이들에게 교육은 더더욱 필요하다. 그런데 정작 본인은 자기가 많이 배우고 높은 지위에 오른 사람이라서 그런 교육을 받을 필요가 없다고 여긴다. 이런 이들의 특징 또 하나는 가해 가능성이 높다는 말을 왜곡되게 받아들여 자기를 '나쁜 사람' 취급하는 걸로 오해한다는 점이다. 설사 높은 직급의 남성분들이 큰맘 먹고 교육장에 와서 가르침을 받는다고 치자. 곧 또 다른 문제가 시작된다. 자기처럼 훌륭한 사람이 애써 행차했는데 의전이라고는 하나도 없이, 하물며 새파랗게 어린 여성이 선생이랍시고 면전에 서 있는 걸 본 순간 불만이 화산같이 터지는 것이다.

이런 상황을 들여다보면 그 안에 겹겹의 젠더 문제가 산적해 있음을 알 수 있다. 성차별적인 사회일수록 성교육의 중요성에 대한 사회적 인식이 낮고, 그러면 공공예산이 적게 책정된다. 그 결과 성교육 강사들이 저평가되면서 그 직업 자체가 정규직보다는 비정규직이 될 가능성이 크다. 그럼에도 성폭력이 만연한 사회를 변화시켜 보겠다는 열망 하나로 이 분야에 뛰어드는 이들은 대개 여성이기도 하다. 반면 이들이 교육자로 나가는 현장에서 교육을 받는 고위직들 중 여성의 수는 현저히 적다. 즉, 성희롱 및 성폭력 예방교육이 가장 절실한 부장급 이상의 '아재'들이 가득한 교육장에 30~40대 여성 비정규직 강사나 활동가가 등장해, 당신들의 어떤 행동이 성추행이고 성폭력임을 알려주며 주의를 주는 장면이 연출되는 것이다. 학생 자리에 앉아 있는 이들이 과연 이런 교육을 금과옥조로 떠받들겠는가, 아니면 '쓸데없는 잔소리'로 치부하겠는가.

교육생들의 이런 불만을 가라앉히기 위해 '명망 있는' 남자 의사나 뇌과학자, 심리학자, 아니면 변호사나 판사 등을 모셔다가 성교육을 하는 사업장들도 종종 있다. 이는 여성학이 우리 사회에서 지식권력을 갖지 못하는 현실과 관련이 깊다. 젠더 사안과 관련한 최고 전문가로 여성학 박사나 페미니스트 연구자가 아닌, 그냥 남성 뇌과학자나 심리학자, 혹은 변호사나 의사가 더 인정받는 셈이니 말이다. 이는 '명망 있는 사람이면 당연히 젠더감수성도 높을 것'이라는 '착각'이 얼마나 보편화되어 있는지를 보여준다. 아니나 다를까 이런 경우 심심치 않게 '성교육 강사의 성차별 발언'이 문제가 되어 때로 뉴스에서 크게 다뤄지기도 한다.

나는 이 모든 문제가 성적 지식과 정보가 전달되는 과정에서(그 이름이 무엇이고 누구를 대상으로 어디서 이루어지든 간에) 결정적으로 페미니즘 시각이 배제되어 왔기에 생긴 결과라고 생각한다. 지금까지 한국 사회에서 이루어진 '성적 교육'들은 죄다 해부학적 성별에 기반한 차이를 배우는 것이었다. 남녀 성별에 따른 본성과 그에 따른 역할, 그리고 성적 행위가 끊임없이 양분되고 이것이 반복적으로 학습되면서, 누군가는 성적 사안에서 안정적인 지위를 얻는 반면 누군가는 끊임없이 불안정하고 위험한 조건에 놓이게 되었다 할까. 만약 페미니즘 인식이나 철학, 이론에 기반을 두었다면 달랐을 게 분명하다. 페미니즘은 성과 관련한 교육에서 차이 자체가 아닌 차이를 다루는 법에 초점을 맞췄을 테니까. 그것이 바로 페미니즘의 핵심이니까.

안타깝게도 우리 세대 대다수는 페미니즘 인식에 기반한 성교육을 어디서도 받아본 적이 없고, 그 결과 젠더 문제가 꼬일 대로 꼬이면서 성인들의 성교육은 점점 더 멀고도 험한 일이 되어버리고 말았다. 그렇다고 이것이 성인 대상 성교육을 지연시키는 변명으로 활용되어서는 안 될 것이다. 오히려 우리 사회에 뿌리 깊게 박혀 있는 성차별적 사고방식을 날카롭게 직면해야 하는 이유로 삼아야 한다. 각자가 스스로를 깊이 반성하며 아이들의 성교육을 고심할 때, 적어도 우리 아이들은 과거 세대와는 달리 페미니즘을 좀 더 친근하게, 반권위주의 사고와 평등한 시민의식을 성찰하는 근거로 여기게 될 테니 말이다.

그들의 첫 경험, 아주 큰 차이....... 나와 아들은 제법 거리낌없이 성적인 이야기를 나누는 편이다. 아들이 옆에 있다고 남편과 그런 얘기를 안 하는 것도 아니고, 무엇보다 책장에 꽂혀 있는 책들 때문에라도 아들은 다른 집 아이보다는 성과 관련한 단어들에 익숙한 편이다. 그래서 생긴 일화 하나.

하루는 아들 친구가 우리 집에 놀러와 거실의 '섹스' 혹은 '성'이라는 단어가 들어간 책 제목들을 훑어보다 화들짝 놀라며 낮은 목소리로 아들에게 이렇게 말했다. "너네 집에 섹스라고 쓰여 있는 책 있어." 그러자 아들이 "응. 엄마가 많이 해"라고 대답하는 게 아닌가. 뉘앙스가 좀 그렇기도 하고, 게다가 친구 눈이 아까보다 더 커진 것을 보니 끼어들지 않을 수 없었다. "아줌마가 여성학 공부도 하고 성교육에도 관심이 많거든. 그래서 이런 책이 많아." 이에 아들은 "아, 맞다. 우리 엄마는 반성폭력한대" 하고 설명을 곁들였다.

'반(反)'을 붙여주어 얼마나 감사하던지. 하지만 아들 친구는 여전히 뭔가 미심쩍은지 나를 보고 "집에서? 설마…. 그…런 이야기를 해요?" 하고 물었다. 그 말을 하는 아이 얼굴엔 '뭐 이런 어이없는 집구석을 봤나' 하는 표정이 역력했다. 내가 그저 가만히 웃고만 있었더니 아들 친구 녀석이 글쎄 이러는 거였다. "아, 그러면 기도해야 하는데." 그러자 옆에서 막 킬킬대던 아들 왈, "우리 엄만 맨날 무릎 꿇고 살아야 되겠네."

누구라도 이 이야기를 들으면 아들 친구가 교회에 다녀서 성이라는 주제에 익숙하지 않고, 어쩌면 지나치게 금욕적으로 자라는 건지도 모른다고 생각할 것 같다. 처음엔 나도 그랬으니까. 하지만 신실한 기독교 집안에서 그 아이보다 더 금욕적으로 자란 여자아이들은 의외로 그처럼 반응하지 않았고, 그런 경험들이 쌓이면서 알게 되었다. 아, 그 아이가 교회에 다녀서 그런 게 아니라, 교회에 다니는 '아들'이라서 그런 거였구나.

사람들은 성교육과 관련해 아이가 성적인 이야기를 자연스럽게 자주 접하게 하면 된다고 조언한다. 나도 당연히 그래야 한다고 생각하지만, 막상 아이를 키우면서 알게 된 중요한 사실은 여자아이와 남자아이가 듣는 성적인 이야기의 질감이 사뭇 다르다는 것이다. 이는 많이 듣는 것이 중요한 것이 아니고 어떤 내용을 듣는지가 절대적으로 중요함을 보여준다.

돌아보면 나는 부모님들이 성적으로 대단히 보수적인 분들인데도 성적인 이야기를 자주 접하면서 살아온 것 같다. 사람들의 일반적인 생각과 달리 성은 여자아이들에게도 익숙한 주제다. 오히려 남아보다 더 빨리 접하는지도 모른다. 다만 여아들에게 전해지는 성적인 이야기란 늘 무엇을 조심하고 피하라는 식의, 삶을 제한하는 내용으로 이루어져 있다 할까. 그래서 여자들에게 성은 두렵고 무서운 것이 되기 일쑤다. 성으로 인해 삶이 얼마나 무시무시해질지, 얼마나 복잡해질지, 또 얼마나 꼬여버릴지 귀에 못 박듯 들어왔으니 말이다.

그래서 남녀 초등학생들이 똑같이 책장에 꽂힌 수많은 책등에 쓰여 있는 '섹스' '성' '섹슈얼리티' '임신과 출산' '피임' '성교육' '성폭력' 등의 단어 앞에 선다 해도, 그 단어들을 받아들이는 직관은 천양지차이다. 남자아이들에게는 그것이 정말로 '처음' 접하는 경험일 가능성이 크다. 반면에 여자아이들의 경우 교회를 다니든 안 다니든, 그런 단어들이 훨씬 익숙할 수는 있다. 이유는 간단하다. '성폭력'이라는 단어를 더 먼저 배우는 것은 대부분 여아이다. 유튜브에서 야동이나 포르노를 먼저 접하는 것은 남아겠지만. 그런 면에서 '섹스'(성관계)라는 단어는 남아가 먼저 배울 수도 있겠다.

어른인 우리들이 각자 자기의 삶을 돌아보는 것만으로도 이는 쉽게 확인된다. 먼저 여성들에게 물어보자. 자신이 최초로 '성'이나 '성관계' 혹은 '성폭력'과 같은 단어를 인지하게 된 때는 언제인가? 생각보다 굉장히 어린 나이가 아닌가? 나만 해도 그렇다. 다섯 살 무렵, 거의 최초의 기억이라 할 수 있을 만큼 먼 옛날의 어느 시기. 사실 그 시절의 기억은 맥락 없이 끊어지는 필름 같은 것들이지만, 그중에서 유독 생생한 장면들이 있다. 이를테면 아는 아저씨가 내 엉덩이를 움켜쥐던 장면 같은 것. 여섯 살 때쯤에는 친구 아빠가 자꾸 예쁘다며 내 입에 키스하려고 해서 그 집에 가기 싫어했던 기억도 난다. 내 인생 최초로 기억되는 '성적인 느낌'이란 이런 식의 불쾌함으로 가득한, 뭔가 침범되었다는 느낌이었다.

반면에 남편이나 남자 동료들로부터 들은 그들의 최초의 성적 기억은 내 것과 그 배경색이 달랐다. 보통은 나보다는 좀 더 나이가 든 시기의 경험을 떠올렸고, 그 내용도 자신의 첫 자위나 몽정 등 개인적인 성격이 강했다. 그보다 사회적인 경험이라고 해봐야 친구들과 어울려 포르노나 야한 잡지를 본 것 정도였다. 내 주변 남성들의 첫 성적 기억들이 나나 내 여성친구들의 것보다 훨씬 자율적이고 개인적이고 보다 본능에 충실한 성격을 띠고 있다는 점에 많이 놀랐던 적이 있다. 약간은 부럽기도 했다.

여성은 성이란 위태로운 것이므로 그것으로 인해 내 삶이 망가지거나 내가 다른 이를 파괴시킬 수 있다는 담론에서 평생 자유롭지 못하다. 또한 여성은 자신의 몸과 삶을 제한해야 한다는 말을 듣지만, 남성은 성은 본능이며 따라서 그에 충실하면 된다는 정도에 그친다. 덕분에 남성들은 성에 대해 그 어떤 잔소리도 들을 일이 별로 없다. 포르노는 엄청 일찍 보면서도 막상 섹스, 성교육이라는 활자화된 글자를 보면 화들짝 놀라는 것처럼, 그들은 성에 관한 '말' 자체를 듣지 못하면서 자라는 것이다. 그렇다면 오히려 이런 불균형이 성폭력을 가능케 하는 것은 아닐까.

아들 성교육, 사회를 바꾼다....... 잔소리는 기본적으로 '금지'를 가르치는 것이며, 따라서 성교육 역시 교육 대상자를 가해의 위치에 세워둘 수 있어야 한다. 남자아이건 여자아이건 해서는 안 될 성적 행동에 대해 어릴 때부터 제대로 배우는 것이 가장 우선이라는 말이다. 그런데 한국 사회에서는 아동에게도 어른에게도 이 기본적인 교육이 이루어지지 않고 있다. 그 결과 성추행을 일삼고도 '나는 몰랐다'고 발뺌하는 권력자들에게 '당신의 행동은 이러이러해서 성추행이고 성폭력입니다'라고 친절히 가르치고 난 다음에야 비로소 책임을 물을 수 있는 사태에 이르게 되었다.

성폭력 문제를 오로지 '피해'라는 관점에서만 바라보면, 누구라도 가해 행동에 무뎌질 수 있다. 그러므로 아이들에게 일찍부터 스스로를 '가해'라는 위치 안에 세워볼 수 있도록 가르쳐야 한다. 그럴 때라야 아이들이 가해 행동에 무뎌지는 것을 거부하는 어른으로 성장할 테고, 이는 사회를 바꾸는, 작지만 최선의 일이 될 수 있을 것이다.

성교육 패턴 뜯어보기

"소중해요, 안 돼요"....... 한국 사회에서 여아들은 어린 시절부터 성추행과 폭력에 노출되어 있으며, 그로 인해 아동 대상 성교육의 내용은 잠재적 피해자인 그들에게 최소한의 예방책을 전하는 위주로 되어 있다. 이 교육의 핵심은 아이들로 하여금 자신의 몸을 정확하게 인지하고 그 소중함을 알게 하는 것, 그리고 누군가 이를 침범하는 폭력적 상황이 발생했을 때 주눅들지 않고 자신의 느낌을 있는 그대로 표현함으로써 최소한의 자기방어를 할 수 있는 방법을 알려주는 것이다. 아이들과 엄마들은 흔히 이 교육을 압축적으로 요약해 '소중해요. 안 돼요!'라고 기억한다.

이와 관련해 웃지 못할 일화가 하나 있다. 이 이야기는 30~40대면 다들 알고 있을 오래된 농담에서 시작한다. 미국에서 여행하던 한국인이 사고를 당해 차 안에 갇혀 피를 흘리고 있다가 자기를 구출하러 온 구급대원들이 차문을 열고 "How are you?"라고 질문하자 "I'm fine, thank you. And you?"라고 대답했다는, 웃기면서도 한편으로 너무나 짠해지는 농담 말이다. 한국에서 횡행하는 암기식 영어교육의 폐해를 놀림거리로 삼은 이 이야기를 차용해 엄마들끼리 하는 새로운 이야기가 있다. 내가 그 이야기를 들은 건 2015년에 초등학생을 키우는 엄마들과 인터뷰를 진행할 때였다. 아이들 성교육에 대한 이런저런 대화 끝에 엄마들이 말하길, 한국의 성교육도 위의 농담과 다를 바 없다고 말하는 것이 아닌가.

엄마들 말에 따르면, 요즘은 어린이집에서 성폭력 예방 동화를 읽어주거나 연극을 보여주는 것으로 성교육을 하는데, 내용은 늘 "네 몸은 소중하니까 누가 만지면 안 된다고 말해야 한다"는 걸로 귀결된다고 한다. 그러니까 '소중해요, 안 돼요'가 아이들이 받는 첫 성교육인 셈인데, 엄마들의 고민은 '그 이후'였다.
"근데 그 다음은 뭘 해야 돼? 모르겠어. 정보도 없고."
"학교에서도 똑같이 그렇게 배워 오는 것 같던데? 하긴, '소중해요 안 돼요' 말고 더 말하려면 정말 복잡하지 않아? 초등학생인데 섹스 이런 걸 다 얘기해도 되나?"
"좀 더 얘기한다 해도 결국 '소중해요 안 돼요'로 끝나는 건 똑같지 뭐. 어린이집이나 초딩이나. 하물며 중고딩도 그러던데."

"그럼 그냥 외우라는 거야? '소중해요, 안 돼욧!' 이렇게?"

"웃기지만 그래도 '안 돼요'라고 할 수 있는 건 중요하지 않아?"

"중요하지. 그런데 맨날 그 말만 듣다 보니 뭔가 김빠지는 것 같아."

"가만 보니 이것도 패턴교육이네. 그거 있잖아. 하와유, 화인 땡큐 앤드 유."

패턴교육이라는 한 엄마의 말에 모두가 깔깔대고 한참을 웃었다. 그걸로 모자라 우리는 '소중해요, 안 돼요'를 몸으로 표현해내는 퍼포먼스를 즉석에서 연출하기도 했다. 양팔로 가슴팍을 감싸면서 불쌍한 표정을 짓다가, 갑자기 '안 돼요'라는 말과 함께 팔을 쭉 편다. 그러고 나서 어린 여자아이의 목소리를 흉내 내어 "나는 소중하다고요"라고 말하는 것으로 퍼포먼스는 완성된다. 엄마들은 성교육 현실에 대한 풍자와 해학이 넘쳐나는 이 퍼포먼스를 돌아가며 선보이면서 서로 배꼽 빠지게 웃었다. 그러나 웃음 뒤에 아쉬움인지 안타까움인지 모를 뭔가 오묘한 감정이 남는 건 어쩔 수 없었다.

이 이야기를 지인들에게 들려주면 하나같이 '패턴교육 맞다'고 맞장구를 친다. 그들은 또한 '소중해요 안 돼요' 문장을 적극적으로 암기한 아이들이 시도 때도 없이 그 말을 사용하는 것을 걱정하기도 했다. 아이가 정말로 곤란한 상황에 처할 때 그게 아무런 도움이 되지 않을까 우려스럽다는 것이다. 저러다 아이가 중고등학생이 되면 그때는 어떻게 해야 하느냐는 질문도 뒤따라 나온다. 중고등학생이 되면 성이 자연스러운 것임을 알려 주라는데, 그럼 그때는 '자연스러워요, 해요!' 이렇게 패턴을 바꿔서 가르치라는 거냐며 농을 섞어 반문하기도 한다.

나는 "How are you"로 시작하는 콩트가 한국식 영어교육의 문제점을 드러내는 것처럼, "소중해요, 안 돼요"는 현재 한국 성교육의 민낯을 적나라하게 보여준다고 생각한다. 이 교육이 틀렸다는 말이 아니다. "How are you"에 대한 대답으로 "I'm fine, thank you. And you?"는 틀린 대답이 아니다. 문제는 이 문장만 유일한 대답인 것처럼 세뇌한 데 있다. 하나의 일례거나, 혹은 최소한의 상황 설정을 위해 제시된 답이 마치 '유일한 정답'으로 여겨지도록 만드는 것, 바로 그게 단순암기교육의 진짜 폐해다. 암기도 삶에 득은 된다. 그러나 어느 하나가 유일무이한 전체고 결론이라는 식으로 강제되는 암기도 과연 그럴까? 무엇보다 의사소통에 과연 정답이란 게 있을까?

그러고 보면 '소중해요, 안 돼요'는 아이들에게 무언가를 가르칠 때 다양한 맥락을 삭제하고 오로지 결론만을 기억하게 하는 고집스런 교육이 낳은 초라하고 우스꽝스러운 결과에 불과하다.

하나로 전체를 통치지 말자........ "소중해요 안 돼요." 이 말은 본래 성인에 의한 아동 성추행 및 성폭행 사건이 심각하게 대두됨에 따라 아이들에게 자신을 방어할 지침을 알려줘야 한다는 시대적 요구에 의해 설계된 것이다. 물론 문제는 그런 행위를 하는 어른에게 있다. 하지만 유아기 아이들은 성적인 행위가 무엇인지조차 모르는 데다, 어른의 말이라면 무조건 따라야 한다는 생각을 하고 있기에 '나쁜' 어른에게 당하기 쉽다. 그런 점을 감안하면, 위의 말이 지닌 긍정적인 효과를 어느 정도는 인정할 수 있다. 나쁜 행동에 대해서는, 그가 아무리 어른이고 자신과 친밀해도 "싫다, 안 된다"고 말해도 된다는 것을 아이에게 가르치고 있기에 그러하다.

이 교육의 진짜 의도는 아이들에게 '말하기', 즉 의사표현의 중요성을 강조하기 위함이었다는 것을 기억할 필요가 있다. 유아와 아동을 대상으로 하는 성폭력 예방교육은 극히 단순화되어 있기에, 몸이 변하고 자기 몸에 대한 인식이 달라지는 초등학생 저학년과 고학년, 그리고 중고등학생에게는 각각 그 시기에 맞는 교육 내용이 제공되어야 맞다. 그런데 우리는 성인이 될 때까지도 극단적으로 단순화된 '소중해요 안 돼요' 버전만 되풀이하고 있으니 문제다.

그뿐 아니라 어느 순간부터 이 교육은 '나쁜 행동'이 아니라 '나쁜 사람'을 유형화하는 데 일조한다. 무엇이 나쁜 행동인가에서 시작해 누가 나쁜 행동을 할 가능성이 높은지, 누구를 피할지에 대한 것으로 확대되면서, 어떤 집단을 성범죄자 그룹으로 쉽게 낙인찍는 오류를 범하게 된다는 말이다. 어려운 일을 급히 풀고자 할 때 흔히 이런 문제가 발생하는데, 그에 따라 아이들에게 남는 건 "이런 사람만 피하면 돼" "그런 데만 안 가면 돼" 같은 의미 없는 지침뿐이다. 이런 지침은 아이의 삶을 제한할 뿐 실질적 예방책이 될 수 없다. 더 나아가 아이들은 이를 통해 편견을 배우게 된다. 실제 폭력 예방과 무관함은 물론이고 친족이나 가까운 사이에 의한 성폭력은 고민의 영역으로 가지고 오지도 못하게 한다.

더 나아가 '소중해요 안 돼요' 교육은 애초 이 교육이 실시된 목적과는 정반대로 아이를 비난하는 근거로 쓰일 수 있다는 점에서 특히 위험하다. 이를테면 아이에게 '왜 너는 안 돼요 라고 말하지 않았니?' '그래서 어디어디 가지 말고 누구 만나지 말라고 했잖니'라고 따져 물을 근거를 제공한다. 이는 아이에게 책임을 묻는 듯한 말이기에, 아이 역시 '내가 따라갔어. 내가 거기 갔어. 내가 안 돼요 라고 말을 못했어'라고 자책할 가능성이 크다. 이는 성교육 담론들도 피해자 비난의 근거로 치환될 수 있음을 보여준다. 애초에 그것이 설계된 맥락과 의도를 완전히 지워버리고 오로지 '소중해요 안 돼요'를 외우게 하는 것이 유일한 해답이자 결론이어서는 안 되는 이유가 바로 여기에 있다.

아이에게 이런 식의 교육을 강요하지 않았다고, '안 돼요'라고 말하지 못한 아이를 책망한 적 없다고 변명하지 말자. '소중해요 안 돼요' 외에 다른 정보를 주지 않는다면, 소통의 다른 가능성을 상상해보는 것을 허용하지 않는다면 그것이 강요가 아니고 무엇일까? 아이에게 그 말을 알려준 것만으로 아이가 정말 상황에 적절하게 대처할 수 있다고 생각한다면, 그 또한 방기가 아닐까?

우리가 패턴화된 성교육이 잘못됐다고 말할 때는 그 의미를 다시 한 번 더 정확히 해야 한다. 진짜 문제는 '소중해요 안 돼요'에 담긴 기본 의도가 아니라, 그 하나로 모든 성교육을 끝내버리려는 조급함과 성교육이라는 주제로부터 끊임없이 도피하고자 하는 무책임함, 게다가 피해자에게 책임을 지우려는 안일하고도 잘못된 태도에 있다.

'소중해요 안 돼요'는 성교육을 위한 여러 주제 중에서도 가장 작은 주제이자, 그저 하나의 포맷 혹은 기본 플롯에 불과하다. 그러므로 이 하나를 정형화하기보다는, 상황에 따라 이렇게 저렇게 설정을 변주하고 시점도 바꿀 수 있어야 한다. 예를 들어 아이에게 '안 돼요'라는 말을 해야 하는 입장이 아니라 그 말을 듣는 입장이 된다면 어떻게 할 것인가 스스로 생각해보도록 유도할 수 있다. '안 돼요'와 '돼요'의 경계를 아이가 정하게 함으로써 스스로의 성적 한계를 고민하게 만들 수도 있다. 또한 그 경계는 언제 어떻게 변화할 수 있는지, 다른 사람이 정한 성적 경계와는 무엇이

같고 다른지, 만약 둘 사이에 차이가 있다면 그것을 어떻게 타협해나갈 것인지 등을 논의하는 과정을 제공해야 한다. 이럴 때라야 성교육이 단순히 성적 지식들을 배우고 암기하는 교육에서 벗어날 수 있다.

이런 고민들은 어른이 먼저 스스로에게 던져야 하는 것들이기도 하다. 어른이 먼저 자기 자신을 성찰하고, 나아가 내 아이와 이 사회의 모든 아이들을 위해 나는 과연 성추행과 성폭행, 성차별적 상황 앞에서 어떤 입장을 취할 것인지 진지하게 고민해야 한다.

'자지' 대신 '음경'이면 오케이?……. 현재의 성교육과 관련해 목적이 전도되고 맥락이 사라진 예는 얼마든지 찾을 수 있다.

엄마와 어린 딸이 시소를 타고 있었다. 엄마가 발을 조금 세게 구르자 반대쪽이 쿵하고 내려앉으며 아이가 엉덩방아를 찧는다. 그러자 그 아이가 엄마에게 하는 말. "엄마~아! 내 대음순이 아프잖아."

성기에 대한 정확한 명칭을 알려줘야 한다는 것이 요새 양육자들에겐 상식처럼 되었다. 성기 자체에 대한 언급을 금기시하고 성적인 모든 이야기를 쉬쉬하던 우리 세대의 양육자들과 비교하면 의미 있는 발전이다. 그러나 위와 같은 억지스런 상황을 접하면, 이게 그냥 웃고 넘어가도 괜찮은지 아닌지 고민이 된다.

성교육에서 정확한 성기 명칭을 강조한 애초의 목적은 무엇이었을까. 이름 자체가 중요해서는 아니었을 것이다. 전 국민이 해부학 박사 될 것도 아니지 않나. 과거엔 성 자체를 금기시했고, 그러다 보니 성기를 비하하는 표현이 너무 많았다. 사실 지금도 그런 경향이 없는 것은 아니며, 여전히 곧잘 상대의 인격을 무시하는 표현으로 성기, 특히 여성의 성기 명칭이 사용되곤 한다.

성기 명칭을 제대로 정확하게 알자는 것은, '성'이라는 단어 하나에 들러붙을 법한 여러 편견적 요소를 최대한 걷어내고 중립적인 언어를 채택함으로써 젠더, 섹스, 섹슈얼리티 등 모든 성적 사안의 용어들을 논의할 기본 무대를 마련하자는 것을 의미한다. 성에 대한 이야기를 더 이상 회피하지 않는 것에서 시작해 인간의 성적인 생활과 관계, 성과 관련한 제도와 인식의 문제까지 터놓고 논의할 수 있는 장을 여는 데 있어, 관련 용어에 대한 기초적인 문제제기는 필수였다.

이런 맥락이 어느 순간 사장되면서 해부학적 명칭을 제대로 외워야 한다는 강박만 남게 되었다. 아이들이 성기를 잘못된 이름으로 지칭할 때 양육자나 선생님들이 정정해주는 것을 종종 보는데, 올바른 지적이라 생각될 때도 많지만 앞선 사례처럼 이건 아니다 싶은 상황을 목격하기도 한다.

> 놀이터에서 아이들이 '자지, 자지' 하면서 한 아이를 놀리고 있었다. 못하게 해야겠다 생각하고 다가가던 차에, 이를 가까이서 지켜보던 또 다른 어른이 먼저 앞으로 나아가며 지적했다.
> "얘들아, 자지가 뭐니 음경이라고 해야지."
> 엥? 이건 아니지 말입니다. 아이들에게 지적할 것은 누군가를 놀렸다는 사실이다. 그 상황에서 자지를 음경이라고 바꿔 말한들 놀림 당한 아이의 상처가 줄어들까.

성교육을 성적 지식, 그것도 거의 대부분은 해부학에 국한된 지식들을 배우고 암기해야 하는 것처럼, 혹은 그것이 전부인 것처럼 여기는 경향이 있다. 성은 어떤 면에서 언어와 같은 성향을 가지고 있으며, 성적 인간인 우리가 배워야 할 것은 명칭의 단순한 암기가 아니라 그 언어가 사용되는 다양한 맥락이다.

다행히 현장에서 일하는 많은 성교육 활동가들과 페미니즘 활동가, 혹은 연구자 및 선생님들이 이를 위해 고군분투하고 있다. 그들은 다양하게 설정된 상황을 아이들에게 제공함을 통해, 아이들 스스로 자신의 성적 한계에 대해서 고민하고 타인의 의견을 존중하는 법을 배우도록 가르치고 있다.

반면 2016년 교육부에서 내린 '성교육표준안'은 사태를 악화시키는 데만 일조했을 뿐이다. 교육 시간을 늘리고 제대로 된 교육 자료를 제공하는 등의 전폭적인 지원을 해주기는커녕, 교육부는 그 표준안을 통해 성을 이성애적 가족 안에서만 독해하려는 완고함과 성폭력의 원인을 피해자에게서 찾는 식의 구시대적 인식을 드러냈다. 그리고 비현실적이며 황당한 대안들을 늘어놓으면서 성교육을 1970년대로 후퇴시켰다. 현재 청소년들의 생활방식이나 가치관에 대한 배려도 찾아보기 어려웠다.

특히 눈에 띄는 것은 교육부가 성교육 지침을 통해 동성애에 관한 언급을 피하라고 지시했다는 점이다. 이는 한 나라의 교육을 책임지는 부서가 동성애에 대한 편견에 기대어 청소년으로 하여금 맥락을 사고할 가능성 자체를 차단하고 있다는 점에서 문제가 된다.

이 지침을 따르자면 아이들은 그저 위에서 누가 던져준 대답만 기억하는 존재로 전락할 수밖에 없다. 나아가 이 나라의 모든 청소년은 남녀라는 성역할에 충실하다가 이성애 가족을 꾸려 국가의 인구수를 늘리는 데만 충실해야 한다. 가히 출산만을 위한 성교육이라 하지 않을 수 없다.

이런 식의 성교육을 받는다면 우리 세대가 그러했듯, 앞으로 태어날 아이들 역시 "I'm fine, thank you. And you?"를 앵무새처럼 읊조리는 우스운 꼴로 살아야 하지 않을까. 그러고 보면 진정한 성교육은 성적 관계를 의사소통의 하나로 이해하고 그것의 언어적 기능을 살리기 위해 다양한 상상력을 허용할 때, 그리고 그 상상력 안에서 나와 타인과 한 사회의 섹스/젠더/섹슈얼리티를 숙고할 수 있을 때 비로소 시작되는 것 같다.

생물학 아니면 포르노에 갇힌 상상력……. 어른들은 흔히 아이들에게 성기 구조와 명칭만 정확하게 가르쳐주는 걸로 성교육을 다 마쳤다고 여긴다. 이는 대다수 양육자들이 성을 어떻게 대해야 할지 모르고 자녀와 성적 대화를 나누는 것에 대해서는 더더욱 난감해하는 현실과 연관이 있다. 성교육 관련 책 중에 양육자의 이런 심리와 상황을 가장 잘 표현한 제목은 바로 『거침없는 아이, 난감한 어른』(한국성폭력상담소 기획, 김백애라·정정희 지음)이다.

내가 '초딩 아들 성교육'을 주제로 이야기 나눠온 수많은 엄마들도 다를 게 없다. "아우, 어떻게 해? 자기는 부끄럽지도 않아?" 하는 부류가 있는가 하면, 이와는 정반대로 "뭐가 무서워? 난 아주 쉽게 하는데"라고 말하지만 사실은 난감함을 숨기기 위해 과도한 비속어와 유익하지 않은 장난으로 대화의 99퍼센트를 채우는 부류도 있다.

이 극단적이고도 난감한 상황의 원인을 어느 하나로 규정하기는 어렵다. 아마도 수만 가지의 조건들이 얽히고설켜 있을 게 분명하다. 다만 내가 자신 있게 말할 수 있는 것은, '성'을 오로지 '섹스' 즉 성적 행위라고 여기는 양육자들의 극단적이고도 협소한 사고가 그런 문제를 낳는 가장 큰 원인 중 하나라는 것이다. 게다가 그 섹스마저도 오로지 생식 행위로만 한정한다는 데 사태의 심각성이 있다. 솔직히 성 하면 남녀가 맨몸으로 뒤엉켜 진땀 빼는 이미지만 연상하는 이들이 얼마나 많은가.

내가 교과 과정 안에서 '성'을 처음 접한 건 생물 수업시간에 '여성의 생식주기'라는 단원을 배울 때였다. 성교육이라고는 중학교 때 가정 선생님이 속옷 검사를 해서 속바지를 안 입었거나 끈으로 된 메리야스를 입고 있으면 '야하다'는 이유로 겨드랑이를 꼬집던 것 정도만 기억하던 내게, 심지어 여성의 몸이 마치 온갖 퇴폐와 향락과 쾌락의 온상인 것처럼 바라보는 세상의 시선에 길들여진 내게, FSH-LH-에스트로겐-프로게스테론 같은 과학의 언어들로 여성인 내 몸의 일부를 설명할 수 있음을 알려준 생물 수업은 어떤 점에서는 유익했다. 적어도 그 용어들은 여성인 나의 몸과 그 안에서 이루어지는 현상을 비속어 없이, 중립적이고도 깔끔하게 표현하고 있었기 때문이다.

그러나 유익함은 딱 거기까지였을 뿐, 그와 같은 호르몬들을 끌어와 임신이며 출산 같은 것을 설명하는 내용에는 별로 관심이 가지 않았다. 오히려 과학적 설명이라는 미명 아래 나의 몸을 '여성(임신이 가능한)'이라는 단어에 욱여넣는 기분이 들었다. 당시 나는 차라리 매달 반복되는 생리통의 원인과 이를 해결할 좀 더 확실하고 안전한 방법을 알려주면 좋겠다는 생각을 했지만, 그런 건 아직 임신하지 않은 여자들의 '부수적인' 문제이기 때문인지 교과 과정에서는 다뤄지지 않았다.

그러고 보면 성에 대한 우리의 상상력이 편협하고 부박할 수밖에 없는 것도 당연하다 싶다. 성에 대해 학교에서 배운 것이라고는 생물 시간마다 아이들이 괜히 낄낄대며 들었던, 하지만 그래봤자 별거 없던 '생식 과정(출산으로 귀결되는 여성의 생식 과정이 늘 더 중요했다)'이 전부인 반면, '공식적'인 생식 교육 뒤편에서는 포르노로 대표되는 '비공식적'인 교육(?)이 횡행했으니 말이다.

이런 환경에서 성장한 이들이 양육자가 되어 이제 자기 아이를 성교육 해야 하는 위치에 서게 되었다. 아니나 다를까 성교육 얘기가 나오면 엄마들은 십중팔구 "나 이제 기억도 안 나는데, 그게 에스트로게론이었나? 프로… 프로 그거는 뭐였더라? 황체는 또 뭐지?" 이런다. 다들 버벅대고 있을 때 누군가 "아들은 이래서 아빠가 해야 해"라고 하면, 옆에 있던 또 다른 누군가는 이렇게 답한다. "애 아빠가 뭐 아나. 포르노밖에 모르지."

실제로 아빠들 수준은 딱 그 정도다. 아내가 아들 성교육 운운하면 "아, 그냥 저절로 알게 돼"라거나 "아직도 안 봤다고? 이미 알 걸?" 하고 끝이다. 심지어는 "딸내미도 아닌데 무슨 성교육"이라고 대수롭지 않게 말하는 아빠들도 많다.

성교육을 하겠다면서 대뜸 생식을 주제로 한 생물학 정보를 나열하자니 너무 어렵고, 그걸 빼고 이야기하려니 연상되는 건 온통 포르노에나 나올 법한 상황들이다. 제대로 배워본 적 없고 깊게 고민해본 적 없는 어른에게 남은 것이라곤, 이처럼 빈곤한 상상력에 빈약한 정보, 그리고 갖가지 편견뿐이다. 그러니 이 나라의 양육자들이 오늘도 아이에게 강조했을 문구는 딱 두 가지임이 분명하다. "소중하니까 안 돼요 라고 말해"와 "자지가 아니라 음경이야, 보지 아니고 음순이라고." 피식 웃음이 나오겠지만, 그렇다고 이를 우습게 보아 넘기면 안 된다. 이건 우리와 아이들이 얼마나 총체적인 난국에 처해 있는지를 보여주는 일례이니까.

아이 앞에서
의연하기

당황하면 백전백패······· 현실의 난감함과 어려움에도 굴하지 않고 "자, 나도 이제 초딩 아들 성교육에 발 벗고 나서기로 맘먹었어!"라고 결심했다면, 그것만으로도 스스로를 칭찬할 만하다. 하지만 그렇다고 쉬이 진도가 나가는 것은 아니다. 가장 먼저 부닥치는 장애물은 아들 앞에서 당황하는 모습을 보이는 건데, 그러면 시작부터 지고 들어가는 것임을 알아야 한다. 특히나 상대가 초딩이라면!

비단 성교육만이 아니다. 그 무렵의 아이들은 툭하면 엄마에게 아무 질문이나 던져서 누가 더 많이 아는지 가늠해보려는 경향이 있다.

아들이 2학년 때 수학 만화를 읽고 와서는 묻는다.

"엄마, 루트가 뭔지 모르지?"

예전부터 수학포기자였지만 루트는 기억하기에 난 "왜 몰라?" 했다. 그러자 녀석이 "루트 4가 뭐야?"라고 질문을 던지며 진위를 확인하려 덤빈다. "2잖아."(녀석아, 그 정도는 나도 안다고.)

나의 대답에 아들은 벌써부터 '대단한데' 하는 눈빛을 보낸다. 그러면서도 자기는 어렵게 알아낸 고급 정보를 엄마가 어떻게 아는지 미심쩍은지, 치밀하게 한 번 더 확인을 한다.

"엄마, 어떻게 알았어?"

이쯤 되면 나도 굳히기에 들어가야 한다. 기습이 필요한 순간인 것이다.

"엄마는 코사인도 알아."

다급해진 아들은 나랑 급을 맞추려 아무 말이나 늘어놓는다.

"아, 나 그거 들어봤는데. OO형이 말했는데, 아 뭐더라?"

쐐기를 박아야 하는 건 바로 이때다.

"너 페르마의 정리는 뭔지 알아?"

사실은 나도 모르지만, 아들은 바로 백기를 내린다.

"아, 엄마가 수학을 좀 하네?"

엄마인 내가 이 정도의 승리는 거두어야 이날의 대화가 단발성으로 끝나지 않고 그 다음을 위한 밑거름이 된다.

실제로 이틀이 지나자 녀석은 내게 와서 또 이렇게 물었다.

"엄마, 조 알아? 조?" 그러더니 의기양양해서는 "억 다음이 조야." 이러는 거다.

"너 그럼 조 다음 뭔지 알아?" 내가 녀석을 흔들기 위해 이렇게 묻자, 아이는 잠시 눈동자를 굴리더니 "백천조? 아니다 백억 천조?" 이런다. 나는 웃음이 터지는 걸 꾹 참고 사뭇 진지한 표정으로 아들에게 다가가, 얼굴 가까이에 대고는 조용히 빠르게 한마디만 해봤다.

"일십백천만,억조경해,불가사의,무량대수!"

그랬더니 아들도 딱 한마디만 하더라.

"우와~ 엄마 수학천재구나." (아무거나 말한 건데. 하물며 이거 틀린 건데. 아, 초딩이란!)

자식 앞에서 지식을 자랑하라는 게 아니다. 아이는 끊임없이 자기도 엄마만큼 안다는 것을 확인하고 인정받고 싶어 한다. 그래서 계속해서 묻고 말을 건다. 이때 양육자의 수준이 자기만 못하다는 게 드러나면 아이는 그 다음 대화부터 무지하게 시시해한다. 요즘 초등생의 지식 수준이 장난 아니라고? 하지만 걱정 마시라. 아이가 양육자와 저를 비교하고 판단하는 기준은 대개 양육자가 아이를 대하는 태도에 따라 달라진다. 다시 말해 양육자가 아이보다 꼭 많은 걸 알아야 할 필요는 없다는 거다. 물론 그렇다면 더 좋겠지만, 가장 중요한 건 '너보다는 내가 낫지. 그러나 너무 겁주지는 않겠어!'라는 자신만만함을 보이는 것이다.

때로는 '밀당'도 필요하다. 나 또한 그래서 아이의 질문 공세에 정공법을 썼다가 아이가 기대한 답을 슬쩍 비껴가기도 한다. 그렇게 쥐락펴락해줘야 아이가 다음에도 이야기하고 싶다는 마음을 갖는다. 아이로 하여금 자신이 어른인 양육자와 어느 정도는 동등한 위치에 있다고 느끼게 해주는 것이 중요하다고 할까. 내가 말하는 핵심은 더 많은 정보, 더 정확한 내용으로 아이를 주눅들게 하라는 게 아니라, 적당히 기선을 놓치기도 하고 뺏어오기도 하면서 아이가 어른과 동등한 대화 파트너일 수 있음을 알리는 것이 중요하다는 것이다.

그런데 대화가 시작되자마자 양육자가 당혹감을 감추지 못하고 긴장한 나머지 정색하고 있다면? 안타깝게도 많은 양육자들이 성적인 주제만 나오면 이런 태도를 보인다. 아들이 성기를 일컫는 단어만 말해도 반사적으로 얼굴이 굳어지는 거다. 하지만 정작 아들에게 그 단어는 별다른 의미가 없다. 대개 초등생들은 새로운 단어에 미혹되기 마련이고, 그래서 뭐라도 하나 새로 알기만 하면 낄낄대며 '자랑질'을 하기에 바쁘다. 그 덕분에 엄마들은 요즘 아이들이 음경을 '거스'라고 한다거나, 3학년이 되어 영어를 배우면 음경을 'fire egg'라고 바꿔 부르는 등의 시시껄렁한 소식까지 듣게 되지 않는가. 그러니 아는 체 좀 해서 대화의 주도권을 잡아보겠다고 열심인 초등 아들 앞에서, 그게 단지 '성적'이라는 이유로 정색을 하고 지나치게 심각해지지는 말라는 거다.

아이가 쪼르르 달려와 '엄마, 조 다음 숫자가 뭔지 모르지?' 하고 묻는다 치자. 그때 흔들리는 눈빛과 난감한 표정을 애써 감추며, 그러나 잔뜩 굳은 얼굴로 "너 어디서 그런 단어 들었어? 누가 알려줬어? 빨리 말해." 하거나 "너는 뭐가 되려고 벌써부터 그런 단어를 쓰니? 그런 말 몰라도 돼. 크면 다 알게 돼." 혹은 "너 어디가서 절대 그런 질문하지 마. 내가 너 때문에 창피해 죽겠다." 이렇게 말한다면 아이는 어떻게 받아들일까. 아마도 이렇게 생각하지 않을까. '산수가 나쁜 건가? 숨겨야 되나? 아, 엄마가 조 다음이 뭔지 몰라서 저러는 거구나. 쳇, 맨날 다 아는 척하더니. 아냐, 정말로 나쁜 거라 그럴 수도 있어. 에이, 몰라. 다시는 안 물어봐.'

호기심과 폭력의 경계....... 양육자들은 정색하고 가르쳐야 애가 다른 데 가서 이상한(?) 단어 안 쓰고 여자애들을 놀리지도 않을 거라고 생각할지도 모르겠다. 그들의 치명적인 실수는 아이의 '성적 호기심'과 '성적 가해'를 구분하지 않는다는 거다. 그러니 제발 바라기는, 아이가 어디서 성에 대한 단어들을 듣고 와 엄마에게 떠들어대면 먼저 그게 엄마와 이야기를 나누려고 물꼬를 트는 것인지, 아니면 그런 단어를 사용해서 누군가를 희롱하거나 괴롭히는 것인지 구분부터 했으면 좋겠다.

물론 호기심과 가해의 구분은 왜곡 없이 정확해야 한다. 그렇지 않으면 유익하기보다 악랄해지기 쉽다. 사람들은 흔히 호기심의 표현을 폭력의 실현으로 해석하고, 폭력 행위를 호기심으로 무마하려 한다. 예컨대 아이가 같은 학원 친구의 성기를 만지고 발로 차면서 비속어를 사용했다고 치자. 혹은 같은 반 여자아이에게 '화장실로 가서 성기를 보여 달라'고 했다 치자. 이럴 때 가해아이의 양육자는 애들이 호기심이 많아서 그랬다고 변명한다. 반면에 아이가 어느 날 달려와 "엄마 고추랑 아빠 고추가 만나서 내가 생긴 거야? '대체 어떻게 만나'는 거야?"라고 질문하면 양육자들 대다수는 뭐라고 말할까. 호기심이 많다고 칭찬하면서 찬찬히 설명해줄까, 아니면 정색을 하고 혼을 내며 '어디 가서 그런 질문하면 절대 안 된다'고 아이를 겁박할까. 십중팔구 후자일 가능성이 크다. 우리 어른들은 아이들의 성적 호기심을 마주할 용기도 없고, 무엇이 폭력적 행동인지 아이들에게 가르쳐줄 책임감도 없는 것 같다.

아이의 호기심 표현은 성희롱으로 받아들이면서 진짜 성희롱은 그저 호기심에 의한 해프닝 정도로 취급하는 어른들의 잘못된 구분, 엇나간 대응이야말로 진짜 폭력이라 할 만하다. 이것이야말로 양육자부터가 성을 난감하게 받아들이기에 발생하는 문제다. 앞서 말했다시피 제대로 된 성교육을 받지 못하고 자라온 우리 세대에게 성은 생식 기능을 설명하는 생물학이거나 헐벗은 남녀가 뒤얽혀 있는 포르노일 뿐이어서, 아이들이 성과 관련한 질문을 하거나 사건이라도 발생하면 이 양극단의 이미지 안에서만 해석할 수밖에 없다. 그러니 거침없고 태연하며, 심지어 뻔뻔하기까지 한 아이들의 질문에 당황하고 긴장할 밖에. 이런 양육자들의 경우 자기 아이가 성적 사건에 연루되면 그것이 가해든 피해든 일단 회피하고 싶어 한다. 결국 어른이자 양육자로서 아이에게 어떤 도움을 주거나 해결책을 마련해줄 수 없다는 말이다. 성을 단지 성행위로만 보는 편협한 사고의 결말은 늘 이렇게 막막하다.

아이가 친구의 성기를 만지고 비속어를 사용하여 놀렸다면, 그건 타인에 대한 명백한 폭력이다. 반면에 '내가 어떻게 태어났느냐'고 묻는 아이의 질문은 단순한 호기심에서 비롯된 것이기도, 존재에 대한 철학적 질문이기도 하다. 폭력이든 호기심이든 철학적 질문이든, 그 어떤 것도 단지 '성적 행위'로 축소, 치환될 수 없다. 이를 아는 것이 중요한 이유는, 그럴 때라야 비로소 양육자들이 더 이상 난감해하거나 당황하지 않고 아이와 다음 대화를 이어가는 게 가능해지기 때문이다.

성, 여러 겹으로 이루어진 삶 자체⋯⋯ 그러고 보면 아들 성교육 하나 제대로 하는 데 엄청나게 많은 것들이 필요한 것 같다. 존재론과 인식론을 아우를 철학적 소양에, 현실 사회를 조망할 수 있는 사회학적 통찰력에, 그 둘을 이어줄 역사적 관점은 물론이고 해부학, 유전학, 뇌과학, 생리학 등을 포괄하는 과학적 지식까지. 어디

그뿐인가. 미추를 논할 예술적 감각과 이에 대한 미학적 고심도 필요하다. 써놓고 보니 너무 거창하다. 이 거창함 때문에 사람들이 성교육에 접근하기 더 어려워하고 꺼릴 수 있겠다는 생각도 든다. 그런데 알고 보면 우리가 매일 하는 게 다 이런 것들 아닌가. 위에 나열한 것들을 통틀어 아주 짧은 말로 축약하면 바로 '삶'이니 말이다. '성은 자연스러운 것이며 그 자체로 삶'이라는 말도 이런 연유에서 나온 것이리라.

그러니 이제 그만 성=성행위라는 오해와 성교육=섹스교육이라는 잘못된 공식에서 벗어나자. 그래도 여전히 막막하다면 초등생 아들의 성교육을 '섹스나 성적 행위가 아닌 것'에서부터 시작해보는 것은 어떨까. 예를 들어 '권력과 힘'이라는 주제 먼저 다루는 거다. 만화든 영화든 힘센 악당과 정의로운 영웅의 대결에 환호하고, 막대기 하나만 봐도 칼싸움부터 하겠다고 나서는 우리 집 초등학생 아들에게는, 권력과 힘만큼 관심을 끄는 주제도 없었다.

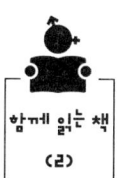

함께 읽는 책 (2)

글보다 말, 말보다 그림

유아 및 초등 아이들의 성교육을 위해 관련 동화책을 찾다보면 난감할 때가 많다. 책에 나오는 용어가 상당한 독해력 없이는 이해 불가능한 경우가 많기 때문이다. 초등 저학년에 이르기까지 아이들이 문장을 이해하는 수준은 그리 높지 않다. 내 아들은 4학년이 되어서야 겨우 줄글로 된 책 한 권을 다 읽게 되었다. 그런데 그보다 어린 아이들이 보는 책에도 난소, 정자, 기관, 월경, 몽정, 성역할, 편견 같은 단어들이 숱하게 나온다. 그런 단어들은 또한 대부분이 한자어라서 더 어렵게 느껴진다. 아무리 마법천자문을 다 외우는 아이라 해도, 동화책에 수시로 등장하는 한자어를 막힘없이 소화해내기란 매우 어렵다.

그나마 유용한 동화책들은 내용을 추상화하거나 감상적으로 변화시키는 방법으로 아이들 눈높이에 맞추어 전달하려 한다. 하지만 초등학생만 되어도 최소한의 객관적인 정보를 주어야 하기에 이런 방법은 맞지 않다. 그래서 고안해낸 타협책인지는 몰라도, 초등용 책 중에는 유아용으로 여겨질 만큼 귀여운 그림과 설명문 형식의 어려운 글, 심지어 어른이 읽기에도 무리다 싶을 정도의 긴 글이 조합된 경우가 많다. 글 읽기 싫어하는 아이라면 표지만 보고 만만하게 집어 들었다가 한 장 펼쳐본 다음 던져버릴 게 분명하다. 설사 글을 좋아한다 해도 아이 혼자서는 읽지 않을 것 같다.

아들이 워낙 만화책을 좋아해서 성교육을 다룬 학습만화도 찾아보았는데, 대부분 성차별적 인식과 편견을 이미지화한 것들이리 치리리 인 읽는 게 닛겠다는 생각이 들었다. 하나같이 여자는 '핑크핑크'하고 남자는 '마초사내' 티가 물씬 나게 그려놓고는, 뜬금없이 '성별에 따른 고정된 성역할은 나빠요' 하는 식의 글을 붙여놓는 등 기만적인 책들이 많았다.

그래서 내가 강구한 방식이 하나 있다. 초등 저학년이 볼 만한 성교육 동화책을 골라서 아들에게 보여주되, 글은 전혀 읽히지 않은 것이다. 아들이 책 읽기를 싫어해서인지 이 방법은 그런 대로 효과가 있었다. 성관계, 섹스 장면을 어찌 말로 설명해야 할지 난감한 양육자 입장에서도 이 방법은 활용해볼 만하다. '그건 그냥 이런 거야'라는 식으로 그림만 들이밀면 되니 얼마나 쉬운가.

또한 '엄마, 아빠가 너무 사랑해서…' 같은 지나치게 추상적인 말을 하느니, 그저 사랑하는 사람끼리 애틋하게 바라보고 서로를 만지고 있는 그림 한 장을 보여주는 게 낫지 않을까. 그런데 이때도 중요한 것이 있다. 아이가 그림을 보고 자연스레 질문을 던질 때 아이 질문을 회피하지 말라는 것이다. 본인이 잘 모르면 섣불리 아는 척하기보다, 그 주제에 관해 더 잘 표현된 '그림'들을 함께 봄으로써 아이와 지속적으로 대화할 수 있는 기반을 마련하도록 한다.

애들은 누구나 성에 대해, 자기 몸의 변화에 대해, 그리고 엄마와 아빠와 형제자매의 서로 다른 몸에 대해 늘 궁금해하고 기본적인 호기심을 가지고 있다. 그래서 책에 그려진 그림들을 자주, 편하게 들춰본다. 책이니까 무조건 읽으라고 하지 말고 눈으로 보게 할 것!

아래 소개하는 책들은 예닐곱 살부터 초등 1~2학년이 보면 좋을 책이다. (그 이하 유아를 대상으로 한 책은 여기에 넣지 않았다.) 3학년 이상이 되면 아이 스스로 그림과 글을 동시에 소화할 수 있지만, 만약 아이가 줄글을 읽기 싫어한다면 굳이 강요할 필요는 없다. 아이에게는 그림만 보게 하고 내용은 엄마가 읽고 설명해주면 된다. 단, 이 방법을 적용하기에 좋은 시기는 초등 1~2학년, 그 이상 잡아도 3학년 봄학기까지다. 이 시기를 넘어서면 자기가 더 이상 어린아이가 아니라고 생각하기에, 설사 줄글을 줄줄 읽지 않아도 그림책 자체를 유치하게 여길 수 있다. 그리고 3학년 정도 되면 생물학적 혹은 성애적 정보가 담긴 그림만 보여주기보다는, 권력과 결부된 사회 구조적인 문제와 함께 성적 사안들을 설명해 줄 수 있어야 한다.

'사랑이 뭐예요?'라고 말하지만 사실은 '그래서 섹스가 뭔데요?'라고 묻는 아이들의 난감한 질문에, 그림을 통해 따뜻하고 긍정적인 답을 전할 수 있는 책들을 선정해보았다. 이와 유사한 서적이 시중에 꽤 많이 나와 있지만, 초등 1~2학년 아이들에게 중요한 것은 내용보다 현실감 있으면서도 섹스를 재미있고 긍정적인 것으로 생각할 수 있게 만드는 그림이다. 아울러 무엇보다 아이 자신이 선호하는 그림을 고르게 하는 것이 최선임을 양육자가 알면 좋겠다. 만약 양육자와 아이가 함께 이런 책들을 본다면, 아이로 하여금 섹스나 성에 대해 언제든 양육자에게 질문할 수 있고 자연스럽게 이야기할 수 있다는 인상을 주는 것이 가장 중요하다는 점도 강조하고 싶다.

『나는 사랑의 씨앗이에요』
파스칼 퇴라드·장 샤를 사라쟁 지음 | 신혜정 옮김 | 다섯수레 | 2002

'정자와 난자가 만나서…'로 시작하는 딱딱한 이야기를 동화로 따뜻하게 각색했다. 그렇다고 완전히 엉뚱하게 나가지도 않고 그림을 꽤 직접적으로 묘사했기에 초등학생에게 적합하다.

『사랑을 나누면 무슨 일이 생길까』
크리스티안 베르두 지음 | 조의행 옮김 | 다섯수레 | 2004

그림은 가장 사실적이나, 1~2학년 아이들이 읽기엔 글이 길고 용어가 어렵다. 의사들이 쓴 책이라서 유독 생물학적 설명에 치우쳐 있다는 점도 아쉽다. 아이는 그림 위주로 보게 하고, 양육자가 먼저 읽고 설명해주거나 함께 대화하는 식으로 읽기를 권한다.

『나는 어떻게 태어났나요?』
믹 매닝·브리타 그랜스트룀 지음 | 윤소영 옮김 | 그린북 | 2006

『사랑을 나누면 무슨 일이 생길까』와 비슷한 내용을 다루고 있지만 이 책이 조금 더 쉽게 느껴진다. 그림도 상대적으로 더 유아스럽다. 둘 중 그림을 보고 엄마와 아이의 취향에 맞는 책을 고르면 좋을 것 같다. 이 책은 총 4권으로 이루어진 시리즈(『성장편-나는 어떻게 자랄까요?』『가족편-나는 누구인가요?』『예절편-나는 어떻게 해야 하나요?』) 중 한 편으로, 시리즈 전체를 빌려 보는 것도 괜찮은 선택이다.

『난 어떻게 태어났을까?』
피터 메일 지음 | 아서 로빈스 그림 | 김민화 옮김 | 서돌 | 2008

키가 작고 뚱뚱한 편인 우리 부부와 매우 닮은 엄마 아빠가 모델로 등장하기에 우리 집 아이들이 아주 현실감 있게 받아들인 책이다. 『나는 어떻게 태어났나요?』『사랑을 나누면 무슨 일이 생길까』와 내용은 비슷하다. 다만 우리 아이들은 그중 둥글둥글한 이 그림을 좀 더 선호했다.

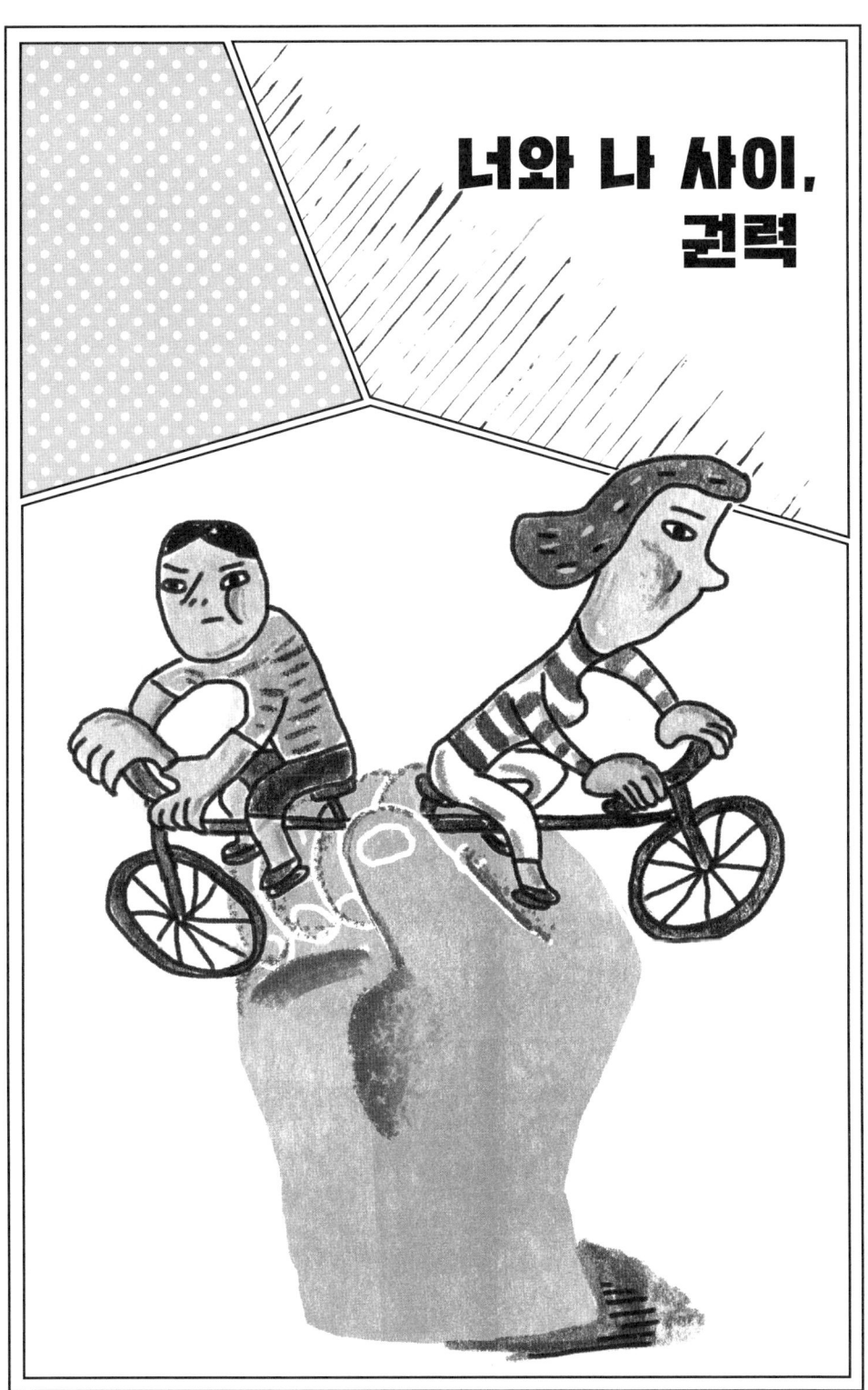

권력에 대해
침묵하는 교육

포르노를 닮은 성폭력 기사들....... 우리 집 초등생 아들은 '힘'과 '권력' 이 두 단어만 등장하면 습관적으로 "헐, 짱인데!"를 연발한다. 요즘은 애니메이션에 등장하는 악당들이 나름의 사연을 지니고 있을 뿐 아니라 멋스런 외모로 그럴 듯한 힘을 발휘하기에, 녀석에겐 악당이 히어로일 정도다. 다른 집에도 이와 비슷한 취향을 가진 아들들이 많은지, 아들엄마 중에는 "이거 그냥 놔둬도 되는 거야, 아님 맨날 지적하면서 잔소리라도 해야 해?" 하고 고민을 털어놓는 이들이 많다.

나는 평소 아들과 권력과 폭력에 대해 자주 대화를 하려는 편이다. '권력'을 '폭력'이라는 단어와 함께 엮어서 이야기를 풀어나가고, 힘의 속성이나 관계에 대해서도 종종 말한다. 특히 성교육과 관련해서는 더욱 그렇다. 나는 성교육에서 해부학이나 생물학, 그리고 성적 행위에 대한 설명보다 비중을 두고 중요시해야 하는 것이 권력에 대한 가르침이라고 믿는다. 남녀의 차이를 보여주기 위해 그 신체를 벌거벗기고 이를 들여다보며 탐구하기보다는, 차라리 남녀라는 두 음절을 둘러싼 권력의 베일을 벌거벗기는 게 훨씬 더 유익하다고 생각한다.

성교육 하면 섹스 장면만 떠올라 민망한 어른이라면, 먼저 권력의 측면에서 접근해 성교육을 시도해보는 게 좋을 것 같다. 이것은 올바른 접근방식일 뿐만 아니라 현실에서도 덜 민망해서 보다 쉽게 아이와 성적인 대화로 진입할 수 있다. 문제는 어른들이 애초에 이런 방식의 성교육을 경험해본 적이 없어, 성을 단지 섹스로만 생각한다는 데 있다. 그러고 보면 어른들이 내디뎌야 할 첫 번째 걸음은 성과 권력에 대한 사유가 얼마나 중요한지, 또 그렇게 사고한다는 게 얼마나 어려운지를 깨닫는 게 아닌가 싶다.

뉴스에서는 성폭력 사건을 오로지 여자와 남자의 성별 문제로 치환해서 다룬다. 남녀 간에 일어나는 폭력적이고 잔인한 방식의 성적 행위로만 그린다는 얘기다. 그에 따라 폭력 행위에 내재한 숨은 맥락과 의미는 점점 지워지고, 종국엔 누가 누구의 어디를 어떻게 했는지, 얼마나 만지고 비비댔는지 따위만 전면에 등장하게 된다. 성폭력을 다루는 기사의 제목이며 내용, 곁들이는 이미지들이 포르노와 다를 바 없이 노골적이고 천박한 이유는 여기에 있다.

성폭력에서 권력을 지우면 그저 누군가 다른 누구에게 성기를 삽입했다는 사실밖에 남지 않는다. 그래서인지 한국의 법체계는 '삽입' 여부를 중요시한다. 가해자가 피해자에게 아무리 폭력적인 성적 차별과 괴롭힘을 가했어도 삽입이 없으면 '폭력'으로 쉽게 인정하지 않는다. 이와는 반대로, 굳이 법으로 처리하지 않아도 되는 행위까지 법체계 안으로 끌어들여 죄를 묻기도 한다. 이런 상황을 수없이 겪다 보면 정말이지 '섹스, 그게 대체 뭐라고?' 묻지 않을 수 없다.

권력을 욕망하라 부추기는 사회……. 보수적인 성교육 담론들은 성 문제를 권력과 함께 다루지 않는다. 고작 인성론 운운하면서 이를 성교육으로 대체하려 한다. 설혹 성폭력을 권력과 연관 짓는다 해도 직장 내 상하관계 같은 매우 명백한 권력 관계만을 설명할 뿐, 젠더 위계는 고려하지 않는다. 쉽게 얘기하면 돈 많고 성공한 사람의 향락적 취향이 불러일으킨 부도덕한 행위 정도로 규정하고 끝내버린다는 말이다.

아들 성교육을 위해 이러저러한 관련 서적들을 긁어모으던 초기에, 나는 일부 성교육 담론들이 기존의 성적 가치관과 편견을 유지, 재생산하는 데 일조하고 있다는 점을 깨달았다. 이는 흔히 교육이 지배계급의 이념과 의식을 주입하고 재생산하는 속성을 갖는 것과 같다. '성'교육은 그런 '교육'과 좀 다를 거라 여겼던 내 생각이 얼마나 안일했던 것인지! 이를 확인하고 나자 아들 성교육은 더더욱 보수적인 방식과 내용으로 가르치면 안 되겠다 싶었다. 성폭력은 단지 하나의 사건이기보다 그런 행위를 가능케 한 문화적인 풍토에서 나온 것이며, 게다가 아들들은 딸들보다 그런 문화의 혜택을 상대적으로 더 누리고 있기 때문이다.

만약 성폭력을 가능하게 만든 문화와 가치관 자체를 의심하지 않는다면, 성교육은 그저 아들에게 현재의 관습과 가치관을 따르고 그에 복종하되 다만 좀 더 '젠틀'해지라고 가르치는 정도로 그칠 게 뻔하다. 하지만 우리가 성교육을 통해 기대하는 게 고작 그런 것은 아니지 않은가. '어서 밥 차려'라고 말하는 남성에서 '오늘 저녁은 뭐야?'라고 부드럽게 물어보는 남성으로 변하게 하는 게 목적이라면, 굳이 초딩 아들을 붙잡고 성교육을 해야 한다고 설파할 필요가 있을까.

문제는 많은 양육자들이 그런 정도에 만족하고 있는 것처럼 보인다는 점이다. 자신의 아이들이 얼마든지 성적 가해자가 될 수 있다는 사실을 전혀 고려하지 않고 있다는 게 바로 그 증거다. 양육자들이 '내 아들은 아닐 거야'라는 안일한 생각을 하고 있으니 성교육이 제대로 될 리 없다. 잘해야 피임하는 법을 알려주는 선에서 마무리되고, 실제 폭력 사건이 드러나도 '그럴 리 없다'고 부인하며 피해자에게 책임을 뒤집어씌우는 데 급급하다.

앞서 나는 권력의 측면에서 성폭력에 접근하는 것이 덜 민망하게 성교육을 시작할 수 있는 우회로라고 했는데, 사실 그건 우회로가 아닌 성교육에서 가장 중요하고 핵심적으로 다뤄져야 하는 게 맞다. 하지만 어떤 관점과 태도로 이 사안을 다루는가는 또 다른 문제다. 특히 한국 사회처럼 권력이란 단어가 관찰하고 경계해야 할 대상이 아닌 '욕망'의 대상이 되어 있을 때는 더더욱 주의가 필요하다. 요즘은 아이들에게까지 권력을 '욕망'해야 한다고 가르치는 마당이어서, 권력이 폭력이라는 부정적인 단어와 결부되는 경우는 흔치 않다.

사회에 만연한 이런 풍조는 육아서에까지 그대로 반영되어 있다. 요즘 육아서들은 대부분 초등 시절의 중요성에 대해 다소 과도할 정도로 강조하고 있는데, 그 이유는 명백하다. 초등 시절에 다져놓은 기본기가 중고등학교의 공부 습관을 좌우하며, 중고등학교 때의 공부 습관이 유명대학에 들어가는 지름길인 동시에 성공한 인생을 사는 비결이기 때문이라는 것이다. 그렇다면 왜 꼭 좋은 대학에 가야 하는가, 하는 아이들의 질문에 대해서도 이들은 '그래야 좋은 직업을 얻거나 직장에 들어가 돈을 많이 벌 수 있으니까'라는 천편일률적인 대답을 내놓는다. 혹자는 '그래야만 네가 원하는 게 무엇이든 다 이룰 수 있다'고도 말하지만, 이는 앞의 지극히 세속적인 언사를 단지 추상적으로 돌려 표현한 것에 지나지 않는다.

결국 이들이 말하는 건 권력을 가질 수 있는 가장 좋은 경로를 택하라는 것이고, 이런 부추김이 아이들에게 전하는 메시지는 한 가지이다. '권력을 가지면 네 맘대로 할 수 있다, 혹은 해도 된다.' 실제 요즘 공부 좀 한다는 녀석들이 또래 친구에게 가하는 폭력적 언사들은, 과거 내 학창시절에 그런 녀석들이 흔히 보이던 '잘난 짓거리'하고는 상대도 되지 않게 가혹하고, 악랄하고, 악독하기까지 하다.

아이들은 누가 '약자'인지 안다…… 이와 같은 시대 흐름 속에서 어른들은 말할 것도 없고 아이들 역시나 성폭력에 대한 감수성을 키우기란 어렵다. 사람들은 아이들 간에 성폭력이 발생해도 그 원인을 단지 성적 호기심 탓으로 돌린다. 아들 성교육은 되도록 늦게 하고 싶다고 말하는 양육자들의 태도도 이와 다를 바 없다. 괜히 성교육 해서 아들의 호기심만 자극하면 그거야말로 문제가 아니냐고들 하는데, 그렇다면 호기심이 없으면 문제는 발생하지 않을 것이란 애긴가? 더 나아가, 이미 일어난 성적 호기심을 '그따위' 방식으로 해결하는 건 어쩔 수 없다는 것인가?

물론 성적 호기심을 충족하고 싶은 욕구가 성폭력의 동기가 될 수는 있다. 지금처럼 많은 양육자들이 아이의 성적 호기심에 담담히 대처하지 못하고 당혹감에 우물쭈물하거나 윽박지르는 경우, 아이들은 더 이상 그걸 드러내지 않고 몰래 해결하고 그 사실도 감추게 된다. 아이들 딴에는 혼자 조용히 자신의 호기심을 충족할 수 있는 방안을 찾는 것이다. 그 방안들 중 특히 '나쁜 짓'이라 여기는 행동은 어떻게 하겠는가. 들킬 위험을 줄이기 위해 자기보다 약한 이를 대상으로 하지 않겠는가.

성폭력 사건에서 중요한 핵심은 단지 호기심 여부가 아니라 그 호기심을 어떻게 해결하려 하는가, 할 수 있는가에 있다. 우리는 또래 성폭력 사건에서 가해아이가 누구를 폭력의 대상으로 선정했는지를 주의 깊게 봐야 한다. 거기서 발견되는 것은 놀랍게도 아이들이 권력의 속성을 너무나 정확하게 알고 전형적으로 활용한다는 사실이다.

고학년 남자아이들은 왜 저학년 여동생이나 그 친구들에게 폭력을 휘두를까? 같은 학년이라면 왜 어눌하고 지지자가 (어른이건 또래 친구건) 없는 아이들이 유독 친구들로부터 성적인 괴롭힘을 당하는 걸까? 남자아이들 중에서도 권력의 취약점에 있는 녀석이 성적인 희롱을 당하지, 리더가 당하는 법은 없다. 만약 리더가 당했다면 현재 그들 무리 안에서 권력 교체가 이루어지고 있을 가능성이 크다. 이처럼 아이들은 '누가' 약한지, 누가 '언제' 약한지, 또 어떤 조건과 상황에서 내가 강자가 될 수 있는지 정말 귀신같이 안다.

일찍부터 성교육을 하여 아이들의 성적 호기심이 건강하고 평등하고 정확한 방식으로 충족될 수 있는 문화와 시스템을 마련하는 것과 더불어, 약자를 대상으로 성적 호기심을 해결하는 방식이 얼마나 비윤리적인지 가르치지 않는다면 문제는 언제든 발생할 수 있다. 불행히도 지금 우리 사회는 이를 선명하게 보여주고 있다.

아이들은 이미 권력의 맛을 안다. 나는 그게 나쁘다고는 생각하지 않는다. 다만 권력의 힘과 권능에 대해서만 알지 그 외의 것을 배울 기회가 너무도 적다는 게 문제다. 그러고 보면 초등생에게 정말로 필요한 교육은 '권력을 가질수록 절대 네 마음대로 해서는 안 되는 것들'을 알려주는 것이 아닐까 싶다. 성교육과 관련해서는 권력 중에서도 젠더와 관련한 권력, 즉 젠더 위계를 가르쳐야 한다. 어릴 적부터 이를 알고 배우고 의심하고 성찰할 때라야 비로소 젠더감수성을 자기 안에 싹틔워 성장시킬 수 있기 때문이다.

남성성을
의심하라

젠더 위계를 둘러싼 오해들....... 아들들은 특히 더 젠더 위계를 알아야 한다고 말하면, 흔히 주변에서 보이는 반응은 이러하다. "무슨 소리야. 애가 무슨 힘이 있다고." 이와 더불어 "나부터가 힘없는 소시민인데, 이 녀석이 아들이어 봤자지."라는 말도 많이들 한다.

사람들은 젠더 위계를 개개인의 사회적 지위나 권력 여부만으로 협소하게 여기고 있다. 그러나 여성은 개개인의 조건과 무관하게 남성성을 견지한 자들에 비해 상대적으로 불안정한 위치에 놓여 있고 그로 인해 불평등과 차별을 경험한다. 아들들이 딸들보다 상대적으로 안정적인 곳에 자리할 가능성이 훨씬 크다는 건 주장이 아닌 많은 연구자들이 이미 밝힌 사실이다. 불평등과 차별을 생산하는 여러 기제 중 남/여, 아들/딸, 남성성/여성성의 차이에 의해 발생하는 바로 그것을 지칭할 때 우리는 젠더 위계라는 표현을 사용한다.

젠더 위계와 남성성에 더 안정적인 위치를 부여하는 현재 사회구조를 아들들에게 가르쳐야 한다는 말을, 전혀 다른 식으로 오해하는 사람들도 있다. 심하게는 "그래서 아들에게 치마라도 입히라는 거야?"라며 문제제기 자체를 헛소리 취급한다. 사실 어떤 해부학적 남성은 치마를 입고 싶어 할 수도 있다는 것을 인정하지 않고, 그 자체를 헛짓이라고 생각하는 사람들만이 이런 말로 상대의 말을 헛소리 취급할 수 있을 것이다. 남/여라는 성별과 그것의 기원은 해부학에 있다는 것을 절대로 의심하지 않을 때만이 이런 인식이 가능하다. 그리고 이와 같은 인식의 기반 위에서는 섹스/젠더/섹슈얼리티란 의심과 고민을 필요로 하는 무엇이라고 여기기보다 그 이름들에 걸맞은 행위와 실천을 충실히 이행하는 것만이 최선이라고 여길 공산이 크다. 성교육 또한 남녀에 따라 사회가 제시한 성역할을 수행하도록 돕는 것에서 끝날 것이다.

한편 젠더 위계라는 단어 자체에 거부감을 보이는 이들도 많다. '젠더'도 '위계'도 다 '노잼'이라는 거부의 장벽은 생각보다 높고, '혹시 너 페미?' 하고 껄끄럽게 바라보는 시선도 만만치 않다. 이 모든 게 젠더 위계라는 단어를 일상적으로 꺼내는 것을 어렵게 만든다.

개인적 경험으로 보자면, 아들엄마들이 젠더 위계라는 단어를 들었을 때 보이는 반응은 크게 두 가지 부류로 나뉘는 것 같다. 첫째는 요즘 같은 시대에 그런 게 어디 있느냐는 것. "아이고, 그래도 지금은 정말 평등해졌지. 똑같이 배우지, 능력 있으면 똑같이 대우 받지, 그게 이미 평등한 거 아냐? 그리고 나 정말 아들딸 똑같이 키우거든." 이런 말을 하는 엄마들에게 젠더 위계란 거의 '남존여비'와 다를 게 없다. 우리 세대가 어릴 때 많이 듣던 남녀칠세부동석, 여필종부, 칠거지악, 삼종지도 같은 단어들과 동일선상에서 받아들인다고 할까? 그러니 지금처럼 이미 '문명화'된 세상에 무슨 그런 구시대적이고 무지막지하고 비이성적인 젠더 위계가 있을 수 있느냐는 주장이 나오는 거다.

이와 다르게 둘째 부류의 엄마들은 젠더 위계를 단박에 인정한다. "맞아, 남자애들은 여자애들 따라가기가 정말 힘들어. 요샌 수학도 여자애가 더 잘해. 엄마가 신경 써주지 않으면 딸들한테 다 뺏기게 생겼다니까. 이를 어째. 아들들 나중에는 결혼하기도 힘들다는데. 여자애가 훨씬 적다잖아." 듣다 보면 이들에게 젠더 위계란 똑똑하고 야무진 딸들이 덜떨어진 아들들 머리 위로 올라온 탓에 생긴 '역차별'에 다름 아님을 알 수 있다. 남녀평등사상, 여성상위시대, 박탈 당하는 남성, 고개 숙인 남자, 이런 단어들을 유독 자주 사용한다는 것이 또한 이들의 특징이다. 알고 보면 딸이 아들보다 훨씬 적은 것 자체가 남녀차별의 결과인데 말이다.

그리고 보면 모두들 젠더 위계를 여자-남자라는 두 성별 진영 사이에서 벌어지는 적대적 대결에서 '누가 승자인지'를 따지는 문제로 여기는 것만 같다. 마치 축구게임을 보면서 '이번 판은 우리가 이겼어'라고 하거나 '무승부니 이쯤에서 만족하자'는 식의 말을 던지는 것과 다를 바 없는 태도로 일관하는 사람들을 대할 때마다, 나는 이 단어의 이미지가 심하게 왜곡되어 있음을 실감한다.

이렇게 된 이유는 무엇일까? '젠더'라는 단어에 들러붙은 '두 개의 쌍'

이라는 이미지가 너무 막강하기 때문이다. 이성애적 사고방식이 그만큼 뿌리 깊다는 의미이다. 그 탓에 우리는 '젠더'라는 단어에서 단순히 성기 모양에 따라 구분되는 여자와 남자 외에는 아무것도 상상할 수 없게 되었다. 여기에 덧대어진 것이 또한 '여자=여성=여성성/ 남성성=남성=남자'라는 도식으로, 어른들은 물론이고 어린 아이들까지도 이로부터 자유롭지 못한 것이 우리 사회의 현실이다.

2학년 '싸내'의 흔하디 흔한 고백.......

아들이 2학년 봄학기 때 일이다. 어느 날 샤워를 하고 나오는 아들 등짝에 연하게 멍이 들어 있는 것을 봤다. 덜컥 가슴부터 내려앉아 어찌된 영문인지 물었으나, 아들은 아무렇지도 않게 "어, 멍까지 들었네. 어쩐지 진짜 아프더라. 하마터면 울 뻔했다고." 이러고 마는 거였다. 참고로 내 아들이 '울 뻔했다'고 말하는 건 엄청 이상한 일이다. 왜냐하면 이 녀석은 원래 잘 우는 녀석이니까. 그런데 요 녀석이 울음을 참았다? 멍이 들 정도였는데?
알고 보니 그건 같은 반 여자 친구인 OO이가 때린 흔적이었다. "아, 엄마 근데 걔 힘 엄청 세더라. 되게 아프더라고." 요것 봐라. 남자 친구가 때렸다면 하교와 동시에 나에게 이르고도 남았을 녀석이 웬일로 이렇게 쿨한 반응을 보이는 거지? 또래에 비해 덩치가 작아 힘에서 많이 밀리는 아들은, 상대와의 힘겨루기에서 지면 엄마와 선생님에게 이르는 것으로 균형을 맞추려 수를 쓴다.
나는 아무래도 이상하여, 아팠을 텐데 왜 아무 말도 안 했느냐고 아들에게 물었다. 그러자 녀석이 "아이, 엄마! ○○이는 여자잖아!"라는, 흔해빠진 대답을 하는 게 아닌가. 심지어 아들은 "'싸내'가 여자애한테 맞고 아프다고 하면 다들 안 놀아줄 거야." 한다. (근데 너 언제부터 사나이를 '싸!내!'라고 힘줘 발음했냐?)

"여자애한테 맞으면 친구들이 안 놀아준다고?"
"아니, 여자애들도 엄청 때리니까 맞는 건 어쩔 수 없다 쳐도, 엄마! 싸내는 맞고 아프다고 하면 안 되는 거라고."
"너 남자인 XX가 밀기만 해도 아프다고 말하잖아. 솔직히 말해봐. XX한테 맞은 게 아파, ○○이한테 맞은 게 더 아파?"
"XX는 남자잖아. 그리고 아프다고 해야 걔가 대장인 거지. 근데 여자애한테 맞고 울면 애들이 그런 건 싸내가 아니라고 놀려. 이번 건 좀 아팠지만!"

초등 2학년만 되어도 사내답지 못한 놈은 친구들과 놀 수 없다. 그래서 사내가 되기 위해 (여자에게) 맞아도 눈물을 삼킨다. 반면에 대장인 남자아이에게 맞으면 적당히 아픈 척을 해줌으로써 대장의 권위에 먹칠을 하지 않으려 애쓴다. 이는 아이들도 이미 이 사회에 통용되는 젠더 법칙을 정확히 간파하고 있다는 증거다.

나는 아이에게 물었다. "네가 생각하기에 사내란 뭔데?" 그러자 아이는 "내가 남자니까, 내가 싸내지."라고 하더니 금세 "아닌가? 글쎄, 잘 몰라." 하면서 문득 자기도 그게 궁금해졌다는 듯 한참 눈동자를 굴린다. 아이가 다시 말을 꺼낼 때까지 가만히 기다렸더니, 어느 순간 아이는 이 말 저 말을 중얼거리기 시작한다. '싸내는 잘 안 운다는데 난 잘 우는데?' '싸내는 좀 힘세고 친구 많은 애들이야. 아니, 그것도 아닌데…' '절교라고 말할 수 있는 사람인가? 그럼 조폭 같잖아?' '이상하다, 싸내는 멋지

고 좋은 건데.'

선뜻 정의를 내리지 못하고 우왕좌왕하는 꼴이 웃겨서 나 혼자 한참 배꼽을 잡다가, 이번에는 질문을 달리하여 '그럼 사내가 아닌 건 뭔데?'라고 물어보았다. 그러자 일각의 고민도 없이 대답이 바로 나온다. "그건 애들이랑 못 노는 거야. XX가 나랑 절교하자고 할 거라고. 그럼 그날은 애들이 XX 눈치 보느라 나랑 안 놀걸?"(요새 애들은 절교라는 말을 너무 쉽게 한다.)

    엄마라면 한 번쯤은 이런 경험을 해보았을 것이다. 그만큼 흔하게 발생하는 일이라는 말이다. 그러면 여기서 우리가 중요하게 받아들여야 할 핵심은 무엇일까? '여자아이도 남자아이만큼 힘이 세다?' 물론 그럴 수도 있지만 핵심은 아니다. '남자도 여자에게 맞을 수 있다'나 '역시 사내는 사내다워야 한다'도 당연히, 결코 아니다. 중요한 점은 '사내란 사내가 아닌 것으로 채워진다'는 사실이 아닐까.

    아이들은 이런 사실을 감각적으로 알고 있는 듯하다. 또한 그들은 자신이 남자로 태어났다 하더라도 그게 사내와 직결되는 것은 아니라는 것까지 느끼고 있음이 분명하다. 그래서 사내가 되고자 애쓰는 것이다. 사내가 안 되면 친구들과 못 놀까봐, 혹은 놀림 받을까봐, 절교 당할까봐. 그러고는 사내가 아닌 것을 '여자애'라거나 '계집애'라고 한다. 심지어 요새는 초등학생만 되어도 '게이새끼'라는 말을 서슴없이 한다.

우리에겐 언제나 다른 길이 있다……. 젠더 위계는 남성성에 대한 이해를 가능케 한다. 아들을 키우는 엄마라면 그래서 더 중요하겠다. 젠더 위계는 남자와 여자에 대한 것이라기보다 남성성과 그것이 아닌 것에 대한 이야기다. 그 이야기 안에서 최고의 권위를 부여받고 힘을 행사하는 것은 '이상적 남성성'에 대한 관념과 실천, 태도 등이며 '그것 아닌 것'들은 그 밑으로 서열화된다. 그리고 이 질서를 기준으로 많은 사람들이 어떤 역할이나 태도나 실천을 요구받는다. 태어난 성별에 따른 강압에 시달리는 것은 비단 여성만이 아니다. 남성도 그 이야기 안에서 이상으로 설정된 남성성을 구현할 것을 끊임없이 요구받는다. 그러나 이상적인 남성성을 완벽하게 구현하는 실체적 인간을 찾기란 거의 불가능하다.

남성성에 대한 출중한 연구를 한 레윈 코넬Raewyn connell에 따르면, 젠더 위계의 가장 정점에는 헤게모니적 남성성이 있고 그 하위에 공모적 남성성, 종속적 남성성, 주변화된 남성성들이 있다고 한다. 물론 이들 남성성은 전반적으로 여러 여성성보다는 높은 위계에 있지만, 어떤 남성성은 어떤 여성성의 하위에 있기도 하다. 또한 각 남성성 사이에 대립이 있는가 하면, 여성성과 남성성 사이에 상호 공동의 이해관계가 아주 없지도 않다. 이와 같은 연구는 주어진 삶의 방식에서 섹스-젠더의 이름으로 선택할 수 있는 길이 생각보다 다양하고 유동적일 수 있다는 희망을 준다. 나아가 우리가 늘 다른 선택을 할 수 있을 뿐만 아니라, 이미 해왔고, 때론 의도하지 않아도 비껴갈 수 있다는 것을 확인하게 만든다.

사실 젠더 위계에서 정한 이상적인 남성성에 맞는 남성이 되기 위해 노력한다는 것은 얼마나 고되고 부자연스러운 일인가. 사내가 되기 위해 울음 한 번 참고 안 아픈 척해야 하는 것은 시작에 불과하다. 그들은 사내가 아닌 것을 놀리고 절교하도록, 즉 나의 정체성을 공고히 하기 위해 타인에게 무자비하게 굴어야 할 것을 강요받을 것이며, 이렇게 사내가 되라는 강압은 점점 더 커질 게 분명하다. 그러므로 사내다움에 대한 강압과 억압을 거부해도 된다는 것을 알려주지 않는다면, 그런 길 말고도 살아갈 수 있는 다른 여러 경로가 가능하다는 걸 조언해주지 않는다면, 남자들은 남성성의 안정적 지위를 위해 공모하면서 끊임없이 누군가를 타자화하고 위태로운 곳으로 내몰 수밖에 없게 된다. 결국 이는 온갖 고단함을 무릅쓰고 남성성의 이상향을 달성하고자 하는 당사자뿐만 아니라, 이와 결부되는 타자 모두를 젠더 위계 속에 갇히게 하는 일이다.

특이한 점은 딸에게는 일찍이 여성성을 의심하라고, 젠더에 억압 당하며 살지 말라고 조언하면서 전과는 다르게 키워보려는 엄마들이 많은 반면, 아들에게 남성성을 의심하라고 말해주는 양육자는 흔치 않다는 사실이다. 이는 남성성을 거부하거나 '다른' 남성성을 선택한다는 것이 젠더 질서에 대한 가장 큰 저항임을 보여준다. 나는 이 저항이야말로 젠더 질서를 흔들 수 있고, 결과적으로 모든 인간을 젠더로부터 해방시키는 길이라 믿는다. 그러므로 남성성을 의심하는 감각, 그 경계를 질문하는 감각을 키워주는 것이 성교육의 일환이 되어야 한다.

그렇게 어려울 것도 없다. 여자 친구에게 멍이 들 정도로 맞았을 때 무엇을 중시해야 하는지를 정확하게 알려주는 것부터 시작하면 된다. 사내가 되는 것이 중요한지, 아픈 것은 아프다고 말하는 것이 더 중요한지 말이다. 아이가 헷갈려한다면 이렇게 일러줘도 좋겠다. 사내가 되기 위해 자신의 고통을 무시하며 안 아픈 척하는 것은, 상대 여자애의 힘을 무시하는 일임과 동시에 자기 스스로를 무시하는 일이 될 수도 있다고. 만약 이런 경험이 하나둘

쌓이면서 굳이 사내가 '아니어도' 괜찮다는 지지를 많이 받을수록, 그 아이는 누군가를 사내가 '아닌' 여자애라고 무시하지 않을 가능성이 높아지지 않을까. 내가 그저 나로 존재해도 괜찮은 경험이 많아져야 타인을 그저 너라고 인정해줄 역량이 생긴다.

　이런 감수성과 역량이 비단 아이들의 직접 체험으로만 생기는 것은 아니다. 먼저 살아본 우리의 수많은 경험을 들려주는 것만으로도 아이는 이제까지와는 다른 경험을 축적할 수 있다. 그중에서도 엄마의 이야기를 들려주는 것은 특히 중요하다고 생각한다. 여성이라는 이유만으로 자동적으로 여성의 삶을 강요받아온, 애초부터 '이상적인 남성성'을 얻을 수도, 사내가 될 수도 없던 자들이 겪어야 했고 지금도 겪고 있는 수많은 곤란한 이야기들을.

엄마라는 여성의
일상

저런 일을 엄마도 겪었어?......

언젠가 TV에서 지하철 성추행을 보도하는 뉴스가 나오고 있었다. 저녁을 준비하던 나는 "사람 많을 때 지하철 타기 정말 싫다니까. 저런 놈들 너무 많아!"라며 한탄 섞인 혼잣말을 했고, 이 말을 들은 아들이 화들짝 놀라며 내게 물었다.

"엄마도 저런 일이 있었다고?"

"있지. 왜 없어."

대수롭지 않아 하는 나의 태도에 아들은 더 놀랐는지, 어느새 싱크대 옆까지 와서 얼굴을 치켜들고 나를 뚫어지게 본다.

"정말? 진짜 저런 일이 있었다고? 엄마가? 왜?"

뭐냐, 이런 진심 어린 반응은? 내가 더 당혹스럽잖니. 아니 그럼 엄마는 저런 일 없었겠냐. 얼마나 흔한 일인데. 이런 생각을 하며 나도 잠시 아들을 빤히 쳐다보았다.

아들은 곧 "헐. 난 몰랐네. 엄마 괜찮아?"라고 묻는다.

고개를 가스레인지 위 냄비로 돌리며 "그러게나 말이다. 괜찮아." 하고 보니, 거 참 내가 말해놓고도 청승맞다.

괜찮냐는 말에 괜찮다는 말 외에 무슨 대답이 있을까 싶기도 하고, 진짜 괜찮기도 했고, 난 왜 괜찮았나 생각하다 보니 다시 욱하고 명치부터 올라오는 분노!

다음날이 되자 문득 나는 궁금해졌다. 아들 녀석은 뭐가 그렇게 놀라웠을까? 역시 아이에게 성추행이란 '큰일'이구나, 하고 자문자답을 하고 나자, 그런 큰일을 나는 어찌 그리도 대수롭지 않은 일상처럼 여기고 있었던가 싶어 새삼 또 놀라웠다. 그러다 이 녀석은 어떤 사람이 피해자가 된다고 상상하고 있던 걸까에 대해서도 생각해봤다. 뉴스에 나오는 건 좋은 일이건 나쁜 일이건 '남 일'인 동시에 뭔가 좀 '대단한 일'이니, 제 엄마가 뉴스에 나올 만한 일을 경험했다는 사실 자체가 그저 신기했을 수도 있다. 그렇다 해도 '엄마가 왜 그런 일을?'이라는 생각의 밑바탕에 깔린 '엄마'란 아이에게 어떤 사람인 걸까? 혹은 이와 반대로 아이는 뉴스에 등장하는 성추행 피해자를 어떤 여성으로, 어떤 사람으로 상상한 걸까? 아이의 생각 속에서 그 사람과 엄마는 전혀 연결될 수 없었던 걸까?

괜찮지 않은 기억이 괜찮기까지....... 나는 화창한 날을 좋아한다. 그중에서도 습도가 그리 높지 않은 초여름의 햇볕 쨍한 한낮이 좋다. 빨래가 한나절도 안 되어 마를 것만 같은 그런 날이면, 나는 이글거리는 아스팔트의 열기도 마다하지 않는다. 고등학교 2학년이던 그날도 그랬다. 토요일이었는지, 학교 수업을 조퇴하고 집에 일찍 가는 날이었는지는 가물가물하다. 여하간 오전 수업만 하고 집으로 가던 중이었다.

나는 버스에 앉아 이어폰을 끼고 좋아하는 음악을 들으며 창밖에 펼쳐진 완벽한 여름의 한낮 풍경을 감상하고 있었다. 가끔 옆에 서 있는 사람이 너무 가깝다는 느낌은 들었지만, 그저 버스에 사람이 많구나 하고 대수롭지 않게 여겼다. 그러다 점점 더 답답해지는 기분이 들어 '아, 오늘 왜 이리 사람이 많지?' 하면서 무심결에 고개를 돌려 버스 안쪽으로 시선을 향했을 때다. 기이할 만큼 버스는 한산했다. 왜 한산하지? 그리고 그 순간, 나는 누군가의 손이 내 오른쪽 가슴 위에 놓여 있는 것을 보았다. 몰염치함을 가리는 일간스포츠신문이 내 가슴 위, 그 사람의 손 위에 얹혀 있었다. 나는 신문지로 덮인 그의 손을 소심하게 탁 치는 것과 동시에 후다닥 일어나 버스 뒷문으로 달리듯 향하며 차임벨을 눌렀다.

뭐지, 뭐지, 뭐였지? 벨을 누르고 뒷문이 열리길 기다리는 시간이 영겁처럼 느껴졌다. 뒤늦게 버스를 둘러보니, 만원버스인 줄 알았던 내 착각과 달리 승객이라곤 고작 대여섯 명밖에 없었다. 버스 안에서는 절대 눈물을 떨구지 않겠다는 묘한 오기로 버티며 서 있는데 원망이 가슴속으로 파고들었다. 당신들은 뭐죠. 이렇게 한산한 버스에서, 당신들 죄다 보고 있던 거잖아. 애초의 당혹감이 사라지고 대신 그 자리에 원망이 차오르던 그때, 뒷문 바로 앞에 앉은 아주머니와 눈이 마주쳤다. 그 아줌마는 장을 보고 오는 길인지 검은 봉지 여러 개를 무릎 위에 올려놓고 끌어안은 채 혀를 끌끌 차며 나를 흘겨보고 있었다. 아직도 생생하게 기억하는 아줌마의 표정과 눈빛은 내게 정확히 이런 말을 하고 있었다. '되바라진 년.' 왜? 내가 왜? 차마 말로는 못하고 그저 속으로만 한가득 의문을 품고 있을 때 버스 문이 열렸고, 나는 얼른 그곳을 빠져나왔다.

버스에서 내려서야 나는 비로소 분노를 표현할 수 있었다. 눈으로 독기를 내뿜는 것으로 모자라 이까지 바득바득 갈았지만, 그래봤자 내가 할 수 있는 건 달려가는 버스 뒤를 노려보는 것뿐이었다. 지금이라면 그 인간의 뺨을 한 대 갈기던가, 급소를 향해 니킥Knee Kick이라도 날려보거나, 하다못해 내가 아는 세상의 욕이란 욕은 전부 끌어내 그놈을 향해 걸쭉하게 날려줄 텐데. 하지만 그때는 어렸고, 남자의 그런 뻔뻔스러움에 어떻게 직면하고 대응해야 하는지 노하우를 축적해놓지 못한 상태였다.

학창 시절에 겪었던 이 일을 아들에게 들려주면서 나는 그때 아무 말도 못하고 그 몹쓸 놈과 버스의 방관자들을 그냥 보낸 것이 아직도 화가 난다고 했다. 며칠 전만 해도 엄마가 성추행을 당해본 적이 있다는 사실만으로 엄청 놀라며 "괜찮냐"고 묻던 아들은, 그러나 이번에는 "와, 우라노스의 낫으로 거시기를 잘라버려야 하는 사람이네. 아놔, 그런 변태를 봤나." 하고 농담처럼 말하고는 그만이었다. 그래. 초딩 3학년인 네게 그날 내 심정이 섬세하게 가닿기란 무리겠지. 아무리 그래도 그렇지. 이틀 만에 자기가 무엇에 놀랐는지를 잊어버리다니. 게다가 네가 한창 몰두해 보고 있는 그리스로마신화 만화야말로 참 성차별적이거든? 그리고 우라노스가 아닌 가이아의 낫이야. 그 낫으로 거시기가 잘린 녀석이 우라노스고!

어쨌거나 나는 아들에게 괜찮다는 말을 해주고 싶었다. 그놈이 내 가슴을 만져도 괜찮다는 게 아니다. 그 아줌마가 말도 안 되는 시선으로 나를 쏘아봐도 괜찮다는 게 아니다. 한 소녀가 성추행을 당하고 있다는 걸 다들 알고 있으면서도 짐짓 모른 척 입 다물고 있던 버스 안 사람들이 괜찮다는 것도 당연히 아니다. 다만 나는 그런 모든 괜찮지 않은 행동과 (침묵이라는) 말과 시선에도 불구하고, 내가 여전히 그런 날씨를 사랑하며 즐길 줄 아는 정서를 버리지 않아서 괜찮다. 그들은 나에게 결국 아무것도 할 수 없었음을 알게 되었기에 괜찮다.

그 당시에 나는 자다가도 일어나서 이를 갈며 그놈을 패는 상상을 할 만큼 분노했고, 또 아무런 대응도 하지 못한 나 스스로를 책망하기도 많이 했다. 하지만 다행히 자존감을 잃지는 않았다. 자존감을 잃어야 하는 게 내가 아니라는 것을 이내 알아내서 괜찮았고, 지금도 괜찮다. 물론 그런 괜찮지 않은 일들은 이후로도 숱하게 반복되면서 '일상'이 되어갔다. 그럼에도 불구하고 그런 일상이 나의 삶 전체를 뒤덮을 수 없다는 것을 알아서 괜찮다. 그리고 이런 이야기를 듣고도 아무렇지 않게 우라노스 운운하며 웃고 넘겨주는 사람이 있어서 괜찮다.

같은 하늘 아래, 다른 세상....... 내가 고등학생 때 겪은 일은 사실 여성에게는 특별한 경험이 아니다. 이런 일들은 일상이며, 이보다 심한 일들도 숱하게 겪는다. 이 이야기를 듣고 눈을 휘둥그레 뜨며 그런 일도 겪었냐고 반문하는 사람을 만나면 나야말로 더 신기하다. 당신은 어떤 세상에서 살다 왔기에 싶어져서 말이다.

그런 사람들 대부분이 남성이다. 아들의 생물학적 아버지이자 현재 나와 같이 사는 남편도 예외가 아니다. 남편은 내가 택시 타기를 꺼려하는 것을 처음에 이해하지 못했다. 나는 현금이 적을 때는 아예 택시 탈 생각을 하지 않는다. 택시를 타도 경사가 급한 언덕길을 올라가자고 요구하는 대신, 언덕 밑 아파트 입구에서 내려 힘겹게 걸어 올라간다. 남편은 이런 나를 이해하지 못했다. 나는 또 그런 남편을 이해하지 못해 물었다. "너는 왜 택시가 편해? 어떻게 편해? 그 갇힌 공간, 운전자가 랜덤인데 그게 어떻게 편해?"

내가 택시를 기피하게 된 데는 대학 때의 경험도 깊이 작용하고 있다. 어느 날 택시를 탔는데 기사 아저씨가 친근하게 말을 걸어 좋게 받았더니 금세 학생 맘에 든다, 완전 내 스타일이다, 나는 학생 같은 여학생이 좋다며 헛소리를 해댔다. 나는 목적지 가까이에 올 때까지 계속 아저씨 말을 못 들은 척하며 무시했다. 그럼에도 아저씨는 계속 혼자 이야기를 하더니 종국에는 같이 가자 한다. 아니 어딜? 설마, 하면서 일말의 두려움을 떨치려 미리 가방을 챙기고 있는데, 이 아저씨가 실실 웃으면서 '진짜 안 가? 에이, 같이 가자. 나랑 차 한 잔만 해' 하면서 목적지에 다 왔는데도 차를 멈추지 않는 거다. 너무 놀란 나는 그제야 '아저씨!' 하고 쩌렁쩌렁한 목소리로 크게 소리를 질렀지만, 그 기사는 놀라지도 않았다. 오히려 히죽히죽 웃으면서 '진짜 가기 싫어? 에이' 하고는 한 블록이나 지난 곳에 차를 세우는 게 아닌가. 더 욕하고 말 것도 없이 일단 차에서 도망치듯, 뛰어내리듯 성급히 내렸다. 그렇게 안전을 확보한 다음에야 나는 멀리 사라져가는 택시 뒤통수에 대고 욕을 할 수 있었다. 지나가던 사람들이 나를 미친년 보듯 하거나 말거나.

이런 이야기에도 남편은 놀라워했다. "그런 일이 있었다고? 진짜로? 정말?" 하고 몇 번씩 되물으면서 확인까지 했다. 내가 너무 별것 아닌 식으로 말해서 그런가. 사실 이런 경험은 여자들에게는 유별난 게 아니다. 내 주변 여자 친구들도 살면서 한두 번은 다 이런 일을 당했다고 토로한다. 여하간 남편은 그 이야기를 들은 이후로 내가 택시 탈 때마다 예민해지는 이유를 조금씩 이해하기 시작했다. 그러더니 하루는 진짜 황당한 일을 겪고 와서 나에게 털어놓았다. 자기는 원래 택시 앞자리가 편한 사람인데(역시 이 세상은 남성에게 훨씬 열려 있다), 이제는 앞자리에 잘 못 앉겠다며 들려준 이야기다.

남편이 택시 앞자리에 탔는데 아저씨가 DMV 채널을 돌리더니 "이거 보실래요?" 하면서 포르노를 틀어주더란다. 남편이 어이가 없어서 "지금 뭐하시는 거냐. 당장 꺼라. 보기 싫다"고 했더니, 아저씨가 마치 큰 친절이라도 베푸는 것처럼 "괜찮아요. 보세요" 하더라나. 이에 자기가 정색하고 크게 화를 내자 그제야 화면을 끄더라면서 남편은 이렇게 말했다. "처음에는 내가 같은 남자라서 그런 짓을 한 거겠지, 하고 말았는데, 이제는 여자가 타면 무슨 짓을 할지 모를 놈이라는 생각이 들어."

남편의 이야기를 들으며 나는 또 다른 경험을 더 떠올렸고 이 이야기를 남편에게 해주었다. 어느 날 만원 지하철을 탔는데, 사람으로 가득한 그곳에서 야동을 보는 할아버지가 있었다. 심지어 이어폰도 꽂지 않은 채로 말이다. 지하철이 제 방이라도 되는 듯 할아버지들이 이어폰도 없이 트로트도 듣고 뉴스도 보고 하는 게 드문 일은 물론 아니다. 하지만 바로 코앞에 다른 사람의 등짝이 있고 뒷사람의 콧바람이 정수리에서 느껴지는 마당에 야동이라니. 어이 상실이라는 단어는 이럴 때 쓰라고 있는 게 아닌가 싶었다. 그렇다고 할 아버지가 보고 있는 야동 장면을 직접 내 눈으로 확인한 것은 아니다. 사람이 너무 많아서 그럴 수가 없었다. 난 그저 헉헉, 아아~, 퍽퍽퍽, 하는 소리를 들었을 뿐. 보이지 않는데 마치 보고 있는 것처럼 느껴지는 그 소리가 더 싫었다. 주변에 있던 남자들도 하나같이 성화였다. '아, 할아버지' '좀 꺼요' '저 할아버지 미친 거 아냐?' 이런 소리들을 대놓고 할 정도였다. 그럼에도 그 할아버지는 꿋꿋하고 꼿꼿했다. 귀가 약간 안 좋으셨나. 그래서 그렇게 크게 틀어놓으셨던 건가.

당시의 상황을 들려주며 나는 "그래서 그날 정신없이 사람들 손만 살폈잖아." 했다. 이야기를 들으며 뭐 그런 할아버지가 있냐며 분노하던 남편은 갑자기 이해가 안 된다는 표정을 지었다. "뜬금없이 그게 무슨 말이야? 너도 욕을 했어야지, 손을 왜 살펴?"라고 물었다. 늘 그랬듯 나는 내 말을 이해하지 못하는 남편이 더 이해가 안 갔다. "손 살피는 게 중하지 대체 뭣이 중헌디. 내 옆에 있던 여자도 열심히 자기 허리 주변을 살피다 나랑 눈도 마주쳤는걸." 이 말을 듣고도 남편은 잠시 곰곰이 생각하는 눈치였다. 나 아니어도 그 할아버지에게 욕하는 사람은 많았고, 내가 당장 그 할아버지 휴대폰을 뺏을 위치에 있지도 않았다. 더군다나 나는 덩치 큰 남자들 사이에 끼어 있었단 말이다. 그 상황에서 내가 뭘 해야겠나. 그들 중 혹시나 누가 '나쁜 손'을 작동시키지는 않을까 살피는 게 나로서는 훨씬 중요했던 것이다. 내 자세한 설명을 듣고 남편은 입을 쩍 벌렸다. "아, 그런 거구나."

나와 남편은 각자의 어이없는 경험의 이야기 배틀 속에서 겨우겨우 서로 다른 세상을 살고 있었다는 것을 깨달아갔다.

피해자는 이미 딸이자 누이이자 어미이다……. 남성이 사는 세상과 여성이 사는 세상은 이렇게 다르다. 이를 모르는 바 아니었지만, 그 차이가 상상 이상으로 극과 극이라는 것은 결혼 후에 더욱 실감했다. 예를 들어 결혼 초, 내가 그날 있었던 짜증스런 일을 이야기하면 남편은 혹시 내가 잘못한 것은 없는지부터 물었다. 이에 기겁을 하고 상황을 더 자세히 설명하면 '미친 사람이 다 있네?' 하는 식으로 조금 나아진 태도를 보이다가, 비슷한 일이 반복되면서 남편은 급기야 이렇게 묻기까지 했다. "너는 왜 그렇게 이상한 사람을 자주 만나냐?" 한동안은 이 말을 던지는 남편이 너무 얄밉고 미웠다. 이랬던 남편이 나와 함께 산 지 13년째인 지금은 '와, 한국 여자들 정말로 힘들게 사는구나!'라고 한다. 그 사실을 알기까지 무려 13년이 걸린 셈이다.

이제 남편은 내가 빌미를 제공하는 사람이 아니라는 것을 그 누구보다 잘 알 뿐만 아니라, 세상에 미친 사람은 가장 정상적인 남자들이라는 것도 안다. 나아가 많은 여성들에게 '일상'이란 남편이 상상하는 그것과는 상당히 다르다는 것도 알게 되었다. 이렇게 된 건 내가 지겹도록 이야기하고 또 이야기해서이다. 물론 그 과정에서 부부싸움도 꽤나 했지만, 그 지난한 시간이 있었기에 적어도 세상 남자 가운데 한 명은 이 단순한 진실을 조금이나마 알게 되었다고 생각한다. 이성애 '정상'가족을 이룬 나로서는 이렇게라도 세상을 바꿔야 한다는 사명감이 있다. 그래서 아들에게도 매일, 그것도 구체적으로 나의 일상을 공유할 필요를 느낀다.

다른 세상에서 산다는 것은 같은 일에 대한 반응도 그만큼 다르다는 것을 의미하기에, 나에겐 당연한 반응일지라도 누군가에게는 세세히 설명해줘야 비로소 나의 그 행동을 이해받게 된다. 남편도 그럴진대 아들은 오죽할까. '엄마라는 여자'는 엄마라는 이름에 갇혀서 여자에 대한 기억을 종종 삭제 당하곤 한다. 그러하기에 '엄마도 빨간 립스틱 완전 좋아하거든' '엄마 춤추는 거 좋아하거든' 이런 말을 하는 것조차 만만치 않다. 하물며 엄마가 여성으로서, 아니 여성이기 때문에 이 사회에서 어떤 대우를 받는지, 어떤 차별을 당하는지, 어떤 폭력에 노출되어 있는지를 알릴 기회는 더더욱 많지 않다. 그리고 왜 엄마는 끊임없이 나 자신이 아닌 '엄마'로만 불리는지도 말해주고 싶다. 이런 사실을 더더욱 알릴 필요가 있는 이유는 엄마를, 여성을, 나를, 내 아이가 좀 더 구체적으로 상상해주기를 바라기 때문이다. 이는 자기 자신이 아닌 타인을 이해하는 연습을 위해서도 중요하다.

성범죄 사건이 발생하면 사람들은 흔히 가해자를 향해 "네 딸이나 누이라고 생각해 봐라"라고 말한다. 가해자의 파렴치함을 강조하려고 하는 말일 테지만, 나에게는 늘 껄끄럽게 다가오곤 한다. 차라리 '사람에게는 그러는 거 아니다'가 더 옳은 말 아닐까 싶고, 무엇보다 저들에게 딸과 누이와 어미들의 삶은 과연 어떤 모습으로 상상되는가 싶은 생각이 든다. 사람들이 쉽게 하는 위의 말 속에 등장하는 딸, 누이, 어미에게서는 구체적인 삶의 흔적 같은 것을 느낄 수가 없다. 그건 그저 손상되어서는 안 되는, 건들면 안 되는, 깨끗한, 온전한, 뭐 이런 형용사를 연상시킬 뿐이다.

실제로 위와 같은 말들은 묘하게도 피해자에 대한 비난과 공명한다. 피해 여성이 성범죄를 유발한다고 생각하게 만드는 편견의 기저가 되기도 한다는 말이다. '나의' 딸, 누이, 어미와 같은 '일반적'이고 '정상적'인 여성들은 대체로 '올바른' 행실을 대표하는 여성으로 상상된다. '내가 아는 한' 그녀들은 성추행이나 성폭력의 피해를 입은 적이 없으니까. 다시 말해 손상되지 않아서 딸, 누이, 어미인 것이다.

여성으로서 마땅히 갖춰야 할 올바른 행실에 어긋나는 경험을 한 여성을 딸, 누이, 어미의 범주에서 배제시키는 사례는 많다. 이보다 더 슬픈 사실은 딸과 누이와 어미에게 파렴치한 짓을 하는 사람도 많다는 것이다. 그래서 모든 성차별과 성폭력 피해자는 누군가의 딸이자 누이이자 어미이다. 딸이라 생각했으면 저지르지 않았을 일이 아니라, 그런 일을 당한 사람이 이미 누군가의 딸이고 누이고 어미이다. "네 딸이라면 그랬겠느냐"고 손가락질하는 것은, 사실은 딸과 누이와 어미가 여성이라는 이름으로 어떻게 살아가고 있는지 그 구체성을 전혀 모르기 때문에 할 수 있는 말 아닐까.

나는 편의점 앞에서 맥주를 마신다고 처음 보는 할아버지에게 길 한복판에서 훈계를 들은 적이 있고, 이른 아침에 여자가 타면 재수없다고 택시 기사로부터 승차 거부를 당한 적도 많다. 만원 지하철에서 어떤 놈이 엉덩이를 움켜쥔 다음 도망가는 걸 겪기도 했고, 예쁘장한 얼굴로 여자가 꼬박꼬박 말대꾸하면 안 된다는 말로 침묵을 강요 당하기도 했다. 반면 친구들과 보도에 서 있다가 차에서 우리를 향해 '못생긴 년들은 나오지도 마!'라며 저들끼리 키득거리며 사라진 얼치기 같은 남성들도 만난 적이 있다. 이런 일을 당할 때 나는 늘 딸이자 누이였고, 어떤 때는 엄마였다.

무엇이 나쁜 행동인지 아들에게 알려주기 위한 사례로써 엄마의 경험을 이야기해 주어야 하는 측면도 물론 있다. 이 세상은 여성들이 공적 영역에서 어떤 다양한 성차별과 성추행을 겪는지 잘 알지 못하고 무심하니까. 그러나 여성으로서 겪은 내 경험을 들려줘야 하는 정말 중요한 이유는 역설적으로 내가 더 이상 엄마라는 이름으로만 기억되고 싶지 않고, 오직 여성이라는 틀로만 읽히고 싶지도 않기 때문이다. 엄마와 아들도 사람과 사람으로 만나야 한다. 구체적이고 생생하게 만나야 그게 '제대로' 사람을 만나는 길이다. 결국 내가 내 이야기를 하는 것은 아들에게 사람을 제대로 만나는 법을 알려주기 위해서다. 특히 아들과 내가 여성과 남성이라는 다른 젠더를 행하고 있는 현재로서는, 아들이 이와 유사한 관계 안에서 사람을 만날 때 내 경험담이 도움이 되기를 바라는 마음도 있다.

삶이 괜찮기 위해 필요한 연습....... 아들이 나의 성추행 경험을 듣고 놀랐을 때 내가 '괜찮다'고 말한 건 아이를 안심시키기 위해 의례적으로 한 말이 아닌 '사실'이었다. 현재에도 나는 여성에게 강요되는 수많은 괜찮지 않은 일들에 노출되어 있지만, 역시나 '괜찮다.' 궁극적으로 내가 아들에게 전하고 싶은 메시지도 결국 이 말 안에 들어 있는 것 같다. 말도 안 되는 일들이 수시로 벌어지는 가운데서도 그것들이 내 삶을 집어삼키지 않도록 나는 살아왔고, 지금도 그렇게 살고 있고, 그래서 괜찮다고.

섹스/젠더/섹슈얼리티가 삶에 짐을 부과할 때 그에 쉬이 굴복하지 않고 살아가도 충분히 괜찮은 삶이라는 것을 아는 것은 중요하다. 내가 아들에게 특히 이 점을 강조하는 이유는, 여성이건 남성이건 젠더가 존재와 삶 자체를 옭아매는 것을 막아내야 한다고 보기 때문이다. 단지 아들이라는 이유로 사내가 되기 위해 누군가를 타자화시킬 위험 속에서 살아갈 필요가 있을까? 그가 누구든 성별에 갇혀 평생을 살아야 하는 일은 부당하지 않은가? 이런 질문들은 그저 많은 경험적 이야기들 속에서 배울 수밖에 없다고 생각한다. 그래서 나는 '네가 사내가 되기 위해 눈물을 삼켜야 할 필요가 없듯이, 그 어떤 여성도 여성이라는 이유 하나 때문에 말도 안 되는 취급을 당해서는 안 된다'는 것을 계속해서 말해주고 싶다.

이런 이야기는 또한, 같은 시공간을 살아도 누군가는 다른 시간과 다른 공간을 살 가능성이 있음을 가르쳐준다는 점에서 아이에게 유익하다. 이런 사실을 알면, 적어도 타인을 대할 때 자신의 잘못을 빨리 인정할 수 있다. 우리 모두는 신이 아닌 인간이기에 아예 잘못을 안 하고 살 수는 없다. 중요한 것은 누가 빨리 배우고 뉘우치는가이며, 결국은 그것이 다른 인생을 만든다. 아이는 게다가 초등학생이다. 요즘은 사춘기만 돼도 자아가 몰라보게 강해져 자기가 세상의 중심인 줄 안다. 남자아이들은 더 심한 경향이 있다. 그런 행동이나 사고방식이야 말로 '남자다운 것'이라고 유통되는 사회이기 때문이다. 그러니 그보다 어릴 때부터 타인을 만나는 데 필요한 조언을 듣고 연습을 하는 게 앞으로의 인생에 절실히 필요하지 않을까?

나는 오늘도 아들에게 말해준다. 사람은 다 다르고, 그래서 제각각 다르게 살아간다고. 내가 엄마가 되고자 살아야만 하는 것이 아니듯, 너도 겨우 사내가 되고자 살 필요는 없다고. 그걸 강요하는 것, 그렇게 살 수밖에 없다고 밀어내는 힘이 바로 권력의 폭력성이라고. 우리가 저항해야 하는 것은 성별이 다른 누군가나 다른 성별의 집단 전체가 아니라 바로 그 성별을 나누는 힘, 일상 속에 산재해 있는 폭력적 힘들이라고 말이다.

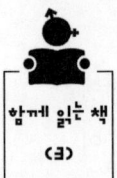

책장 한 칸, 섹슈얼리티 컬렉션

성교육은 말로, 삶으로 하는 게 가장 좋지만, 아들과 대화를 나눌 시간은 점점 줄어들고 무엇보다 성적인 대화를 하기에는 여전히 부자연스러운 것이 사실이다. 게다가 성교육의 내용을 이루는 성적 정보들은 대부분 '아차, 이걸 진작 알았어야 했는데' 하게 되는 경우가 많고, 제대로 알고 싶을 때 도움 구할 곳도 흔치 않다. 또한 직접 물어보기엔 민망한 것들이 대부분이다. 항상 아이와 모든 주제에 대해 직접 대화가 가능하다면야 좋겠지만 그런 경우는 쉽지 않다는 말이다.

이런 이유 때문에라도 주양육자는 모든 것을 내가 직접 해결하겠다고 나서기보다, 언제든 도움이 필요할 때 찾아갈 수 있는 사람, 혹은 조언자가 되어주겠다는 믿음을 아이에게 심어주는 것이 더 나은 것 같다. 아이 스스로 궁금할 때 언제든 쉽게 찾아볼 수 있는 곳에 '조언자' 역할을 해줄 책을 마련해 놓는 것도 그중 하나의 방법이다.

아이에게 "언제일지는 모르지만 네가 이런 것들에 대해 궁금해할 때가 올 거야. 그때 엄마 아빠에게 제일 먼저 의지해도 좋고, 그게 싫다면 이런 책들에서 먼저 찾아보는 것도 좋아. 절대 네이버 지식인이나 구글 검색이나 유튜브 정보를 무턱대고 믿지 말고"라고 말하면서 아이 방에 한 칸 정도의 성교육 서적, 섹슈얼리티 컬렉션을 만들어주면 어떨까.

처음부터 거창하게 생각할 필요는 없다. 우선 아이들이 찾아보기 쉽게 편집된 백과사전 종류 한 권 정도와, 아이가 어릴 때부터 맘에 들어 했던 동화책 한두 권으로 시작하면 충분할 듯하다. 제목 그대로 아이만의 성교육 컬렉션이므로 부족한 것은 차차 아이 스스로 채우면 된다. 이 책에 실린 추천 책들 중 아이가 선호하는 책을 추가하면서 아이가 스무 살이 될 때까지 컬렉션을 채워보는 것도 좋겠다.

이런 취지에서 우선 아이 혼자 급할 때나 궁금할 때 찾아보면 좋을 책들을 싣는다. 전부 백과사전류의 성교육 기본서들이다.

■ 『성교육 상식사전』
다카야나기 미치코 지음 | 인간과 성 교육연구소 옮김 | 남동윤 그림 | 길벗스쿨 | 2015

아이가 궁금증이 생길 때마다 쉽게 정보를 찾아볼 수 있는, 이른바 '응급용' 책이다. 페미니스트의 시선으로 보면 거슬리는 부분들이 없지는 않다. 그림에서 남녀 성 역할에 대한 고착화된 편견이 눈에 띈다. 예를 들어 연애편지를 쓰는 장면에는 여자아이 그림이, 사춘기 아이의 성적 본능은 자연스럽다는 설명에는 남자아이 그림이 배치되는 식이다. 그럼에도 아이 방에 늘 꽂아둘 만한 책이긴 하다. 백과사전식 편집이라는 점에서, 가장 기본적인 내용을 아이들이 이해할 수 있는 언어로 잘 풀어냈다는 점에서 그러하다. 구성 역시 아이들이 제목만 보고도 필요한 정보를 찾아보고자 할 때 쉽게 찾아갈 수 있도록 되어 있다.

■ 『10대들을 위한 성교육』
수잔 메러디스 지음 | 박영민 옮김 | 세용 | 2007

기본서로 갖춰 두면 아이에게 도움이 될 만한 책이다. 부분적으로 몇몇 내용들은 약간 구식이라는 느낌을 주지만, 필요한 기본적인 내용을 충분히 전달하고 있어 추천할 만하다. 임신 출산 과정 이후 육아에 대한 내용까지 포함되어 있다는 점도 장점이다.

■ 『우리가 만드는 피임사전』
연구공동체 건강과 대안 젠더건강팀 지음 | 2016

'피임과 관련하여 이만큼 간결하고 쉬우면서도 충실한 자료는 이제까지 한국에 없었다'는 평가를 받기에 충분하다. 그런 만큼 적어도 중학생 이상의 아이들에게 이 책은 필독서여야 한다. 고등학교나 대학에 입학하는 손자가 있다면 신년에 세뱃돈과 함께 선물하라. 일반 서점에서는 팔지 않기에 〈건강과 대안〉 홈페이지 http://chsc.or.kr를 찾아가서 소액의 금액을 내고 종이책을 주문해도 되고, 무료 PDF파일로 받아볼 수도 있다.

피임에 대해 배우면 당장 성관계를 가질 것이라는 쓸데없는 우려는 제발 제쳐두고 무조건 한 부씩 소장하라고 다시 한 번 강조하고 싶다. 자녀가 성관계를 할까 두려워서 이를 금기시하기보다는 안전한 성은 어떻게 추구해야 하는지를 미리 알려주는 것이 훨씬 지혜롭고 옳은 태도이니 말이다. 이 책은 어른들, 특히 피임법도 모른 채 성생활을 해온 어른에게도 강추한다. 다 읽고 나면 주변 사람들에게 이 책을 추천하는 자신을 발견할 수도 있다.

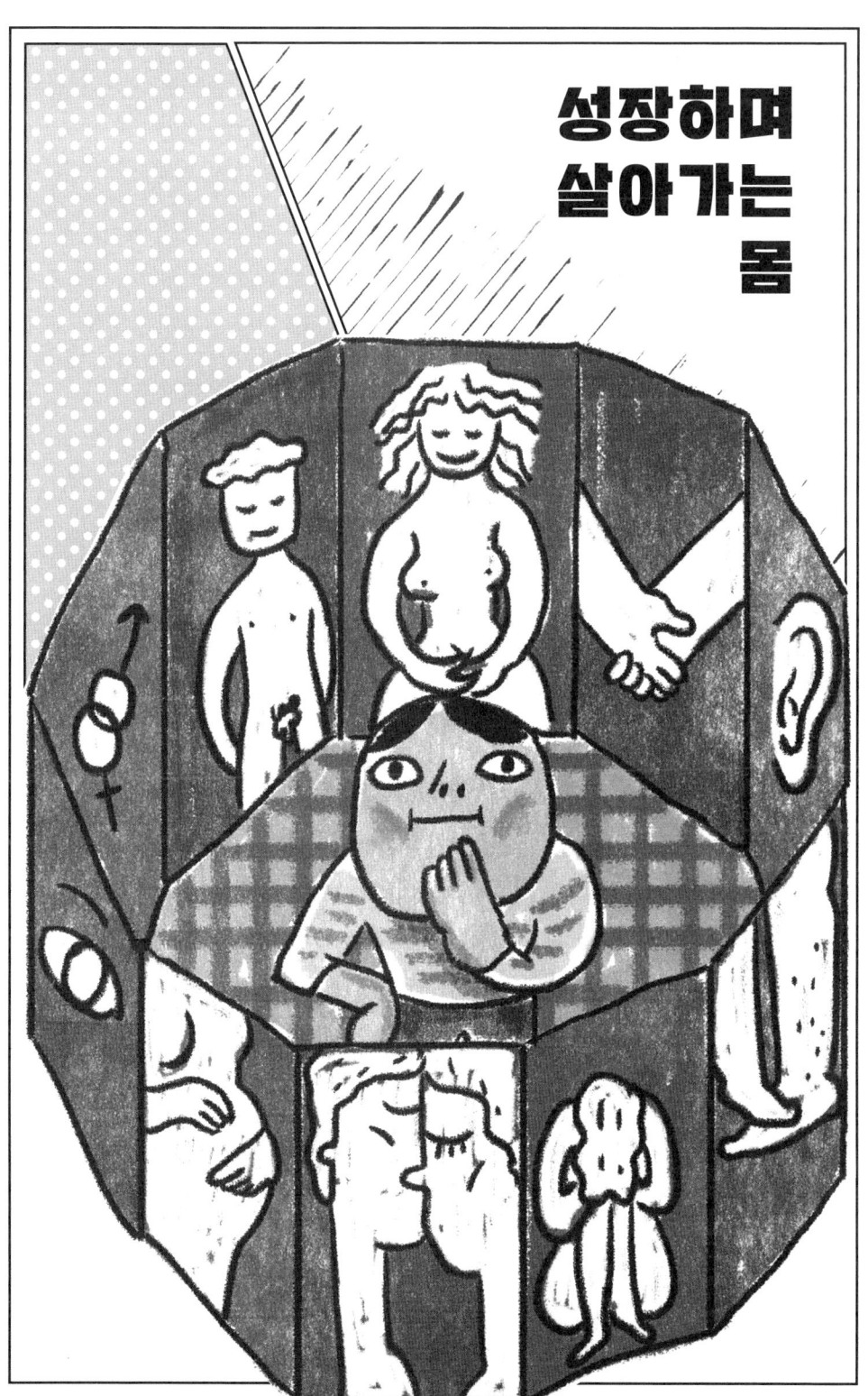

당황스럽다면
의심하라

부자연스러운 자연스러움……. "아이가 자위를 해요. 야동을 본 것 같아요. 어떻게 하죠?"

"당황하는 모습을 보이지 마시고, 아이를 너무 꾸짖지 마세요. 자연스럽게 성에 대한 대화를 시작하세요." "혼내거나 질책하지 마세요. 자연스러운 성장 과정의 하나입니다."

흔한 질문과 익숙히 들어온 대답이다. 그래, 성을 금기시하거나 아이의 호기심을 질책함으로써 괜한 오해를 만들지 말자. 자연스럽게 해야지. 그래야지! 이리 다짐해본 양육자들이 얼마나 많던가. 그러면서도 동시에 수심 깊은 얼굴이 되어 "아휴, 어려워" 한다. 그럴 때 보면 양육자들은 바로 그 '자연스럽다'는 말의 한없이 가벼운 무게감에 짓눌리는 것 같다. 성은 자연스러운 거라니 더 물어보면 '민폐'려나? 너무 당연한 것을 물어보면 바보 취급 당하려나? 이런 생각 때문인지 대부분은 대답을 듣고도 의문이 풀리지 않은 눈치지만 더 이상 질문하지 않는다. 이럴 때 '자연스럽다'는 말은 어쩜 그리도 부자연스러운지. 결국 그 자리는 각자가 알아서 이해하는 걸로 마감되기 일쑤다.

"맞아, 별거 없어. 우리도 그런 거 몰랐는데 다 애 낳고 잘 살잖아. 자연스럽게." 이런 사람들을 보면 자연스럽다는 말이 무지해도 된다는 말인가 싶고, "자연스러운 건데 뭐. 때 되면 지가 안 보고 안 하겠지. 그냥 내버려두면 돼." 이런 말을 들으면 자연스럽다는 것은 방관에 대한 변명인가 싶기도 하다. 사실 '어떻게 하죠?'라며 걱정이 묻어나는 질문을 했다는 자체가 이미 아이의 행동을 '자연스럽게' 바라볼 수 없었음을 증명한다. 그러니 자연스럽게 대하라는 말의 진짜 의미는 무엇이며 그것은 누구에게로 향해야 할까.

아이는 이미 자연스럽다. 너무도 자연스레 자기 몸을 궁금해했고, 만져봤고, 그 반응을 느끼는 중이었다. 아무도 알려주지 않으니 야동도 찾아봤다. 혹은 우연히 봤는지도 모르지, 자연스럽게. 그 자연스러운 순간들이 부자연스럽게 바뀐 것은 양육자인 내가 그 장면을 목도하면서부터일 것이다. 그러니 '그건 자연스러운 일이야, 괜찮아'라는 말을 아이에게 한다는 것은 참으로 어불성설이다. '앗, 나는 자연스레 성을 누리는 네가 안 자연스럽지만 성은 자연스럽다고 하니, 그래, 나는 아니, 너는 괜찮다.' 뭐 이런 비몽사몽의 느낌?

인간은 몸을 통해 살아가고 자신의 정체성을 형성해 간다는 점에서,

아이의 자위 행동은 자신의 삶을 살아가는 충실한 모습이다. 그런데 양육자인 난 왜 자연스러운 성 활동을 보고도 당황하는가. 애초에 이 질문은 아이가 아닌 내게 해당되는 것이었음을 깨닫자 훨씬 편해졌다. 그리고 이런 깨달음은 아이에게 질문을 던지고 다그치는 대신 나를 둘러싼 '자연스러움'이라는 단어를 한 겹 까보는 기회를 갖도록 방향을 바꾸는 것을 가능하게 했다.

자위가 허락되는 아이....... 내게 질문을 던지기 시작하면서 가장 먼저 부닥친 어려운 작업은 자연스럽다는 말과 당연하다는 말을 구분해야 하는 일이었다. 세상은 섹스/젠더/섹슈얼리티에 대해서만큼은 무지막지할 정도로 '당연'한 인식들의 포화를 쏟아낸다. 그 공세에 눌려 자연스러움과 당연함이 동일한 것처럼 여겨지는 순간이 너무 많다. 예를 들어 양육자들이 자위하는 아이를 보고 당황하는 이유는 '당연히' 아이들은 성적 주체가 아니라고 여기기 때문이다. 하지만 성이 자연스럽다는 의미는 남녀노소, 계급과 인종 등을 불문하고 '모든 인간은 성적 주체'이니 그 사실을 그저 인정하라는 것이다. 여기서 말하는 '성'에는 물론 성관계도 포함되지만 그것만으로 환원할 수 없음은 분명하다.

성교육 강사가 이런 말을 하면 양육자들은 수긍을 하면서 "맞아요. 우리가 제대로 배워본 적이 없어 나 스스로도 성을 자연스럽게 여기지 못해서 잠시 놀랐던 것 같아요. 우리 아이들은 자연스럽게 성을 대하면 좋겠네요."라는 반응을 보인다. 하지만 아직까지도 난 양육자들의 그 말을 곧이곧대로 들을 수가 없다. 왜냐하면 어른들이 모든 아이에게 공평하게 그 자연스러움을 '그저'

기대하는 경우는 거의 본 적이 없기 때문이다. 즉, 어른들이 백번 양보해서 아이들도 성적 존재임을 인정한다손 치더라도, 그 아이들 가운데 자연스러운 성을 인정받고 성적 주체로서 용납되는 부류는 한정적이다.

일례로 '아이가 자위를 해요, 야동을 봐요'라고 양육자가 질문하는 경우, 그 아이가 아들인지 딸인지에 따라 고민의 내용과 해결의 방식은 굉장히 다르다. 대부분의 사람들은 성적 호기심은 '당연히' 남자아이의 것이라고 여긴다. 반면 여자아이들에게는 마치 성적 욕망이 없는 것처럼 대한다. 세상 참 좋아져서(?) 아들 자위에 대해서는 어찌나 너그러워졌는지. 다들 좋은 크리넥스와 물티슈, 그리고 아들만의 독립적인 공간을 강조한다. 물론 이는 다 필요한 것들이다. 다만 나는 아들의 자위를 자연스럽게 받아들이는 이유에 '남성의 성욕은 본능이며, 이는 거스를 수도 없고 거슬러서도 안 된다'는 편견이 섞여 있는 것은 아닌지를 살펴보아야 한다고 생각한다. 나아가 딸의 자위행위에 대해서도 아들의 그것과 똑같은 태도로 대할 수 있는지 스스로에게 질문해보는 것이 필요하다고 본다.

자위는 말할 것도 없이 아이들의 단순한 성적 호기심에 대해서도, 어른들은 엄청나게 불공평한 잣대를 들이댄다. 여자아이와 남자아이, 공부 잘하는 아이와 못하는 아이, 적극적인 아이와 내성적인 아이, 비장애인 아이와 장애인 아이, 이른바 정상 가족에서 자라는 아이와 그렇지 않은 아이를 바라보는 시선과 그들에게 가하는 기준이 다르다는 말이다. 어른만큼이나 다양하고 복잡한 삶의 조건과 상황 속에서 살아가는 아이들 가운데, 그나마 어른들로부터 자신의 성적 호기심을 인정받는 부류는 '정상'인 남자아이 정도다.

그렇다 보니 양육자들 사이에서 '자연스러운 성'이란 고작해야 '그래,

사내들이 성적 욕망 생기는 거 당연하지. 크리넥스 좋은 거 사 주고 들어가기 전에 꼭 노크부터 해야겠어'라고 말하는 수준으로 끝나버리고 만다. 반면에 '그래, 그 나이 여자애들이 얼마나 궁금하겠어. 손 세정제도 좋은 것 좀 사 주고, 방에 함부로 들어가지 말아야겠어'라고 말하는 양육자는 거의 본 적이 없다. 여아들에게는 자위는커녕 생리대마저 삽입형은 위험하다고 여기는 사람들이 부지기수이다.

어른들의 사고에서 분리되는 것이 비단 남아와 여아만은 아니다. 공부를 잘하는 아이가 자위를 하면 눈감아줘도, 공부를 좀 못하는 애가 자위를 하면 '공부도 못하는 게 저 짓거리나 하고 있다'고 말하기 예사다. 하지만 자기 몸을 탐구하고 성적 욕구를 표현하는 것과 학업 성적이 대체 무슨 상관이 있단 말인가. 그들은 또한 아이에게 장애가 있으면 나중에 시집 장가나 갈 수 있을지 모르겠다며 늘어지게 걱정한다. 심지어 장애인이 남자인 경우 한술 더 떠 그가 어떻게 성적 본능을 채울 수 있을지 우려한다. 이는 단순히 오지랖 넓다는 말로 해석이 안 되는, 인간에 대한 무례라 할 만하다.

어른들의 이런 태도를 아이들이라고 모를 리 없다. 이제 처음 자위를 해봤을 뿐인 아이에게도, 누구의 성적 욕망은 본능으로 허용되는 반면 누구의 성적 욕망은 부인되거나 무시되는 현실이 고스란히 전해진다. 그 결과 아이들은 성적 욕망과 행위는 이러이러한 '정상적'인 부류의 인간만이 누릴 수 있다고 배우게 된다. 그러니 참으로 부자연스러운 태도로 '성이란 자연스럽다'고 말하는 어른들의 떨리는 말투와 흔들리는 눈빛은 얼마나 위험한가.

아이에게 자연스런 성을 알려주라는 말은 기존에 당연시되어온 것들을 전수하라는 의미가 아니다. 이 말을 진정으로 받아들이려면 아이를 성적 주체로 인정함과 동시에, 그러기 위해서라도 그동안 당연하게 여겨온 것들을 끊임없이 의심해야 한다. 나의 잘못된 규범들과 가치들을 의심하지 않으면 '당연하게' 그것들을 일상 속에서 체현할 테고, 아이는 그걸 그대로 배울 테니 말이다.

아이를 거울삼아.......

아이 책가방이 찢어져서 새로운 가방을 사야 했다. 인터넷으로 적당한 가방을 골라 보여주며 아이에게 맘에 드는지를 물었다. 나는 당연히 아들 녀석이 짙은 파랑을 고를 것이라 생각하고 "너 이 색 살 거지? 주문할게." 하며 버튼을 누르려 했다. 그런데 그 순간 아들이 "무슨 소리야. 그거 완전 칙칙해. 나 이거 살 거야." 하며 형광 노랑을 고르는 것 아닌가.

며칠 전에는 아들의 사생활을 캐볼 요량으로 "요새 좋아하는 애는 누구야?" 하고 물었다. 아들은 매일 우리 집에 놀러와 출근도장을 찍는 같은 반 남자아이 이름을 댔다. "아니, 좋아하는 애 없냐고. 작년에는 OO 좋아했잖아."

아들은 잠시 갸웃하더니 "작년엔 그랬는데 요새는 XX랑 제일 친한데? 왜? 안 돼? 꼭 여자애 이름 말해야 돼?" 한다. 아, 항상 내가 아이보다 후지다. 이렇게 후질 수가 없다.

아들이 야동을 보는 장면을 직접 목도한다면 난 분명 당황할 것 같다. 그래서 그런 날이 오기 전에 미리 알아볼 생각으로 물어본 적이 있다. 그러자 녀석이 "야동? 야구동영상? 아니면 거시기한 거?" 하고 키득키득대는 게 아닌가.

보긴 봤구나 싶어 "어때? 무슨 내용이야?" 물어보니, 아들 왈. "그게… 내용이… 있는 건가?" 아, 나의 멍청한 질문이라니. 도덕적 잔소리를 잔뜩 준비해놨었는데, 그날은 나의 멍청함 때문에 포인트를 살리지 못하고 피식 웃고 넘어갔다.

또 언젠가는 드라마를 보다 "나중에 며느리 보면 저런 시어머니 되지 말아야지." 하니 아들이 "나 결혼 안 할 건데." 한다.

부지불식간에 나는 또 너무도 '당연하게' 녀석이 결혼할 것이라 생각하고 하물며 시어머니(세상에!)가 될 상상까지 해버린 셈이다.

아이들이 순수해 보인다면, 그 이유는 사회적 규율에 덜 포섭되었기 때문일 것이다. 반면 어른인 나는 이미 이 사회의 억압과 금기를 몸소 체현하고 산다. 머리로 생각하고 책을 읽어도 이는 쉽게 변하지 않는다. 그래서 아이들이 보이는 호기심과 그들의 예측 불허한 말과 행동은 늘 당혹스럽다. 하지만 그때 비로소 나는 내가 체현하고 있는 규범들을 재확인하게 된다. 당연하게 그러려니 하면서 살아오다 앗! 하고 마주하는 순간이라 할까.

아이에게 규율을 알려주고 몸으로 익히게 하는 일은 필요하다. 다만 그것이 규범을 반복 학습시키는 계몽적 시도여야 할지, 같이 규범을 의심해보자는 가벼운 제스처로 그쳐도 되는지, 나는 매번 갈등한다. 고심 끝에 난 그냥 좌충우돌하는 내 모습 그대로를 보여주기로 했다. 내가 의심하는 것은 같이 의심해보자 제안하고, 덜 규범적이기에 반짝하고 드러나는 녀석의 혜안에는 기꺼이 감탄도 해주고, 또 나의 멍청한 말과 행동에 대해서는 뒤늦게라도 솔직하게 인정하고. 아직은 기껏 이런 정도다. 초등학생과의 대화라는 것이 단발적이고 우왕좌왕인 데다 참으로 포스트모던한 형상을 띠기에, 가끔은 내가 이 녀석과 뭔 짓을 하는 건가 싶을 때도 많다. 그러나 적어도 내가 전하고자 하는 최소한의 것, 즉 '엄마 아빠도 늘 고민한다' '정답은 없는가 보다' '성은 대화의 주제일 수 있다'는 메시지는 아이에게 가닿는 것 같다.

사실 녀석은 초등학교 입학과 함께 나날이 급속도로 사회화되어 가고 있기에 나만큼이나 후진 모습을 보일 때도 많다. 숏커트인 내 머리가 맘에 안 든다면서 긴 생머리를 하라는 둥, 사내가 태권도를 더 잘할 수밖에 없다는 둥, 여자들은 원래 의리가 없다는 둥, 친구들과 사회로부터 흡수한 구식의 사고방식을 거리낌없이 드러낸다. 그래서 우린 종종 서로의 후진 꼴을 열심히 놀려대며 크고 작은 상처를 입히면서도, 이를 통해 사회적 편견에 소심한 저항을 하고 있다고 위안을 삼는다.

최근엔 아들이 하도 힘센 녀석 하나를 두려워하고 그 녀석 앞이라면 납작 엎드리기에 내가 톡 쏘아붙이며 심기를 건드렸다. "너는 그 녀석 말이라면 맨날 네, 네, 하기 바쁘지? 그러지 말고 네 생각을 당당히 말해. 싫은 건 싫다고 하고, 하지 마." 그러자 당장 거대한 반격이 들어왔다. "엄마는 할아버지한테 네, 네, 네만 하고 맨날 할머니랑 부엌에만 있으면서…." 아, 이토록 잔인한 녀석이라니. 내가 이렇게 당황하는 걸 보면, 아직은 내가 더 규범에 충실한 사람인가 보다. 당황은, 진정 자연스럽지 않은 그것은, 늘 규범에 더 충실한 사람의 몫이므로.

포르노보다 더한
포르노적 관계

구글에서 젖소 찾기.......

"엄마, 나 인터넷 검색 좀 도와줘. 탐구보고서 써야 해."
아이가 숙제를 해야 한단다. 아직 키보드를 능숙하게 사용할 줄 몰라서 검색을 해야 하는 숙제는 '엄마찬스'를 사용하고는 한다. 이번에는 사진들도 많이 출력해서 붙여야 하니 프린터도 켜두라 명한다. 아들의 분부대로 프린터 전원을 켜놓고, 구글 검색창에 단어를 넣을 준비까지 마치고 물었다.

"뭘 검색할 건데?"

"젖소!"

일전에 낙농체험을 하면서 치즈를 만들고 이를 활용해 피자를 만들어본 경험이 인상 깊게 남았던지 한동안 젖소 타령이다. 나는 검색창에 단어를 쳤다. 그리고 녀석보다 빠른 눈으로 창을 살피다가 관련 검색어로 뜨는 것들이 죄다 '젖소 탱탱걸, 젖소부인, 디아 젖소방'인 것에 잠시 주춤했다. '흠, 이건 예상 못 했네. 진짜 젖소를 찾는 녀석은 없나'라고 생각하고 있는데, 아이가 상단에 뜬 '백과사전'이라는 단어를 눌러보라고 요구한다. '위키 백과'에서 젖소를 설명한 몇 줄 안 되는 글을 옮겨 적고는 다시 되돌아가란다. 그러더니 사진이 필요하다며 이미지들을 검색해 달라 한다.

"엄마, 이 사진. 저것도. 우유 담는 그 기계는 없나?"

마음이 바쁜지 아이는 아예 마우스를 뺏는다. 두세 번 스크롤을 내리니 사진의 맥락이 달라진다. 그러자 녀석도 잠시 주춤. "엑, 왜 젖소에 이런 누나들이 나오지?" 녀석이 얼결에 마우스를 놓는다. 나는 조용히 마우스를 가져와 스크롤을 슬그머니 올렸다.

"젖소를 다른 의미로 사용하는 사람들이 있어서 그래."

"무슨 의미?"

"젖소에 다른 의미가 있다기보다는, 정확히는 가슴 큰 여자들에게 다른 의미를 부여하는 사람들이 있는 거지."

아들은 내 말을 이해하는 듯 못하겠다는 듯 어중간한 표정을 지었다. 나는 필요한 이미지 몇 장을 프린트하고는 구글 이미지 창을 닫았다.

내가 일반 포털 검색보다 구글 검색을 활용하는 이유는 쓸데없는 광고에 현혹되지 않고 보다 적확한 자료들을 찾을 수 있어서다. 그런데 이번 일로 몇몇 한국어 단어들의 '적확함'은 내가 생각하는 것과 다를 수도 있다는 사실을 깨달았다.

아는 엄마한테 이 이야기를 했더니 젖소는 양반이란다. '여동생'이나 '옆집' 같은 단어는 절대 구글에서 검색하면 안 된다나? 궁금해진 나는 '여동생'을 검색하는 걸로 모자라 'sister'와 비교 검색까지 해보았다. 잔뜩 짜증이 났지만 구글 검색에 대한 나의 신뢰도는 더 높아졌다. 그 사회에서 어떤 단어를 통해 얻고자 하는 정보, 혹은 그 단어를 둘러싼 욕망들이 무엇인지 정밀하게 포착해내 가감 없이 보여주는 구글의 능력을 확인할 수 있었기 때문이다.

스마트폰과 야동 탓은 그만······· 아이의 삶 가운데 내게 불안감을 일으키는 것이 있다면, 나로서는 알 수 없고 다루기도 힘든 매체의 확산과 그 매체를 통해 전해지는 정보들의 예측 불가능함이다. 초고속으로 스마트해지는 요즘은 초등학교 고학년만 되어도 다들 스마트폰으로 카톡과 페이스북, 트위터 등을 이용해 소통한다.

최근 나는 내 페이스북의 친구 추천에 아들 친구들이 올라와 놀란 적이 있다. 그들은 유튜브에 채널을 만들어 자신들의 노는 모습, 게임하는 장면, 먹는 모습 등을 찍어 올리기도 하는데, 거기서 아이들은 '오늘은 무엇 무엇을 하며 놀아보겠습니다'라는 말투를 쓴다. '놀자'가 아니라 '놀아보겠습니다'라니. 이런 시점視點이 나에게는 적잖게 충격적이다. 나와 아이들 세대 사이에 넘을 수 없는 강이 있다면 바로 이런 것이겠구나, 하고 생각한다.

또래 간의 소통이 이런 식으로 진행되다 보니, '야한 영상'을 원해서 보는 아이들도 있지만 페이스북에서 누군가가 누른 '좋아요' 때문에 보게 되는 아이들도 많다. 또 단체 카톡방에서 어떤 녀석 한 명이 장난삼아 음란물을 하나 보내기라도 하면, 결국 한 반 아이들 거의 다 보게 된다. 사정이 이러하므로 양육자들은 아이들이 사용하게 될 새로운 매체와 그를 통해 전달될 '음란한 정보'에 대한 우려가 깊다. '여동생' 검색만 해도 이 모양이니 왜 안 그렇겠는가.

각 가정의 양육자들은 이를 차단하기 위한 나름의 방법들을 고안해 적용한다. 나만 해도 컴퓨터는 나와 함께 있는 경우에만 사용하게 하고, 휴대폰은 인터넷 보안이 작동되는 2G폰을 쥐여주었다. 그럼에도 아들 녀석이 여기저기서 보고 싶은 것과 안 보고 싶은 것들까지 죄다 보고 듣고 경험하리라는 것을 나는 안다. 내가 뭘 어쩌겠나. 사실 매체를 차단하는 방법이 당장은 간편해 보이지만 확실히 비효율적이다. 그저 내 마음 편하자고 벌이는 일 같다.

그럼에도 다수의 사람들이 비효율적인 방법에 집착하는 이유는 스마트폰 같은 매체 자체가 음란물과 직결된다고 여기는 경향이 있기 때문이다. 아이에게 스마트폰이 없고 인터넷 접속을 허락하지 않으면 음란물로부터 안전할 것만 같은 착각을 하고 있기에, 아이들 손에서 매체를 수거해 간다. 하지만 요즘 아이들에게 스마트폰과 인터넷은 타자를 만나기 위한 필수품으로, 어른들의 이와 같은 조치는 강한 반발을 일으킨다. 매체와의 접촉을 차단하려 할수록 아이의 불만은 커지고 이로 인해 양육자의 의심도 늘어가니, 이거야말로 악순환이라 할 만하다.

이런 지적에 '그래도 우리 때와는 달리 워낙 전파 속도도 빠르고 영상들도 노골적이니까 적당히 관리해야 하지 않나?' 하고 문제를 제기하는 이들이 많다. 그러나 이전 세대보다 이후 세대가 빠른 매체를 접하는 건 비단 어제오늘의 일이 아니다. 무엇보다 내가 보기엔 '적당히'라는 말 자체에 이미 어른들이 느끼는 불안감이 반영되어 있는 듯하다. 매체가 무슨 죄인가. 다 떠나서 음란물을 전하지 않는 매체라는 게 과연 가능하기는 할까?

문제의 핵심은 매체가 아닌 매체가 전하는 내용, 즉 음란물 혹은 포르노그래피다. 이와 관련해 아이에게 "(음란물은) 상당히 왜곡된 것들이야. 거짓이지. 그러니 보지 않는 게 좋아. 그건 정말이지 현실과 매우 다르다는 걸 꼭 알고 있어야 해." 하고 말하면 아이는 순순히 알았다고 한다. 그런데 어느 날 아들이 짜증을 부리며 문득 이런다. "아, 안 봐, 그런 거. 근데 대체 뭐가 어떻게 다른데?" 그 순간 나는 정신이 멍해졌다. 이런. 내가 손도 대지 않고 코 풀려 했구나. 내 딴은 성교육이랍시고 그럴싸하게 이야기했지만, 결과적으로 고민은 오롯이 아이 몫으로만 넘겨버린 꼴이 아니고 뭔가.

어른들은 모든 문제를 음란물 탓으로 돌리며 아이에게 '그것 나쁘니까 보지 마!' 해버리고 나면 마치 할 일 다 한 것만 같은 착각에 빠지게 된다. 반면에 아이는 왜 그게 나쁜지, 무엇이 현실을 얼마나 어떻게 왜곡하고 있는지, 현실은 그렇다면 또 어떤지 등 수많은 질문을 각자의 힘으로, 심지어 '보지 않으면서' 알아내야 한다.

포르노보다 음란하고 폭력적인 시선들....... 음란물이 다른 유형의 콘텐츠들과 차별점이 있다면 노출 수위일 것이다. 하지만 단지 벌거벗은 몸을 봤다고 해서 성에 대한 편견과 그릇된 행동들이 생길까? 정말로 중요한 것은 그런 몸들을 다루는 맥락과 스토리에 있지 않을까? 이와 더불어 외설스러움은 과연 그 자체만으로 폭력적인 것인지, 외설스러움이 폭력이 되고 안 되고를 결정짓는 것은 무엇인지에 대해서도 질문을 던져야 한다.

'아들에게 포르노를 보여주자' 따위의 주장을 하는 것이 아니다. 포르노를 같이 보면서 하나하나 따져서 알려주자는 말도 아니다. 다만 나는 포르노의 잘못된 부분을 언제, 어떻게 얘기할 것인가의 중요성을 강조하고 싶다. 우리 일상 속에 예제들은 널려 있기에, 굳이 포르노를 보지 않아도 이런 대화는 얼마든지 가능하다.

다만 이때 '노출'에만 초점을 맞추면 오해가 생기기 쉽다. 사람들은 흔히 어린 가수들이 옷을 너무 헐벗고 나온다, 드라마에 성관계 장면이 너무 많다는 식으로 비판을 한다. 하지만 노출은 외설적일 순 있어도 그 자체가 폭력이라고 말하기는 힘들다. 예를 들어 젊은 여성이 아무리 짧은 스커트를 입고 TV화면에 나온다 해도, 문제는 그녀를 바라보는 시선의 속사정에 있지 그녀의 치마 속에 있지 않다. 이런 점에서 우리가 일상 속에서 의심해야 하는 것들은 오히려 인간과 인간 사이의 포르노적 '관계'가 아닌가 싶다.

모든 아름다움이 맥락을 지니듯 폭력도 스토리를 가진다. 이 둘은 모두 관계 속에서 그 의미가 확실해진다. 그래서 아무 맥락 없이 그저 노출된 성기들이 클로즈업된 포르노는 진정 무의미할 때도 있다. 반면에 언제 어디서든 흔하게 접하는 광고, 뮤직비디오, 드라마, 신문, 교과서(아, 교과서!), 그리고 무엇보다 주변인의 말과 행동처럼 우리 삶을 에워싸고 있는 모든 매체는 아름다움과 폭력에 대한 '스토리'를 직접적으로 전달하고 있으며, 그중 성차별적이고 폭력적인 것들이 얼마나 많은지 모른다.

'책 육아'가 그토록 유행이라는데, 정작 나는 좋다는 그림책과 대단한 문학 작품 안에서 성차별적이고 인종차별적인, 그러나 고혹한 문장을 종종 발견하곤 한다. 드라마는 또 어떤가. 타인의 의견을 깡그리 무시하는 행동들이 관계를 리드하는 것으로 묘사되고 심지어 로맨스로 치장되지 않는가. 그런 이야기 속에서는 누가 갑작스레 덤벼들며 억지로 키스하는 것이 폭력이 아닌 열정으로 미화된다. 수많은 뮤직비디오들은 더 심각하다. 강간을 마치 성적 관계인 것처럼 교묘히 표현하면서, 주먹다짐하고 피가 튀는 장면들을 양념처럼 곁들인다. 온 세상 사람들을 패고 죽이면서까지 사랑하는 한 여자만을 향해 달려가는 뮤직비디오나 드라마 속 지고지순한 남성은, 과연 그 여자는 안 때릴까? 나는 그 점이 늘 의심스럽다.

뉴스들도 더하면 더했지 결코 덜하지 않다. 성폭력 사건이 터지면 수많은 방송사와 신문사들은 일제히 피해자의 신상을 까발리는 데 혈안이 되고, 이를 보는 집안 어른들은 '아유, 저렇게 살았으니 저런 일을 당하지. 너도 행동 조심해'라며 화살을 '여동생'에게로 향한다. 그리고 다른 한편에서는 바로 그 여동생들의 사진을 찍어 올리고 검색하는 사람들로 가득하다. 이런 수준의 성 인식이 만연한 사회에서 유튜브나 아프리카TV만 안 보면 과연 그만일까?

성적 관계의 '폭력성'이 단지 '삽입'에만 있는 것이 아니듯, 벗은 몸이나 성행위를 묘사했다고 해서 음란물과 포르노만 문제로 치부할 수는 없다. 이는 성적 폭력에 이르게 되는 과정과 단계에 필요한 '스토리'를 제공하는 것이 단지 음란물과 포르노만은 아니라는 뜻이다. 따라서 우리는 어떤 새로운 (대개는 양육자가 잘 모르기 때문에 차단하고자 하는 마음이 더 큰) 매체를 과하게 탓할 필요가 없다. 그보다는 내가 잘 다루고, 이미 일상에서 쓰이고 있고, 또 너무 많이 접하게 되는 매체를 잘 살피는 것이 먼저다. 즉, 그런 매체에서 성차별적 인식과 폭력적 관계를 어떻게 미화하고 있는지를 늘 의심하고 점검하면 된다는 얘기다.

타자와 관계를 맺는 법...... 아이에게 음란물을 보지 말라거나 그것은 잘못되었다고 말하려면, 적어도 일상 속에서 그 '잘못'의 힌트는 줘야 한다. 그렇지 않다면 '궁금하겠지만 그냥 참아!'라고 하는 것과 같다. 음란물에 대한 아이의 궁금증에는 성적 호기심과 더불어, 그보다 더 중요한 타자에 대한 호기심도 포함돼 있다. 아이들은 어쩌면 그 무엇보다 나 아닌 다른 사람을 가장 가깝고 진하게 만날 때는 어떻게 하는지가 궁금한지도 모른다. 우리가 이 점을 무시하면, 아이가 음란물을 봤거나 보고 싶어 한다는 것을 너무 저렴하게 취급할 가능성이 높아진다.

우리는 또한 왜 아이에게 아름다운 헐벗은 몸들은 보여주지 않는지도 의심해볼 필요가 있다. 벗고 있다는 이유만으로 절대 아이들에게 보여주지 말아야 한다면, 아이들과는 박물관에도 가면 안 된다. 아이들은 〈비너스상〉도 검색해서는 안 되고, 어쩌면 〈천지창조〉도 감상할 수 없을지도 모른다. 다산을 상징하는 고대의 토기인형도 함부로 보면 위험해질 수 있다.

이런 주장이 말도 안 된다는 것을 인정함에도 벗은 몸이나 성관계를 초등학생에게 어떻게 설명해야 할지 도저히 모르겠다는 어른들에게는 한 가지 팁을 주고 싶다. 남녀의 사랑을 꽤 아름답게 표현한 장면이 담긴 동화나 성교육 책들, 혹은 그림이나 영화 등을 아이에게 슬쩍 보여줘라.

그 편이 적어도 성기가 클로즈업되는 포르노를 통해 헐벗은 몸을 먼저 접하는 것보다는 낫지 않은가? 어른들이라고 이를 모르지 않을 것이다. 다만 그런 시도를 하지 않는 이유는 그 이후 쏟아질 아이의 질문을 감당하기 싫어서일 거라고, 나는 생각한다.

만약 양육자가 성교육과 일상 속에서의 대화를 통해 아이로 하여금 타자를 만날 때의 기쁨과 슬픔, 배려와 의무에 대한 사례를 접하도록 도와준다면, 설사 포르노그래피를 본다 해도 그 아이는 자기 나름의 판단을 할 수 있을 것이다. 헐벗은 몸들이 주는 충격을 떨어낼 힘은, 결국 그 몸들에 투영된 시선을 읽어내는 능력에서 나올 테니까. "창녀처럼 옷 입고 늦게 다니는 애들이 성폭행 '당한다'"는 말을 듣고 자란 아이와, "남의 말 무시하고 제 욕망만 중시하는 애들이 성폭행 '한다'"는 말을 듣고 자란 아이는 그래서 다르다. 둘이 똑같은 포르노를 본다고 같은 생각과 행동을 할 것이라고는 상상하기 어렵다.

낯선 경험에
귀 기울이기

아들, 생리대를 발견하다.......

"엄마, 대체 화장실에 있는 그거 뭐야?"

어느 날 아들이 화장실 선반에 올려놓은 물건에 대해 물어왔다. 가끔씩 보이지만 이내 며칠 만에 없어지곤 하는, 도통 사용처를 모르겠는 그것 말이다.

"생리대야, 엄마 꺼."

"생리대가 뭔데?"

그렇지, 월경이 무엇인지 모른다면 생리대라 말한들 그 쓰임을 알 수 없지.

"여자들은 사춘기를 지나면서 월경이라는 걸 시작하게 돼. 대개 한 달에 한 번, 짧게는 3일 정도에서 길게는 일주일도 넘게 몸에서 피가 나오거든. 그럴 때 속옷에 그 생리대를 착용하면 흐르는 피가 옷에 묻는 것을 방지하고, 생활하는 데 편리한 점이 있지. 네가 본 생리대는 일회용품이고, 천으로 만들어 사용하는 것도 있어. 여자들 몸에 직접 넣어서 피를 흡수시키는 종류도 있고."

"헉. 피 나는데도 안 죽어?"

"나 지금 죽을 거 같니?"

"아니."

"안 죽어. 월경은 위험한 것은 아니야. 우리 몸에서는 여러 생리 현상들이 일어나잖아. 그런 것 중 하나라고 생각하면 돼. 물론 사람에 따라서 불편함을 느끼기도 하지. 엄마 같은 경우는 허리가 많이 아파. 두통도 심하고. 그런데 월경을 한다고 모든 여성이 아픈 건 아냐. 아프다고 해서 월경이 병인 것도 아니고. 각자의 몸은 각자의 인생만큼 다양하고 변화무쌍하니까."

"아하, 그래서 오늘 계속 신경질이 났군."

녀석에게 은근히 잔소리를 쏟아부은 하루였나 보다. 허리는 아파오지, 할 일은 널브러졌지, 머리는 깨질 것 같지. 꼬맹이 둘째에게는 어쩌지 못하고 첫째에게 이래라저래라 지적을 많이 한 것 같다.

"그러네. 엄마가 월경 중이라 몸이 피곤해서 그랬나 봐. 그러니 좀 봐줘."

오래 전에 개인적으로 월경 경험에 대한 인터뷰를 진행한 적이 있다. 그때 여러 충격을 받았는데 특히 인상적이었던 건 월경에 대해 무지한 남성들이 생각보다 많다는 사실이었다. 그들 중에는 '한 달에 한 번 피를 흘린다'는 말을 글자 그대로 받아들인 나머지, 마치 소변을 보듯 피를 '딱 한 번' 흘리면 된다고 생각하는 사람도 있었다. 물론 이는 극단적인 예일 뿐, 대부분은 월경이 이루어지는 과학적 기제 정도는 중고등학교 생물 시간에 배워 알고 있었다. 다만 생물학적 설명을 넘어서는, 이를테면 여성들이 월경을 하면서 어떤 일들을 어떻게 겪는지에 대한 구체적인 경험과 관련해서 남자들은 거의 무지하거나 완전히 오해하고 있거나 혹은 무관심했고, 나는 그걸 보면서 월경 중의 여성들을 향한 많은 말과 행동들이 무례한 놀림이거나 심하게는 성희롱이 될 수도 있다는 것을 왜 그들은 알지 못하는지 이해할 수 있었다.

그런데 생리에 대한 대화를 나눈 다음날부터 아들이 며칠 동안 내 눈치를 슬슬 보면서 '아직도 생리해?' '오늘도 생리해? 내일도 할 거야?' '계속 아파?' '언제 안 아파?' 등등 끊임없이 물어보는 거다. 녀석이 이러는 목적이 게임 한 판을 얻어내는 데 있다는 걸 알면서도 나는 그 모습에 심히 짜증이 났다. 마치 직장에서 남자가(혹은 여자가) 여자 동료에게 "오늘 그날인가 봐? 예민한 게…" 하는 말이 들리는 것 같아서였다.

"너, 엄마 놀리지 마."라고 하니 아들이 이런다. "난 놀린 게 아닌데. 엄마 생리하면 불편하다며. 그러니까 내가 신경써주는 거지. 근데 나 오락 언제 하면 돼?" "것 봐. 진짜 엄마를 생각하는 게 아니잖아, 너! 오락하고 싶어서 눈치나 보는 거지. 정말 엄마의 심신이 편하길 원하면 너 먹은 접시라도 좀 치워놓고, 저기 널브러진 만화책이나 책장에 꽂아놓으시지." 나의 반격에 아들은 발로 대충 만화책을 옆으로 밀면서 "그런가? 그럼

엄만 편히 있어. 나 오늘은 오락 안 할게." 한다. 그 말을 듣자 내 입에선 저절로 이런 한탄이 나왔다. 어이구, 거참 인심 한번 크게 쓰셨네. 근데 너, 어쩜 그렇게 자기중심적이니?

여자아이건 남자아이건 이제 겨우 열 살인 아이가 월경 중에 있는 사람의 육체와 심리가 어떤 상태인지 추측하지 못하는 것은 당연하다. 그리고 그 나이라면 누구라도 저 하고 싶은 욕구를 채우는 게 우선일 수 있다. 하지만 바로 그런 이유에서 나는 아이가 배우고 깨우칠 필요가 있다고 생각했다. 적어도 생리적 불편함을 겪는 이를 배려하는 것과 자기의 욕구를 채우는 게 지연될까 눈치를 보는 것의 차이 정도는 알아야 한다고 말이다. 그러니까 녀석아, 배려란 상대를 향해 언제 좋아지냐고, 왜 불편하냐고 닦달하는 게 아니라 그 사람을 세심히 관찰하고 그에게 필요한 일을 너 스스로 찾아하는 거라고!

강조되는 기능, 부재하는 배려…… 여성성을 둘러싼 어두운 장막의 상당 부분은 '월경'과 '월경하는 여성'에 대한 금기와 억압에서 기인한다. 그러니 월경하는 여성들을 진심으로 배려하는 담론은 흔치 않다. 오히려 월경 자체가 여성다움이라는 틀을 견고히 하는 데 활용되곤 한다. 월경이 '단순히' 생리 현상으로 받아들여지지 않는 데는 이런 이유들이 있다.

월경만큼 기능이 강조되는 생리 현상이 없다는 점도 주목할 만하다. 월경을 얘기할 때는 늘 임신과 출산이라는 기능이 함께 언급된다. 물론 이는 과학적 사실이기도 하고 알아야 할 필요가 있다. 하지만 우리의 삶은 단지 과학적 사실로만 끝나지 않는다. 더군다나 문제는 기능을 그토록 강조하면서 정작 월경하는 여성을 배려하기 위한 세심한 관찰 따위는 없다는 것이다. 매달 필요한 물품 지원이라든지 사회적인 배려 등은 사소하고 부차적인 것으로 취급된다. 그러니 이 사회에 여성의 월경 경험이 알려졌을 리 없다. 어쩌면 알려질 필요가 없었던 것인지도 모른다.

누군가의 몸 경험을 배려하기 위해서는 다양한 몸들과 그 몸들의 변화무쌍함을 상상할 수 있어야 한다. 그런 상상력은 스스로의 몸 경험을 통해서 얻어지기도 하고, 또는 주변 가까운 이들의 경험을 보고 들음으로써 터득할 수도 있다. 그런데 월경과 관련해서는 유독 상상력을 터득하는 길이 차단되어 있다. 이 사회에서 월경에 대한 가능한 상상이라고는 임신과 출산, 신성한 여성성의 지표, 미스터리한 여성성의 세계, 히스테리의 전형, 이런 것들이 전부다. 이런 상황에서는 여성들 스스로도 월경 경험에 대한 상상력이 부족하다고 느낄 때가 많다. 하물며 남자들은 어떻겠나. 그들은 굉장히 손쉽게, 그것도 각자의 방식대로 여성들의 월경 경험을 '일반화'해버린다.

이를 넘어서려면 먼저 월경에 대한 최대한의 상상력을 발휘해 그 사회적인 측면, 역사적인 측면을 고찰해볼 필요가 있다. 여성들의 월경 경험이 역사 속에서 어떤 변화를 겪었는지부터 질문을 던져보는 것이다. 할머니와 나의 월경 경험 중 유사한 것과 그렇지 않은 것은 무엇일까? 할머니는 월경통이 없었다는데 나는 왜 월경통 때문에 매달 고생할까? 이런 차이는 개인적 속성이기만 할까? 세대가 바뀔수록 월경통이 심해지는 이유로 흔히 환경 문제를 들곤 하는데, 이는 구조적이고 거시적인 원인이 어느 한 개인의 몸에 영향을 줄 수도 있음을 의미한다.

월경 경험과 관련하여 세대 간에 가장 극명하게 드러나는 차이는 어쩌면 월경 횟수일지도 모른다. 할머니들 세대는 대개 6~7명의 자녀를 낳았다. 분유도 없던 그 시절, 논밭이나 부엌 옆 쪽방에서 그 많은 아이를 낳은 할머니들은 대체 몇 년 동안이나 아이들에게 젖을 물렸을 것인가. 얼추 계산해도 족히 10년에서 15년은 나온다. 임신과 수유 중에는 월경이 없으므로(남성은 말할 것도 없고 여성도 이를 모르는 이가 많다), 할머니 세대의 월경 횟수는 지금 여성들보다 훨씬 적었을 게 당연하다.

내 지인 중에는 출산 경험이 없을 뿐 아니라 계획조차 없는 이들이 많다. 할머니들이 우리보다 네다섯 배 많게 임신 및 출산을 경험했다면, 우리는 할머니보다 적어도 서너 배 이상은 월경을 하는 셈이다. 이는 세대에 따라 몸과 관련한 생의 관심사가 다를 수 있음을 보여준다. 할머니 세대의 여성들에게는 출산이 생의 주요 관심사였을 테지만, 이후 세대의 여성들에게는 오히려 월경통이 생의 관심사로 대두된다.

몸의 경험, 아는 것과 모르는 것의 차이······· 나만 해도 학창 시절 생리통이 무지막지하게 심했다. 둘째 날이면 거의 바닥을 기어다니며 아프다고 엉엉 울기도 많이 했다. 한동안 타이레놀은 친구와 같은 상비약이었다. 얼마 전부터는 생리컵을 사용하면서 생리통과 생리 중의 여러 불편함과 금전적 지출로부터 자유를 얻었지만.

중학생 때 한번은 수학여행인지 수련회인지 3박4일 일정으로 집을 떠나 생활해야 했는데, 하필이면 그 기간이 내 생리일, 그것도 둘째 날과 겹쳤다. 그걸 알고부터 나는 고민에 빠졌다. 여행을 가지 말아야 하는 거 아닌가 할 정도로 심하게 걱정을 했다. 그런 내게 하루는 엄마가 무슨 약을 주면서 지금부터 매일 한 알씩 먹으라고 했다. 생리 날짜를 조절해주는 약이니 하루라도 절대 빼먹으면 안 된다고, 그럼 아무 소용없다고 거듭 강조하는 것으로 모자라, 심지어 엄마는 매일 아침마다 약을 손수 챙겨주기까지 했다. 덕분에 나는 무사히 여행을 다녀왔고, 여행을 다녀오고서야 생리가 터지는 기막힌 타이밍에 신기해했다.

훗날 나는 그 약이 피임약이었다는 것을 알게 되었다. 고등학생이 되고 나서의 일인데, 그때 엄마는 내가 약을 먹은 게 마치 사실이 아닌 것처럼 굴었다. 그래서 나 스스로 그 약이 대체 무슨 약인지 알아내야 했다. 성에 관해서만큼은 보수적인 엄마로서는, 딸이 피임약을 먹은 것을 인정하기 쉽지 않았을 것이다. 실제로 엄마는 내게 그 약을 쥐여줄 때 피임의 '피'도 꺼내지 않았다.

정확한 정보를 주지 않은 채 누군가에게 약을 먹게 한 점은 엄청난 폭력이라 해도 과언이 아니다. 그러나 당시 엄마의 행동에 대단한 면이 있었음을 인정하지 않을 수 없다. 그 '대단함'은 엄마 자신의 몸 경험을 통해 스스로 얻은 깨달음과 연결돼 있다고 생각한다. 엄마는 본인도 심한 생리통으로 고생했고, 무엇보다 딸인 내가 생리통으로 고통 받는 것을 가장 가까이에서 지켜본 사람이다. 생리통이 얼마나 사람을 힘들게 하는지 누구보다 잘 알고 있기에, 보수적인 성관념에도 불구하고 딸인 내게 과감히 그 약을 건넬 수 있었다는 말이다.

이는 사춘기 소녀의 월경을 임신 및 출산의 기능과 연결 지어 사고하는 이들의 태도와는 분명 다르다. 그런 이들은 생리를 자연스러운 순리로 여기며, 그에 수반되는 고통 또한 기꺼이 감내해야 한다고 생각한다. 그리고 이런 사고에서 '여자는 다 그런 거야' '좀 참아. 여자가 그것도 못

참으면 나중에 애는 어떻게 낳니?' 같은 난폭하고도 무식한 말들이 나온다. 반면에 생리통이라는 몸 경험을 직접 겪고 가까이서 지켜본 사람들은, 언제가 될지도 모르는 임신과 출산보다는 오늘 하루 몸이 겪어야 하는 고통의 총량에 더 주목할 수밖에 없다. 과도하게 왜곡, 강조되는 몸의 기능보다 실제 삶 속에서 몸이 치르는 경험의 구체성을 더 인정할 수밖에 없기 때문이다.

이제 나는 안다. 엄마가 어떤 순간만큼은 자신의 몸 경험을 성적 가치관보다 우선시했기에 내게 약을 주었음을. 그럼에도 본인의 가치관을 무시할 수는 없었기에 일종의 타협책으로 그 약이 피임약이라는 사실은 숨겼음을. 엄마의 타협책은 분명 위험성을 안고 있었다. 그럼에도 몸 경험을 알고 인정한다는 것이 삶에 얼마나 큰 변화를 줄 수 있는지를 생각하게 한다는 점에서, 엄마가 그때 보여준 행동이 기억에 남는다.

올챙이 만들기 싫다던 아들의 몽정······ 많은 양육자가 몸이 현재 치르는 일과 앞으로 치를 일을 아이에게 설명하는 데 겁을 먹는 경향이 있다. 이는 무언가 '정밀'한 정보를 주어야 한다는 강박과 연결된다. 특히 몸에서 일어나는 성적인 현상들과 관련해서는 더욱 그러하다. 과학이라는 이름을 덧씌워 정자, 난자부터 들이미는 경우가 얼마나 많은가. 그에 대한 지식이 필요 없다는 것은 아니다. 하지만 그와 같은 지식은 다른 몸 경험들이 같이 전달되지 않을 때 곧잘 의미를 상실하고 만다.

언젠가 아들에게 사춘기 남자아이의 몸이 어떻게 변화하는지 미리 알려주기 위해 슬쩍 책 한 권을 건넨 적이 있다. 내 딴은 꽤 우수한 책이라고 생각했음에도 아들의 감상평은 딱 한마디였다.

"난 정자 만들기 싫은데."

"왜?"

"아니, 내 몸속에 올챙이들을 키우라고? 미쳤어, 엄마?"

명랑하고 천진한 아들 말에 푸핫 웃음이 터졌다. 이 책의 요지는 너의 몸이 이제 곧 격변의 시기를 맞이하리라는 것인데, 너에겐 격변의 원인이자 결과처럼 지목된 그놈의 올챙이가 문제로구나.

이랬던 아들이 11세가 되더니 폭탄선언을 했다. 앞으로 동생(31개월)이랑은 목욕을 같이 안 하겠다는 것이다. 우리 아이들은 최근까지도 함께 목욕을 했다. 나이 차가 많아서 큰 녀석이 어린 녀석을 감시하고 보호하며 놀아주는 역할을 해주었기에, 둘이 목욕하는 한 시간 동안 나는 모처럼 자유의 향기를 힐끗 맛볼 수 있었다. 그런데 이제 큰 녀석이 동생과 목욕을 안 하겠다고 하니, 나는 당장 달콤한 자유 시간이 사라질 게 아쉬웠다. 오빠랑 물놀이하는 걸 좋아하는 둘째 또한 "시여, 시여. 오빠양 가치해."를 연발하며 고개를 흔들었다. 그러자 '오빠'가 단호하게 말한다. "나는 이제 너랑 같이 하기 싫다고. 나는 너랑 수준이 달라졌거든."

이후로 첫째는 따뜻한 욕조 안에서 만화책 탐독하는 맛에 푹 빠졌다. 둘째도 처음엔 좀 심심해하더니 이내 혼자서 욕조를 독차지하고 노는 맛에 빠져들었다.

그러고 나서 며칠 후. 둘째가 낮잠을 자는 사이 학교 다녀온 첫째와 오붓이 한가로운 오후를 보내고 있는데, 불현듯 아들이 대화를 청해왔다.

"내가 왜 동생이랑 이제 목욕하기 싫은 줄 알아, 엄마?"

아들의 말에 나는 '기다리던 날이 오늘인가?' 싶으면서도 일부러 무심한 척 심드렁하게 대답했다.

"그냥 혼자 조용히 하고 싶은 거 아냐? 아니면 동생이 많이 귀찮아서?"

그러자 아들이 그런 게 아니라면서 이야기를 시작한다.

"실은 나 지난번에 팬티에 오줌은 아닌데, 하얀 게 묻어나왔어. 그래서 이제는 동생이랑 같이 목욕하면 안 돼서 그런 거야."

"그래~에? 그럼 같이 하면 안 되겠네."

"그렇지. 이제 수준이 다르다고. 동생이 내 몸을 보면 안 되는 거야, 이제."

"너는 동생 봐도 되고?"

웃음을 억지로 참아가며 물었더니 아들이 이런다.

"걔는 완전 쪼꼬맹이잖아."

남매가 함께 목욕을 하거나 가족이 서로의 벗은 몸을 보는 것에 대해 은근히 많은 양육자들이 고민을 한다. 그런데 나는 가족이 함께 목욕을 하고 벗은 몸을 보는 그 자체가 문제라기보다는, '같이 사는 법'을 함께 조율하고 공유하는 데 문제의 본질이 있다고 생각한다. 가족 구성원의 의견을 경청하고 그것을 가족의 삶에 반영하면 된다는 얘기다. 만약 한 명이라도 그게 싫다고 밝히거나 괜스레 시선을 피하는 식으로 거부감을 표현한다면, 이를 세심히, 그러나 적극적으로 수용하면 되지 않을까.

자위, 몸과 나누는 대화....... 내 아들의 경우, 동생과 목욕을 함께하는 것 말고도 엄마인 내가 종종 목욕 마무리를 돕곤 했다. 동생과 더 이상 목욕을 같이 할 수 없다니 이제는 내가 들어가는 것도 싫어할 것 같아서 물어보니, 아니나 다를까 혼자서도 잘할 수 있다며 자신감을 보인다.

"그래. 엄마가 검사 안 할 테니 대신 더 깨끗하게 샤워해. 그리고 그때 네 팬티에 뭐 묻었다는 거, 그건 네가 몽정을 했기 때문일 수도 있어."

내 말에 아들이 관심을 보이며 정확하게 다시 말해보라고 주문한다. 자기 몸으로 직접 체험을 하더니 이제는 제대로 듣고 싶어졌나 보다.

"네 몸이 이제 정자를 생산하기 시작했나봐. 정액은 요도를 통해 밖으로 배출되지. 고추에서 오줌 나오는 길, 알지? 꿈을 꾼다든지 혹은 무의식적인 상태에서 성기가 발기하고 정액이 분출될 때가 있는데 이걸 한자로 '꿈 몽' 자를 붙여서 '몽정'이라고 해. 누구나 겪는 일이야. 혹시 그때 기분 좋은 꿈이라도 꿨어?"

"꿈 안 꿨는데? 이상하네. 어쩔 때 아침에 일어나면 고추가 딱딱해져 있을 때도 있어."

"앞으로 그런 일이 더 많아질걸. 그리고 꼭 꿈을 꿔야 일어나는 건 아니야. 너도 모르는 사이에 발기한 성기가 더는 참지 못하고 정액을 뿜어내는 게 몽정이니까. 그리고 성기는 꽤나 민감해서 꼭 야한 생각을 하지 않더라도 여러 자극들에 발기될 수 있어. 네 몸이니까 너 스스로 익숙해지게 될 거고, 잘 다룰 수 있게 계속 길들여봐."

"길들이라고???"

아이는 얼굴에 물음표를 가득 올려놓고 잘 모르겠다는 표정을 짓는다. 얘기를 계속 더 해달라는 눈치다.

"발기한 성기를 잘 만져주면서 달랠 수도 있고, 일부러 성적 흥분을 즐기기 위해서 네 성기를 스스로 만지면서 발기를 유도할 수도 있고. 그런 걸 자위라고 하지. 자위 방법은 무궁무진하니까 네가 가장 좋아하는 방식으로 잘 발전시키면 돼."

"아하, XX가 맨날 하는 게 역시 자위구만."

"XX가 자위하는 걸 네가 어떻게 알아? 자위는 혼자 하는 건데."

"XX는 쉬는 시간마다 교실 문에 자기 거스(아들 학교 애들은 성기를 거스라고 부른다)를 막막 비비대고 문질러. 아, 진짜 우웩이라고. 여자애들이 맨날 소리치고 싫어하는데도 자기는 좋다면서 하고, 또 애들 놀리려고 더 하고. XX, 그럴 때는 진짜 싫은데."

"나중에 XX에게 그런 건 혼자 자기 방에서 조용히 하는 거라고 말해줘."

"내 말 안 들을걸."

"네가 하는 것 무조건 나빠, 이런 투로 말하지 말고 더 재미있는 게 있다는 식으로 말하면 관심 있어 할지도 모르잖아. 그나마 친구 중 누구라도 빨리 제대로 말해줘야지. 남들이 싫다는데도 계속하면 안 된다는 걸. XX도 궁금해서 더 그런지도 몰라. 누구 어른이 빨리 알려주어야 할 텐데 말이다. 교실에서 그런 행위를 하면 잘못된 거라고 꼭 알려주어야 하는데."

"그래, XX가 이상한 짓 하면 가까이 가기도 싫은데. 그래서 난 자위 싫어."

자위를 하필이면 이상한 예제와 묶어버리는 건가 싶어 나는 말을 이었다.

"자기 몸에 관심을 주면서 부드럽고 정성스레 만져주는 것은 매우 좋은 일이야. 근데 네가 보기에도 남들 보는 앞에서, 남들이 싫다고 하는데도 자기만족에 도취되어 자위하는 걸 보면 참 흥하지? 자위는 단어 그대로 '스스로' 처리하는 게 예의겠지. 남들이 보지 않는 자기만의 공간에서, 뒤처리도 깔끔하게 말이야."

"뒤처리? 뒤처리도 해야 돼?"

"그럼. 너는 그게 어렵겠구먼. 방 청소도 안 하니 말이야."

자기를 비난하는 내 말투에 뾰로통해서 녀석이 나를 힐끗 째려본다.

"발기 후에 정액이 분출되면 일단 그걸 깔끔히 닦아야겠지. 너도 그게 네 속옷이나 또 아무데나 묻어 있길 원하진 않을 거 아냐. 그나저나 몽정하고 팬티에 묻었다는 건 어떻게 했어? 엄만 빨래하면서 눈치 못 챘는데."

"치, 이미 알아서 '뒤처리'를 한 거지. 내가 닦아서 빨래통에 넣은 거야."

"그런 것만 뒤처리가 아니야. 네 몸을 만져주려면 손톱도 자주 깎아줘야 한다고."

"어? 이게 자위하는 데 문제가 돼?"

아이가 자기 손톱을 내려다본다.

"야, 지금 네 손톱 좀 봐. 너는 너무 네 몸의 청결에 무관심해. 손톱이 이만큼 길어서 먼지가 끼어도 안 깎고, 샴푸 거품이 그대로 있는데도 샤워 다 했다고 하고. 뭣보다 자기 몸에 관심을 주고 보살피라는 말은 단지 이 닦고 세수하고 샤워하고 그런 것만이 아냐. 좋은 음식을 제때 잘 주고 변화하는 몸을 잘 관찰하고 아픈 곳은 잘 위로하고 달래야 그게 진짜지. 그러니까 성적인 것도 그냥 '야한' 거라고 생각하지 말고 네 몸을 아끼고 즐겁게 해주기 위해 잘 활용하라고."

엄마가 대화에서 잔소리로 넘어가기 시작했음을 눈치 챘는지, 아들은 앉아 있던 의자에서 일어섰다. 그래도 이거 하나는 꼭 해야 했기에 나는 아들이 멀어지기 전에 얼른 이야기를 꺼냈다.

"포피를 당겨서 귀두를 노출시키고 깨끗이 닦아주어야 해. 꼭꼭. 알지?"

"뭐? 포피?"

"음경을 덮고 있는 부분이 포피야. 겉껍질이라는 말이니까 어렵게 생각할 것 없어. 네 고추 제일 끝부분을 살짝 잡고 들추면 그 안쪽에서 귀두가 나올 거야."

"끝에 올리면 동그랑땡처럼 생긴 그거 말하는 건가?"

동그랑땡이라는 말에 웃음이 터졌으나 꾹 참고 말을 이어갔다.

"그래. 거기를 잘 씻으라고. 깨끗하게 관리하지 않으면 병균이 침입해서 병에 걸릴 수도 있으니까. 거기 염증 생기면 니 고추 엄청 붓고 진짜 아플 거야."

"으으… 알았어. 근데 염증 생기면 죽어?"

"모든 질병을 예방하는 첫걸음은 잘 씻는 거라고 생각하면 돼. 그리고 성기에 병균이 들어가면 너 자신에게도 안 좋지만, 나중에 성관계할 때 파트너에게 병균을 옮길 수도 있기 때문에 어려서부터 습관을 잘 들여야 한다고."

"아, 알았어." 하고 제 방으로 들어가는 아들에게 나는 최후의 잔소리를 건넸다.

"자신 없으면 포경수술이라도 하던가."

그러자 아들은 고개도 안 돌리고 "수술은 싫어. 나 잘 씻는다고~오." 한다.

대화가 뭔가 위생 문제로 마감된 것 같아 며칠간 아쉬웠다. 하지만 씻을 때만큼 자기 몸을 샅샅이 탐구하고 만지는 순간도 드무니 그걸로 위안을 삼을 수밖에. 무엇보다 아들과 몸에 관한 이야기를 나누면서 다시 한 번 몸이 갖는 의미에 대해 나 스스로 되새길 수 있어 좋았다. 몸을 벗어나는 순간 우리는 인간일 수 없지만 그렇다고 그저 몸만으로는 인간답기 어렵다는 것, 자기 몸에 '잘' 집중하고 돌보는 인간이 다른 몸도 잘 이해하고 대우할 수 있다는 것을 새삼 마음 깊이 느꼈다고 할까.

사춘기는 자아에 도취되기 가장 쉬우면서, 동시에 변화하는 몸을 통해 자기를 낯설게 바라보게 되는 시기이기도 하다. 그러고 보면 사춘기에 그토록 몸이 변화무쌍한 이유는 스스로를 객관적으로 바라보는 계기를 주기 위한 조물주의 선물일지도 모르겠다. 그 선물을 제대로 누리기 위해 아이들이 해야 할 일은 변화하는 자기 몸으로부터 도망치는 대신 몸이 들려주는 낯선 이야기에 귀 기울이며 함께 대화하는 것이 아닐까. 자위도 그 대화법 가운데 하나임은 물론이다.

그나마 아들, 남자아이에게 자기 몸을 긍정적으로 바라보고 자신의 몸에 충분히 귀 기울이라고 조언하는 것은 쉬운 일 같다. 우리 사회에서 남성의 몸은 그 자체로 인간의 몸으로 받아들여지니까. 아들과 몸에 대해 이야기하면서, 동시에 나도 어린 시절 나의 몸을 보다 긍정적으로 생각하도록 조언을 들었다면 얼마나 좋았을까 새삼 아쉬워지기도 했다. 다음에 또 아들과 몸에 관한 대화를 나누게 되면, 자신의 몸을 긍정하는 만큼 다른 몸을 무시하거나 배제하지 않을 수 있는 시선에 대해서도 이야기 해보아야겠다고 생각했다.

임신과 출산은 여자 일?........ "엄마, 애기는 어떻게 생기는 거야?"

성교육이라고 하면 사람들은 제일 먼저, 그리고 가장 많이 이 질문을 떠올린다. 이에 대한 답을 준비하기 위해 책도 읽고 지인들과 대화도 한다. 그리고 준비한 답변을 전해줄 날을 기다린다. 그런데 말이다. 애가 질문을 안 하는 거다! 그러면 엄마들은 '애가 안 물어봐. 안 궁금한가봐' 하다가 '우리 애는 느려. 아직 때가 아닌가봐'라는 결론으로 향하기 쉬운데, 제발이지 그렇게 되지 않기를 바란다. 그걸 핑계로 차일피일 성교육을 미루면 그 사이 아들들은 홀로 훌쩍 커버리니 말이다.

내 아들 녀석도 여태까지 이 질문을 한 적이 없다. 그래서 분위기 좋을 때 슬쩍 운을 한번 띄워봤다.

"너, 임신 출산 이런 것 좀 알아? 이제 알아야 할 때 아냐? 4학년인데."

"다 알지. 엄마가 동생 배에 이렇게 하고 다니다가 낳고 그런 것 다 봤는데."

나는 첫째가 초등학교 입학하고 나서 둘째를 낳았다. 남매가 터울이 큰 편이다. 어느 정도 나이가 들었을 때 엄마의 임신과 출산을 직접 보아서인지, 아들은 그런 내용들이 덜 궁금했던 것 같다. 입덧하느라 화장실 앞에서 쪽잠 자고, 다리는 붓고, 하지정맥 오고, 배불러 숨쉬기 힘들어 책도 못 읽어주고, 동생 낳으러 새벽부터 병원으로 향하던 엄마의 모습을 다 보았으니, 아닌 게 아니라 임신에 관해서만큼은 말 그대로 '산교육'을 받았다 할 만하다.

하지만 이대로 물러설 내가 아니어서 "그게 임신과 출산을 다 아는 것은 아니지. 궁금할 때 언제든 물어봐." 했다. 그런데 뜻밖에도 이 녀석 말이 가관이다.

"나는 안 궁금한데. 그걸 내가 왜 알아야 해?"

"안 궁금해? 언젠간 알고 싶을 텐데?"

내 말에 아들은 다시 한 번 더 단호하게 말을 잇는다. "여자들 일을 내가 뭣하러. 난 하나도 몰라도 될 것 같은데."

일순간 충격에 빠진 나는 잠시 아들을 빤히 보다가, 겨우 정신을 차리고 아들에게 말했다.

"그게 왜 여자들 일이야? 너 그 생각 잘못된 거야."

그러자 아들이 항의하듯 한마디 한다.

"엄마, 그건 진짜 100퍼센트 여자 일이야. 난 남자라 몰라도 돼."

아이의 말에 황당함을 넘어서 분노까지 느낀 나는, 나도 모르게 성을 내며 소리를 지르고 말았다.

"야, 애가 그냥 생기냐. 둘이 여하간 섹스를 해야 생기는데, 임신 출산이 왜 여자 혼자 일이야!"

그러자 아들은 일장 연설을 하기 시작한다.

"나는 뭐 거대한 거시기, 섹스? 이런 말은 일단 모르겠고, 암튼 임신은 여자들이 하고 애는 여자만 낳잖아. 남자가 애 낳을 순 없는 거라고. 그건 과학적으로도 안 된다니까."

그래도 안 되겠는지 아이는 이면지를 가져온다. 그러고는 거기에 임신, 출산, 양육이라고 휘갈기더니 '양육'에 크게 X표를 치면서 말한다.

"여기서 양육은 빼야 해. 이건 아빠들이나 엄마들이나 다 하는 거고, 안 하면 아빠가 혼나니까 같이 하는 일인데, 임신은, 엄마! 임신하는 남자 봤어? 그건 아니잖아. 진짜야! 그렇게는 알파고도 못해."

녀석은 임신 글자에 애먼 동그라미를 연방 그어대면서 열변을 토한다.

"엄마 말대로 서로 사랑하게 돼서 옷 벗고 궁시랑 했다 치자. 어떻게 돼?

여자들이 몸에 임신을 하지? 남자는 꼴랑 거시기 어쩌고나 했을 뿐이지 임신하는 건 여자라고. 그럼 출산은? (출산 글자에 동그라미를 치기 시작하며) 남자가 애기 낳는 걸 도와주잖아. 옆에서 손도 좀 잡아주고 물도 가져다주고. 하지만 결국 이것도 여자가 하는 거야. 엄마, 이거 몰라? 둘이나 낳았으면서 진짜 몰라?"

아이의 웅변이 효과가 있었는지 비로소 나는 아이가 '임신은 여자들 일'이라고 한 말의 의미를 이해할 수 있었다. 아이는 그저 임신과 출산을 치르는 신체가 여성의 몸이라는 객관적인 사실을 말한 것뿐이었다. 하지만 그 말이 단순히 객관적 사실로서만 통용되는 경우는 흔치 않기에, 내게는 여전히 그 구문이 아슬아슬하게 느껴졌다. 그래, 이게 시작이야. 나는 이 기회에 아이와 좀 더 깊게 이야기를 해보리라 작정하고는 녀석의 손에서 펜을 빼앗아 이번엔 내가 이면지에 낙서를 하며 말을 하기 시작했다.

"일단, 눈에 보이는 게 세상의 전부가 아니라는 것 정도는 너도 알잖아. 그런 차원에서 임신과 출산도 다시 생각해봐야 해. 한번 들어볼려?"

아들은 고개를 끄덕인다.

"지금부터는 네가 잘 상상해봐야 해. 예를 들어 임신을 했다는 이야기는 그 전에 섹스를 했다는 거잖아? 정자 난자가 만나야 임신을 하니까 말이야. 여하간 두 남녀가 섹스를 해. 그런데 여자는 섹스는 하고 싶지만 아기는 가지기 싫어. 반대로 남자는 아기를 갖고 싶어. 그럼 어떻게 해야 해? 엄마 말은, 그런 상황에서 누가 결정해야 할까?"

"아, 그럴 때는 당연히 여자지. 임신은 여자가 하니까 당근."

아들은 확신에 찬 어조로 말한다. 그리고 이렇게 덧붙인다.

"남자는 임신을 자기가 못하잖아. 물론 정자가 있으니 애를 만들 수는 있지만. 임신은 여자가 하니까 여자 말 들어야지."

"그럼 말이야. 여자는 싫다는데 남자가 자기는 무조건 애기 가질 거라고 주장하면서 여자에게 애기 낳자고 강요하면 어떻게 되는 거야?"

"그럼 감옥 가야지."

"시도 때도 없이 감옥이냐?"

"그건 왠지 안 되는 것 같은데. 임신은 여자가 하는 거니까. (그날 이 말을 백 번쯤 들은 것 같다.)"

이쯤에서 아들은 슬슬 헷갈려하는 표정이다. 잠시 생각을 하는가 싶더니 다시 말을 잇는다.

"하여튼 엄마, 내 말 들어봐. 그럴 때는 상의를 해야 돼. 제일 중요한 거는 상의를 하는 거라니까."

"네 말대로 임신과 출산을 치르는 건 여자의 몸이야. 그러니까 여성은 자기 몸이 치를 일에 대한 결정권을 가져야 해. 이거 엄청 중요하지 않을까?"

"그러네. 근데 여자한테만 권한이 있다, 이렇게는 말하지 마. 권한이 큰 건 확실한데, 남자도 애를 가지고 싶다며. 그럼 어떻게 해? 자기는 못 낳는데. 그러니까 남자도 권한이 없으면 안 될 것 같은데…."

아이는 제가 말해놓고도 뭔가 미심쩍은지 말끝을 흐린다.

"그런데 넌 임신 출산은 여자 몸으로 하는 거니까 죄다 여자 일이라고 했잖아. 그래서 알 것도 없다더니, 왜 지금은 말을 바꿔? 대체 남자가 왜 끼어들게 되었을까? 아이는 낳을 수 없는데 아이는 갖고 싶고, 아이 낳는 권한을 모두 아이 낳을 수 있는 여자에게만 주려니 뭔가 아쉽냐?"

아들은 의외로 "어, 좀 그런 것 같아." 하며 순순히 인정했다. 그 모습을 보니 어른이면서도 이와 비슷한 심리와 사고방식을 지닌 사람들보다는 그래도 훨씬 낫다는 생각이 들었다. 그들은 유아적인 사고를 하고 있음에도 그 점을 인정하기 꺼리니까.

피임과 섹스, 몸의 결정권을 논하다....... 이왕 이렇게 된 거 아들에게 피임에 대해 말해주는 게 좋을 것 같아서, 나는 주제를 살짝 바꾸어 이야기를 계속했다.

"피임이라는 게 있어. 정자가 난자를 만나지 못하게 차단하는 방법이랄까. 너 말대로 파트너와 상의를 해서 둘 모두 아이를 갖고 싶을 때가 아니라면 섹스할 때는 항상 피임을 해야 해. 그래야 원치 않는 임신을 피할 수 있지. 한 명이라도 원치 않으면 아이는 만들면 안 되잖아. 그치?"

아들이 피임이 뭐냐고, 그게 그래서 어떻게 하는 거냐고 되묻는다. 나는 일단 제일 간편한 피임 방법인 콘돔에 대해 간략하게 설명했다. 남성 성기에 콘돔이라 불리는 피임기구를 씌우면 섹스를 하더라도 정자가 여자 몸에 들어가지 않게 막을 수 있다고. 이면지에 U자 모양을 뒤집어 그리고 그 위에 콘돔을 씌우듯 하나 더 그려 넣으면서, 이렇게 네 성기에 위생 장갑을 씌운다고 생각하면 된다고 말해주니 아이가 쉽게 이해한다. 초등생이라 섹스가 제 일처럼 여겨지지는 않겠지만, 그렇다고 설명하기가 어렵진 않았다.

"피임은 귀찮고, 임신은 자기 몸으로 치르지 않아도 되고, 그래서 많은 남자들이 여자들의 고민을 가볍게 생각하고 그냥 섹스를 하려고 해. 피임 안 하고. 그러다 아이가 생길 수도 있는데 말이야. 이기적인 생각이지. 네가 여자라면, 피임하지 않는 남자친구와 섹스하고 싶을 것 같아?"

"아니. 피임 안 하고 억지로 하면 그것도 감옥 가야 되는 것 아냐?"

모든 성적인 문제를 자꾸 감옥 가는 일로 생각하는 건, 아무래도 요새 험한 뉴스를 하도 많이 봐서인 듯하다.

"단순히 피임 안 했다고 감옥 가지는 않지. 그러나 파트너가 피임 없이 섹스하기 싫다고 하는데도 억지로 섹스했다면, 엄마는 그것도 일종의 강간이라고 생각해. 강간이라는 건 결과만이 아닌 과정이거든. 상대에게 늘 눈과 귀와 몸과 마음을 열어두고 배려하지 않으면, 강간이라고 해석될 만한 행동들이 엄청 많다는 거야. 아, 그리고 동의 없이 섹스하는 게 어떤 괴물들이 하는 예외적인 일이라고 생각하지 않는 게 중요해. 너도 저지르기 쉬운 일이니까 늘 상대를 배려하고 피임하는 게 중요하다고. 섹스와 관련해서는 특히 소통이 조금이라도 어긋나거나, 타인에 대한 배려심에 조금이라도 느긋해지면 위험하다고."

아들은 다소 긴 내 이야기에 특별한 반응을 보이지 않고, 그저 고개를 숙이고는 이면지만 들여다보고 있었다. 나는 이번에는 좀 쉽게 접근하기 위해 변형된 사례를 던져봤다.

"자, 그럼 다시 상상해봐. 네가 나중에 좀 더 커서 네 애인과 사랑하고 싶어. 같이 있으니 기분이 좋아지고 막 안고 싶고 그래. 조금 더 있으면 섹스도 하게 될 것 같아. 그런데 여자는 아직은 임신하기 싫고, 섹스하면 임신하게 될까봐 너무 걱정되고 두렵대. 그래서 너한테 피임을 하자고 해. 네가 그러지 않으면 같이 안는 것도 싫다 하고. 근데 너는 콘돔을 미리 준비하지 못했어. 그럼 너 어떻게 할 거야?"

아들은 잠시 생각해보더니 "일단 상의를 해야 돼. '지금 그거 없는데 어쩌지?' 하고 물어보면 안 돼?"

"상의도 중요하지. 근데 뭘 더 물어봐? 이미 애인이 의견을 냈잖아. 피임하지 않으면 안 하겠다고. 넌 왜 상대 말을 안 들어? 이미 의견을 냈는데 반복해서 물어보는 건 상의가 아니지 않아? 네가 조르는 건 아닐까?"

"아, 그거 없으면 진짜 사랑하기 싫대? 당장 헤어진다고? 영원히야 아니면 지금만 헤어지는 거야?"

헤어지는 상상까지 하고 있는 아들을 보며 나는 "영원히는 아니고 일단은 지금 섹스하지 말자는 거야."라고 말해주었다. 그러자 아들이 실연당한 사람처럼 풀죽은 표정으로 "그럼… 하지 말아야겠지." 한다.

"아까는 무조건 여자가 결정권을 가져야 한다더니, 지금은 어째 뉘앙스가 다르다, 너?"

내 말에 아들은 뭐가 다르냐며 애써 부인했지만, 말 나왔을 때 확실히 쐐기를 박아야겠다는 생각에 나는 부연설명으로 들어갔다.

"너 말대로 임신하는 신체를 가진 건 여자들이야. 그렇지만 모든 여성이 아무 때나 임신할 수 있는 것도 아니고, 또 임신을 의무적으로 꼭 해야 하는 것도 아니야. 그런데도 남자들은 자기 몸이 임신 출산과는 무관하다는 안일한 생각으로 피임도 안 하고, 심지어 피임하자는 여자들 말을 무시하면서 무턱대고 섹스하려는 경우가 엄청 많지. 너 말대로 자기는 임신하지 않으니 상관없다 생각하는 거겠지. 그렇게 상관없다는 태도를 가지고 있으면 자기

중심적으로만 행동할 가능성이 엄청 높아지겠지? 결국 상관없다는 네가, 남자들이 결정권을 다 가져가는 셈이야. 다시 말해서 남자들이 임신, 출산과 상관없다고 말해버리면 임신과 출산을 하게 될 몸에 대한 결정권을 여성들에게 주는 것 같지만, 거꾸로 여성들이 그런 권한을 온전히 가질 수 없게 된다는 얘기야. 이런 상황에서 '임신은 여자들 일이야. 난 남자니까 몰라도 돼.' 이렇게 말하면 되겠어, 안 되겠어? 임신이 여자들 일이라는 건 부분적으로 사실이지만, 그래서 남자는 몰라도 된다는 말 때문에 그 사실조차 쉽게 인정하기 어려운 면이 있어. 그러니까 임신을 단순히 여자들 일이라고만 해선 안 돼. 네 말대로 '상의'를 하려면 남자도 임신, 출산, 피임, 섹스 다 알아야 한다고. 너 아무것도 모르면서 상의할 수 있겠어?"

임신과 출산, 그리고 피임에 대해 초등학생 아들과 자못 길게 이야기하면서 또 한 번 알게 된 사실은, 성에 관한 그 어떤 대화도 성교육 책에 나오는 것처럼 정해진 질문과 대답을 순서대로 주고받는 식으로는 결코 진행되지 않는다는 것이었다. 그러므로 나와 아들 사이에서 오간 대화 내용도 실은 우리 둘의 일례일 뿐이라고 해야 맞다. 다만 아이와 이런 주제로 이야기할 경우, 우선 아이의 생각과 그 진의를 파악하고 그것을 긍정적으로 받아주면서도 단지 거기서 멈추지 않고 이왕이면 한 발 더 나아가는 게 중요하다. 주제와 관련한 사회적 시선과 실태 등을 적절히 알려주고 아이 스스로 다양한 입장에서 상상해보게 하면서, 궁극적으로는 앞으로 계속 생각해볼 거리를 남겨주면 좋지 않을까 싶다.

다행히 초등학생 아이들은 주제가 뭐든 엄마와 '대화'하는 것을 아직은 재미있어 한다. 중학교만 올라가도 엄마와 몇 분이나 이야기를 하려

들지 모르겠다. 당장 내년, 아니 다음 달만 되어도 아들이 어떻게 입을 닫을지 모를 일이다. 그러니 초등학교 다닐 때 최대한 많은 성적인 대화를 해두는 게 여러모로 도움이 되리라고 생각한다.

위의 대화가 오간 날, 아들은 우리 둘이 번갈아 쓰느라 지저분해진 이면지를 집어 들면서 '이런 주제도 나름 재미있는데' 했다. 그러면서 슬쩍 나를 떠보듯 이렇게 덧붙였다. "아, 근데 머리 아프다. 게임 한 판만 하면 딱 좋겠네." "그럼 모마(모두의 마블) 한 판 해." 내가 인심을 쓰자 아들은 실실 웃으며 손가락 두 개를 펴 보이고는 나지막이 "두 판" 한다. 그럼 그렇지. 초딩이 달리 초딩이겠나. 그래도 그날은 기꺼이 아이에게 져주는 것이 왠지 흐뭇했다.

함께 읽는 책 (4)

"괜찮아 사춘기야"

성교육 하면 오로지 성관계만을 상상하는 편견 때문에 성교육을 통해 진짜 이뤄져야 하는 많은 부분이 간과되는 경향이 있다. 사춘기를 맞이하여 자신의 몸과 마음에 일어나는 '질풍노도'에 당황하는 아이들에게, 그것을 어떻게 잘 다루어야 하는지 아무도 알려주거나 조언해주지 않는 상황이 발생하게 된다.

성교육의 중요한 지향점은 급격한 몸의 변화와 마음의 풍파를 스스로 잘 다루고 지켜보면서 좀 더 성숙한 인간이 되어 타인과의 관계를 평등하고 윤리적으로 맺는 것이다. 그러나 우리 사회는 이 시기를 마치 미래의 직업을 선택하기 위해 매진해야 하는 시기로만 보고 그에 매달리게 한다. 스물이 되고 서른이 넘어서도 어른다운 어른으로 보이지 않는 사람들이 점점 많아지는 이유는, 아마도 그들이 사춘기 시절에 성숙이라는 변태를 치를 여유가 없었기 때문이 아닐까. 이제라도 우리는 아이들에게 영어와 수학 성적을 높이라고, 어서 미래의 직업과 꿈을 찾으라고 채근하는 대신 적어도 사춘기에만은 스스로를 관찰하고 돌보는 시간을 충분히 주어야 하는 게 아닐까.

그 첫걸음으로 여기, 사춘기를 통과하는 아이들에게 도움이 될 만한 책들을 소개한다. 그 시기에 이뤄지는 몸과 마음의 변화, 그리고 삶을 대하는 태도에 대한 따뜻한 시선이 돋보이는 책들이다.

『왜 내 몸이 변하는 걸까?』
피터 메일 지음 | 아서 로빈스 그림 | 김민화 옮김 | 서돌 | 2007

『십대들의 성장 다이어리』
에이미 미들먼·케이트 파이퍼 지음 | 김붕년 옮김 | 시그마북스 | 2009

『내 몸에 무슨 일이?-사춘기 소년들을 위한 성교육』
앨릭스 프리스 글 | 애덤 라컴 그림 | 윤소영 옮김 | 시공주니어 | 2008

아이가 제법 줄글을 읽기 시작할 때쯤 보면 좋은 책들이다. 초등 4~5학년만 되어도 충분히 소화할 수 있는 내용으로 이뤄져 있다. 또한 모두 분량이 많지 않고 적절한 그림이나 만화들이 곁들여져 있어 읽기에 부담이 없다. 소녀, 소년 버전으로 나뉘어 있는 것은 아쉽기도 하다. 이 3권의 책은 내용이 대동소이하므로 아이가 선호하는 그림이나 글씨체 등을 고려해서 한 권 정도 골라 읽게 하면 될 듯싶다. 그것만으로도 사춘기에 닥칠 갑작스런 육체적, 심리적 변화에 아이가 덜 당황할 수 있을 것이다.

『사춘기 소년』
제프 프라이스 지음 | 손희정 옮김 | 아하청소년성문화센터 감수 | 걷다 | 2011

사춘기 아이를 대상으로 하는 책 중 내가 가장 좋아하는 책이다. 만약 내 사춘기 시절에 이런 책이 있었으면 어땠을까 상상하게 한다. 이웃집 아저씨가 따뜻하고 친절하고 믿음직스러운 어조로 설명하듯 되어 있기에, 주변 어른들로부터 실질적 도움이나 심리적 지지를 받고 있지 못하다는 생각이 들 때 읽으면 더 큰 위로와 도움이 될 것 같다. 질문과 답변, 따뜻한 설명과 감각적인 사진들로 이루어진 책의 구성이 돋보이며, 무엇보다 몸의 변화부터 감정의 혼동까지 다루는 동시에 삶을 대하는 자세까지 고민하게 만든다는 점에서 훌륭하다. 시리즈로 『사춘기 소녀』도 있다. 초등 고학년 이상 중학생에게 추천한다.

『사춘기 아들에게』
제임스 로이 지음 | 이동준 옮김 | 윤하나 감수 | 예림아이 | 2011

'친절한 돌고래 아저씨'가 등장하여 사춘기 아이들의 고민에 답변해주는 형식의 책이다. 어른에게는 별것 아닌 것도 사춘기 아이들에게는 세상 진지한 고민일 수 있다. 그런 점에서 이 책을 손에 든 아이는 또래의 질문을 읽으면서 그 자체로 심리적 위안을 얻을지도 모른다. 양육자가 사춘기 아이와 대화할 때 활용할 만한 구문들도 많으니, 양육자가 먼저 읽어도 좋겠다.

『청소년 빨간인문학-아는 만큼 건강해지는 성』
키라 버몬드 지음 | 정용숙 옮김 | 박현이 감수 | 내인생의책 | 2014

이 책의 좋은 점은 성교육을 '성관계' 혹은 해부학적 몸에 한정하지 않는다는 점이다. 그래서 '인문학'이라는 제목이 붙은 것 같다. 사춘기 아이들이 자신의 몸과 마음의 변화에 대해서 차분히 생각해볼 여유를 주는 책이다. 빨간 인문학이라는 제목에 걸맞게 표지도 새빨개서 자극적으로 보이지만, 그와 달리 내용은 포근하다. 중학생, 혹은 초등 고학년 학생들에게 선물하면 좋을 듯.

『연애와 사랑에 대한 십대들의 이야기』
십대섹슈얼리티 인권모임 지음 | 바다출판사 | 2016

위에서 소개한 책들은 의학적 관점에 기반한 호르몬의 변화에서 사춘기의 근거를 찾는 경향이 있다. 더불어 성별을 오로지 남/여 둘로만 상정하고 있기도 하다. 뿐만 아니라 사춘기 '아이들'을 어른들의 보호 아래에 있는, 아직은 '덜 큰 어른'으로 바라보고 있다는 공통점을 갖는다. 반면 『연애와 사랑에 대한 십대들의 이야기』는 십대들 스스로 자신의 문제를 파악하고 진단하고 그 해결을 모색하는 과정에서 쓰였다. 한국인 십대들의 이야기인 만큼 한국 현실에 깊게 연관되어 있기도 하다. 또한 이 책은 십대의 섹슈얼리티가 주제면서 동시에 십대 자신들의 인권과 이를 결부시켰다는 점에서 기존의 책들과 차별성을 지닌다. 어른들이 읽어도 훌륭한 내용이다. 아니, 어른들이 더 많이 읽어서 청소년에 대한 편협한 생각들을 점검할 수 있으면 좋을 것 같다. 중학생 이상이라면 흥미롭게 읽을 것이라고 장담한다.

『무지개 성상담소』
동성애자인권연대 · 한국게이인권운동단체 친구사이 · 한국레즈비언상담소 · 한국성적소수자문화인권센터 지음 | 양철북 | 2014

나는 이성애자이기 때문에 나와 다른 성적 지향과 정체성에 대해서 여전히 무지한 면이 많다. 혹시라도 아이들이 나와 다른 성적 지향을 가지거나 성적 정체성에 대한 질문을 해온다면 어떻게 이야기를 해줄 수 있을까 고민한 적이 있는데, 그저 한없이 부끄러웠다. 이 책은 청소년 성소수자들의 고민과 그들의 삶을 이해하는 데 도움이 된다. 학교에서 더 이상 청소년 성소수자들에게 조언이랍시고 상처를 주는 상담이 이루어지지 않길 바라는 마음으로, 각 학교에 한 권씩 두고 싶은 그런 책이기도 하다.

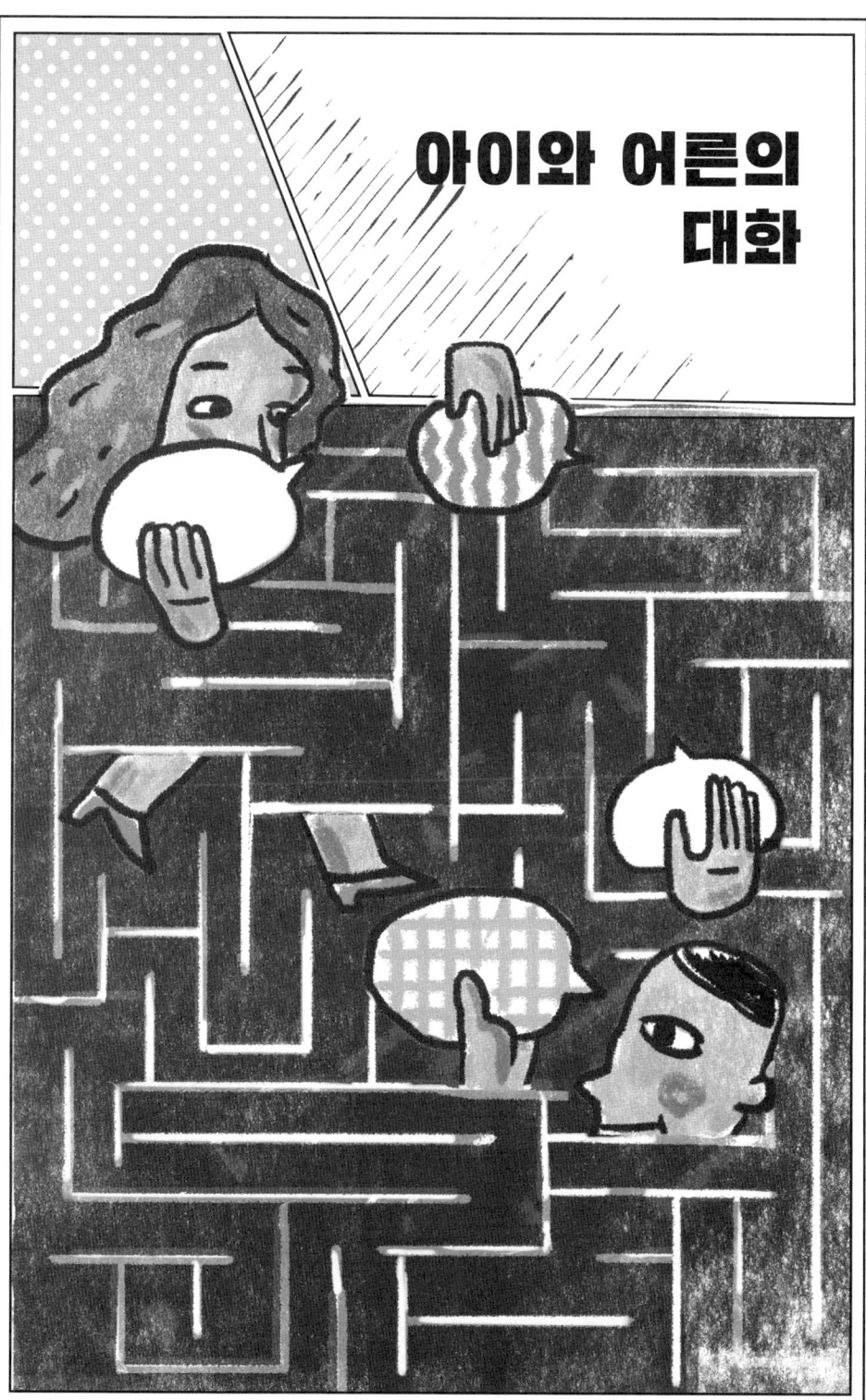

엄마라는 이름의
무게

길고 먼 터널을 통과 중인 엄마들....... 20년 전쯤 일이다. 1킬로미터가 조금 넘는 산업도로의 긴 터널 속을 자전거를 타고 들어간 적이 있다. 터널 안은 모든 것이 상상 이상이었다. 온도 조절이 불가능한 대형 한증막 같은 그곳을, 커다란 트럭들은 쌩쌩 달리며 먼지를 일으켰다. 오고가는 차량이 내는 소리가 터널 벽을 타고 증폭되면서, 내 고막을 비롯해 내장까지도 찢어놓을 기세로 한 번씩 휘감고 갔다. 더구나 터널 안은 히말라야 고산지대보다 산소량이 부족한 듯했다. 히말라야라면 그나마 공기라도 청정했을 텐데.

조명도 없어 깜깜한 그곳에서 나는 한 걸음이라도 더 빨리 옮겨 여길 벗어나야지 하며 스스로를 다그쳤다. 그때 불빛이 보였다. 이제 곧 맘놓고 숨을 쉴 수 있다는 생각에 기운이 났다. 그런데 간신히 불빛 아래 도착하고 보니, 그곳은 터널의 끝이 아니라 정확히 한가운데였다. 그러니까 그건 중간지점을 표시하는 불빛이었던 거다. 진퇴양난인 그 상황에서 나는 호흡곤란으로 죽을 수도 있겠구나 생각했다. 나는 숨을 몰아쉬며 뒤를 돌아보고, 또 남은 앞을 보길 반복했다. 살기 위해서는 이제껏 가까스로 지나온 꼭 그만큼 더 가야 한다는 현실을 인정하고 싶지 않았다.

가끔 그때 일이 생각난다. 엄마라는 이름의 터널을 통과하는 중이라는 기분이 들 때 특히 그러하다. 나는 이 터널의 어디쯤 서 있는 걸까. 아직 반도 못 왔는지도 모른다. 아니다, 항상 그 한가운데 있는 기분이다. 과거에 소음과 먼지와 어둠으로 가득한 터널에서 빠져나오고 나서 한 번도 뒤돌아보지 않았던 것처럼, 나는 지금의 이 엄마라는 터널도 지나고 나면 그렇게 버려질 이름이었으면 싶다. 내가 엄마여서 불행하다는 말을 하고 싶은 것이 아니다. 오래 전 그날 자전거를 타고 들어간 터널 속에서도 나는 불행하다고는 생각하지 않았다. 당장 숨을 쉬는 것이 급했고, 그래서 그저 페달을 열심히 밟으려 애썼던 기억밖에 없다. 그리고 보면 사람은 이렇게 진퇴양난의 상황에 놓일 때라야 진짜 고민을 시작하게 되는 것 같다.

엄마가 되면서 진퇴양난의 상황에 빠진 나는 늘 다른 엄마들의 목소리가 궁금했었다. 그리고 비슷한 터널 속에서 숨가빠하는 엄마들의 말을 듣고 싶었다. 그러나 내 귀에 들려오는 건 이미 터널을 다 통과한, 그중에서도 특별하게 운이 좋은 몇몇의 목소리에 불과했다. 일명 '서울대 엄마' '하버드 엄마'라 불리는 이들. 그런데 자식을 서울대까지 보내서 독립시키고도 계속해서 'OO 엄마'라는 이름으로 불리는 것이, 끝이 보이지 않는 듯한 터널 안에서 호흡곤란을 느끼며 고민하는 것보다 정말 더 나을까? 낫다면 누구에게 나을까? 이 사회는 전자가 더 낫다고 보기에 터널 속에서의 경험을 이야기할 권한을 그들에게만 부여하는 것이리라. 그렇다. 한국 사회에서 엄마가 자기의 경험을 이야기하도록 선택 받으려면 '엄마의 자격'이라는 규범과 기준에 들어맞아야 한다.

이렇게 '자격'이 운위될 정도로 엄마라는 이름에 부과되는 짐은 크다. 나에게는 그 점이 항상 부당하게 느껴지곤 했다. 물론 엄마여서 얻는 행복과 만족감이 없는 것은 아니지만, 그런 긍정적인 감정마저도 부당하게 활용될 때가 많은 게 사실이다. 쉽게 말해서 엄마라는 단어는 단지 엄마라는 의미 자체로만 쓰이는 게 거의 불가능하다 할까?

언제부턴가 우리 사회에서 이런 현상은 더 심화되고 있다. 엄마라는 단어가 이곳저곳에서 숱하게 쓰이다 보니, 마치 '엄마'가 대세가 된 듯한 착각마저 들 정도다. 생산, 소비, 노동, 교육, 그리고 사회 변혁에까지 이제는 엄마라는 단어가 안 나오는 데가 없다. 정치적으로도 좌우를 가리지 않고 엄마를 등장시킨다. 그에 따라 엄마들은 시대적 상황을 반영한 다양한 명칭을 얻게 되었다. 이를테면 촛불시위에 참여한 '유모차부대'라든지, 그와는 정반대 편에서 정치적 활동을 벌여온 '엄마부대봉사단'이라든지, 그리고 엄마에 대한 가장 경멸적 명명이라 할 수 있는 '맘충'까지.

엄마라는 단어의 쓰임과 이를 둘러싼 말들의 오르내림이 격한 것처럼, 나에게 엄마라는 이름은 생각했던 것보다 늘 더 무겁거나 반대로 과하게 가벼웠다. 어느 쪽이든 엄마라는 이름은 내 의지를 훨씬 넘어선 곳에 있고, 그래서 나는 언제나 숨 고를 틈도 없이 사투 중이다. 그럼에도 나 역시 지금 엄마임을 내세워, 아들 성교육에 대한 글을 쓰고 있다. 아이러니하지만 이것이 또한 우리 모두가 처한 현실이다.

자식 문제는 엄마 탓?....... 처음에 아들 성교육이 필요하다는 생각을 하게 된 것은 성폭력 가해자 부모들의 태도, 특히 엄마들의 복잡한 태도 때문이었다. 길게 얘기해 본 적은 없지만, 스치듯 만난 그녀들은 어떤 점에서 모두 비슷했다. 알 수 없는 눈빛, 우물쭈물함, 어처구니없을 정도의 당당함, 그와는 반대로 끝없는 절망감에 빠진 듯 보였다가 돌연 뻔뻔해지는 모습 등. 나는 성폭력 가해자 엄마들이 보이는, 복잡한 심경이 반영된 이런 태도를 받아들이기 어려웠다. 그렇다고 뭐 저런 엄마가 다 있냐고 그저 무시할 수도 없었다. 한마디로 내 안의 무엇인가가 그녀들이 보내는 어떤 주파수에 강한 반응을 보인 셈이다.

문제는 그녀들의 그런 태도가 대개 좋지 않은 방향으로 향했다는 점이다. 가장 대표적이면서 최악의 유형은 바로 피해자를 타격하는 것. 이와 달리 성폭력 가해자의 아버지는 거의 등장하지 않거나, 가끔 나타나는 경우에도 엄마들이 보이는 과도한 정동과는 전혀 다른 모습을 보였다. 그들은 양육자임에도 언제나 판사 같았다.

내가 이런 말을 하면 사람들은 '역시 여자들은 감정적이야. 반면 남성은 이성적이고 사태 파악을 합리적으로 하지'라는 식으로 손쉽게 해석하려 든다. 그러나 그건 착각에 불과하다고 주장하고 싶다. 성폭력 가해자 부모들이 보이는 다른 방식의 대응은 그들의 성역할과 긴밀한 관련이 있다. 아빠들은 자식에게 문제가 생겼을 때 자신의 감정, 아니 자기 자신을 과하게 소모할 필요가 없다는 것을 이미 체득하고 있다 할까. 그러니까 남성은 아빠임에도 독립된 인간으로, 즉 아버지와 자식은 늘 별개의 인격체로 살아갈 수 있다는 말이다.

반면에 엄마는 자식과의 관계에서 독립적인 개인으로 받아들여지지 않는다. 엄마는 자식의 일거수일투족에 엮여 들어가고, 그녀에게는 이를 제어할 힘이 거의 없다. 자식이 훌륭히 자라면 그녀의 터널 경험은 얼마든지 미화될 수 있다. 반대로 자식이 세속적 기준에서 성공하지 못하거나 혹여 범죄자나 성범죄자라도 되면, 그녀의 경험은 가장 안 좋은 방식으로 왜곡되거나 아예 터널의 경험 전체가 상실되기도 한다. 자식의 사건 사고 앞에서 모든 엄마가 불안한 태도를 보이는 가장 큰 이유는 이 때문이다.

사실 양육자에게 자녀의 일은 우연의 산물인 경우가 많다. 그럼에도 엄마들은 우연적 사건 앞에서 자신이 엄마로서 지내온 모든 경험을 심판 받게 될 위기에 놓인다. 자식 문제는 전부 엄마 탓이라는 사회적 시선이 그만큼 강하다는 증거인데, 이는 명백히 젠더 문제다. 사회생활하는 남성들에게서 아빠의 지표를 찾으려 하거나, 자식의 잘못을 그의 공적 생활에 연루시키는 예는 흔치 않다. 이것만 봐도 자식 문제를 엄마 탓으로 돌리는 것은 이제까지 양육 및 살림 등을 여성의 일로 한정해온 이데올로기가 낳은 전형적 결과임을 알 수 있다. 일례로 엄마부대봉사단과 어버이연합이 하는 말을 각각 잘 들어보라. 그 둘은 유사한 활동을 벌이지만 그들이 하는 말의 뉘앙스는 다르다. 한쪽은 양육자처럼 말하는데 다른 한쪽은 그저 윗세대의 조언자처럼 말한다.

엄마임을 내걸고 이 칼럼을 쓰기 시작했을 때 내 글들이 엄마의 성역할을 강화하는 것으로 읽힐까 우려한 것은 그래서였다. 혹여 내 글이 자녀들의 성교육까지 전부 엄마의 의무이자 역할로 만드는 건 아닐까, 뭔가 잘못되면 엄마 탓으로 돌릴 빌미를 제공하는 건 아닐까 싶어서 말이다.

엄마들이 잘못 가르쳐 자식이 가해자가 된다는 건 정말로 사실일까? 이런 전제 하에 가해자의 가정환경부터 뒤지는 언론들은, 그래서 매번 '가정환경'을 여성의 존재 여부와 그녀의 행위로 축소하는 것인가? 나는 이런 언론의 행태가 사건의 본질을 제대로 분석하지 않으려는 그들 자신의 게으름을 드러낼 뿐이라고 생각한다. 더군다나 언제부터 이 사회에서 여성이 '가정'의 주인이었는지, 또 '환경'이 그토록 개인적인 것으로 독해될 수 있는지 의문을 던지지 않을 수 없다.

엄마들이 아들 성교육을 안 시켜서 이 사회 남자들의 성 인식이 형편없다는 생각이야말로 가장 형편없는 성 인식이라고, 나는 확신한다. 엄마가 성교육 잘 시킨다고 아들이 성평등한 인식을 가지게 되는 것도 물론 아니다. 그럼에도 내가 엄마라는 이름을 빌리는 게 필요하다고 여긴 이유는, 엄마라는 위치와 그녀에게 가해지는 부당한 역할과 사회적 억압이 아들 성교육의 내용과 만나야만 젠더 문제에 대한 제대로 된 고민을 시작하는 게 가능할 것이라는 직감 때문이었다.

터널 안에서 말하기…… 앞서 나는 엄마라는 터널을 통과하는 이들의 목소리를, 말을 들어보고 싶다고 했다. 그것이 나로 하여금 이런 글을 쓰고 책을 내게 한 가장 큰 이유이다. 아들 키우는 '엄마'로서 글을 쓰는 것은 다른 엄마들에게 어떤 책임감이나 의무를 더하기 위한 것이 아니다. 오히려 나는 많은 엄마들이 품고 있는 통념이나 오해, 성폭력 사건에 대한 무지, 그리고 바로 엄마라는 터널을 통과 중인 우리들의 삶을 이야기해 보고 싶었다. 터널 밖이 아닌, 호흡곤란이 올 정도로 숨 쉬기 힘든 그 공간 안에서 말이다. 세상이 정한 엄마의 자격과 기준에 미달하더라도 터널 안의 모든 엄마에게 말할 권리가 있다는 것을 확인하고 싶었던 것이다.

그런데 하루는 친구가 내게 조심스레 물어본 적이 있다. "겁 안 나?" 대체 뭐가 겁이 나냐고 내가 묻자 친구는 말했다. "있잖아. 만약에 말야… 그런 칼럼까지 썼는데 혹시라도… 물론 그럴 일은 없겠지만 요새 애들이 워낙 실수도 많고 친구랑 잘못 엮이면 사고도 치고 하잖아. 그러니까 내 말은 네 아들이 만약에 가해 행동이라도 하면… 요새는 아이가 사춘기 접어들면 엄마는 정말 아무것도 못 한다는데 혹시나 해서. 네 아들이 나쁘다는 게 아니라… 나는 그냥 걱정돼서… 진짜, 혹시나, 너 걱정해서…."

어렵게 이어가는 친구의 말에 담긴 핵심을, 나는 그녀가 말을 끝내기도 전에 파악할 수 있었다. 나도 그런 걱정한다. 뭐, 욕을 먹겠지. 잘난 척하더니 제 아들은 결국 못 가르쳤다고 사람들이 손가락질도 하겠지. 그러면 아마 아프겠지? 그 말이 맞다고 스스로 자책할 수도 있겠지? 나 또 소심하니까 엄청 상처받겠지? 그렇더라도 중요한 것은 단 두 가지뿐이다. 첫째는 그런 상황은 아직 오지 않았기에 지금 생각할 필요가 없겠지만, 만약 그런 상황이 온다면 엄마인 내가 할 수 있는 일은 아이가 자신의 잘못을 명확하게 알도록 돕고, 제대로 된 사과를 하고 그에 맞는 처벌을 받게 하고, 또 스스로를 성찰할 수 있도록 옆에서 최선을 다해 지원하는 일뿐이라는 것이다. 여기에 한 가지 덧붙이면, 엄마인 내가 아들을 위해 하는 그런 일들이 피해자인 누군가의 고통을 배가시키지 않게 끔 스스로 더 세심해지도록 노력해야 한다고 생각한다.

둘째는 언제 그런 두려운 상황이 닥칠지 알 수 없고 미래가 어떻게 전개될지 전혀 모를 때, 엄마가 자신의 삶에 대해 말하는 것이 더 중요하다는 것이다. 우리는 흔히 엄마들의 '성공담'을 많이 듣고 읽어왔다. 그녀들은 '모든 것이 우연이었고, 저는 한 것이 없고, 그저 행운이었으며, 그리 대단한 일이 아니에요'라고 겸손하게 말하지만, 그런 말에서조차 자식이 가져다준 '좋은 결론' 위에서 그들이 누리는 안정감이 느껴지곤 한다. 그런데 왜 엄마는 자식이 가져다주는 안정적 지대 위에 올라서야만 발언할 수 있는 것일까. 이런 세태가 만연하기에 6개 국어 하는 아들, 하버드 간 딸, 서울대 동시 합격한 쌍둥이 엄마라는 식의 명칭이 그 자체로 브랜드처럼 유통되는 게 아닐까.

반면에 이와 정반대인 경우, 즉 자식과 무관하게 자신의 삶을 '성공'의 반열에 올려놓은 여성은 뜬금없이 '잘못된' 자식이 소환되는 일을 겪기도 한다. 성공신화를 쓴 여성, 혹은 그저 자기 경력을 충실히 쌓아왔을 뿐인 여성이 알고 보니 과거에 자식을 내팽개쳐 자식이 그 모양이 됐다더라는 식의 이야기가 21세기인 지금도 흔하게 나돈다.

이런 식으로 여성들은 사는 내내 이 사회가 던지는 '엄마'라는 시그널을 받는다. '네가 여자라면 너는 엄마여야 한다'는 이 시그널이 꼭 자식을 키우는 여성들에게만 던져지는 건 아니다. 아이를 키우건 안 키우건, 아이를 낳았건 안 낳았건 상관없이 현재를 사는 여성이라면 모두 이 '엄마 시그널'의 자장 안에 놓인다. 예를 들어 자기 관리에 철저해서 고속승진을 해온 50대 여성이 아이를 키우고 있지 않다면, 흔히 직원들로부터 "어쩐지" 혹은 "그래서 그렇게 일만 했구먼"이라는 말을 듣게 된다. 그런 말을 하는 이들은 그녀가 가족을 꾸렸는지 아닌지, 아이를 가지고 싶지 않았던 것인지 아니면 못 가진 것인지, 못 가졌다면 그 원인이 배우자에게 있는지 그녀에게 있는지 등에는 아무런 관심이 없다. 그녀가 애초부터 비혼주의자였을 수도 있고 어쩌면 레즈비언일 수도 있지만, 그런 건 전혀 상상되지 않는다. 이 사회에서 그 정도 나이 여성이면(여성이라는 전제 아래) 당연히 애를 키웠어야 하고, 무엇보다 '잘' 키웠어야 했다는 전제가 깔려 있기에 가능한 일이다.

여자야? 그런데 왜 엄마가 아냐? 왜 더 좋은 엄마가 아냐? 이런 식으로 이어지는 엄마 시그널은 사실상 여성을 향한 협박이나 마찬가지다. 엄마와 자식을 세트로 묶어놓고 여성의 발언권을 박탈하는 것으로도 모자라, 그에 마치 정당한 이유가 있기라도 한 것처럼 당사자에게 이를 받아들이라 강요하고 있으니 말이다. 무엇보다 이는 여성을, 그녀가 낳았거나(낳았어야 하거나) 키우는(키웠어야 하는) 다른 인격체의 그림자로만 끊임없이 축소시키는 결과를 가져온다는 점에서 악랄하고 위험하다.

모든 여성을 옭죄는 '엄마 시그널'....... 촛불시위가 한창일 때 엄마부대봉사단의 활약은 대단했다. 시대착오적인 분위기를 발산하는 그녀들 앞에서 나는 여러 번 멈칫했다. 놀라웠고 끔찍했고 황당했기 때문이다. 그러나 내가 더욱 심각하다 느낀 것은 엄마부대봉사단을 비난하고 욕하던 말들이었다. '나는 저런 엄마 없다' '당신들도 엄마냐' '엄마라는 단어 사용할 자격도 없다' '저 여자들은 자기가 당해봐야 안다' '저런 엄마 두면 창피해서 죽어버릴 거다'

등등.

비단 엄마부대만 이런 비난을 듣는 게 아니다. 공적 공간에서 아이들을 데리고 다니는 여성들에게 거리낌없이 '맘충'이라는 경멸적 단어를 붙이는 이들 역시 '저것도 엄마냐'는 말을 달고 산다. 사람들은 그녀들의 행위를 구체적으로 기술하며 그런 비난이 타당한지 아닌지를 타진하려 하지만, 내가 볼 땐 의미 없는 짓이다.

촛불시위 때 거리로 나온 유모차부대 엄마들에게 우익단체는 뭐라 했는가. 아동학대죄를 운운하며 '너희들은 엄마도 아니다'라고 하지 않았나. 이로써 드러나는 점은 분명하다. 정치적 성향이 어떠하든 구체적인 행위의 내용이 무엇이든 상관없이 비난 받는 여성들을 지칭하는 단어는 '엄마'라는 것. 다시 말해 결국은 엄마 '역할'을 못하고 엄마 '자격'이 없다는 비난으로 귀결되고 있다는 점이다. 도대체 엄마의 역할과 자격이 무엇이기에? 아무도 알 수 없지만 모든 여성에게 압박을 가하는 그것이 바로 엄마 시그널이다.

이를 무력화하려면 터널 안에 있는 엄마들이 터널 속 조건에 대해 실컷 지껄여줘야 한다. 운 좋았던 누군가를 미화시키는 것에 현혹되지 말고, 터널 밖으로 나가는 기회가 오기를 고대하지 말고, 어두워도 여기서 한 숨 한 숨 고르면서 글을 쓰자 마음먹었다. 그렇게 터널 속에서 버티며 진퇴양난, 호흡곤란의 상황을 마주할 때마다, 신기하게도 아들에게 전해줄 말들이 떠올랐다. 내게는 이 터널 자체가 성차별적 상황이라고밖에 여겨지지 않았고, 이런 성차별적 상황은 나에게뿐 아니라 나와 함께 사는 파트너, 그리고 내가 키우는 아이들에게도 좋지 않으며 나아가 이 사회 전체의 현재와 미래를 위해서도 좋지 않기 때문이었다.

나의 삶과 아들의 성교육은 이처럼 가까이 맞닿아 있다. 성교육이 고작 미래 세대의 아이들에게 유익한 정보 하나, 올바른 에티켓 하나 더 알려줘서 좀 더 '나이스하고 젠틀한' 남자로 만드는 것으로 끝나서는 안 되는 이유가 바로 여기에 있다. 섹스/젠더/섹슈얼리티를 복합적으로 포괄하고 있는 '성'을 다시 배우고 삶에 적용해야 할 주체는 단지 미래를 살아갈 아이들만이 아닌 현재를 사는 우리 모두여야 하며, 그러므로 성교육과 페미니즘은 결국 만나야 하고 만날 수밖에 없다.

말 많은 아이,
기분 나쁜 어른

아이 입에 재갈 물리는 어른들....... 아이에게 세상을 비판적으로 볼 수 있도록 눈을 키워주려면 많은 대화가 선행되어야 한다. 그런데 우리 사회는 아이들에게 말을 잘 시키지 않는다. 아이들은 늘 쫑알쫑알 말하고 싶어 하지만 어른들은 아이들에게 말할 기회를 별로 주지 않을 뿐 아니라, 그 쫑알거림 자체를 좋아하지 않기에 귀 기울여 듣지도 않는다. 어른들은 제 아이가 그저 조용히 입 닫고 쥐죽은듯 책이나 보는 걸 가장 좋아하는 것 같다. 그래서인지 요즘은 아이들에게 책 읽히기가 엄청나게 유행이다. 아이들이 의무적으로 읽어야 할 책 권수는 점점 많아지고 독후감을 쓰라는 요구도 더욱 강해지고 있다. 대부분의 아이들은 이런 강압적인 분위기 속에서 오히려 책을 싫어하게 된다.

책을 많이 읽는 게 나쁜 것은 물론 아니다. 하지만 책이 항상 옳은 가치를 담고 있는지, 또 책만 많이 읽는다고 올바른 안목이 키워질지는 의문이다. 나는 단순히 책만 '읽기'보다, 그에 더해 의미 있는 대화와 수다가 이뤄져야 한다고 생각한다. 특히 아이들이 어릴수록 대화와 수다가 필수라고 여긴다. 그런데 어른들은 아이와의 대화에 익숙하지 않기에 기껏해야 '오늘 학교에서 무슨 공부했어?' '오늘 수업에서 뭐 배웠니?' '너네반 1등은 누구니?' 이런 말들을 던지기 일쑤다. 식상하고 못된 질문들이다. 듣고자 하는 답이 너무나 뻔한 질문들.

고백하자면 나도 그런 어른들과 크게 다르지 않다. 얼마 전까지만 해도 학교에서 돌아온 아이에게 던지는 나의 첫마디는 늘 "잘 다녀왔어? 씻고 할 일 해."였다. 나 자신이 이런 말을 한다는 걸 알게 된 것도 아이가 지적을 해주었기 때문이다. 어느 날 아이가 내게 말하길, '할 일 해'라는 엄마의 말 때문에 놀고 싶어도 그러지 못했단다. 어쩐지 방에 들어가서 숙제를 하고 조용히 앉아 있어야 된다는 생각이 들었다나? 나는 그저 '너 하고 싶은 것을 하라'는 의미로 그 말을 한 것인데, '일'이라는 단어가 주는 압박이 아이에게는 꽤 컸던 것 같다. 더욱 결정적으로는, 아이는 그 말이 듣기 싫다고 했다.

곰곰이 생각해 보니 아이의 마음이 이해가 되었다. 나는 별 뜻 없이 '일'이라고 표현했지만, 거기엔 나의 무의식적 기대가 반영되어 있었을 테니 말이다. 사실은 나도 아이가 정신없이 뛰어노는 것보다는 방에서 조용히 책을 보거나 글을 쓰거나 하는 것을 내심 좋아했다. 이유는 단순하다. 그래야 내가 편하기 때문이다. 생각해 보라. 아이가 집에 네댓 명의 친구를 데리고 우르르 들이닥치거나, wii게임을 하며 과자를 먹어서 거실 전체에 과자 가루가 흩날리거나, 신문지 칼을 만들어서 식탁과 소파 위를 닌자처럼 오르내리고 뛰어다니면 어떨까? 한마디로 정신이 쏙 빠진다. 반면에 아이가 제 방 책상에 앉아 책을 펼치고 있으면 당장 내 심신이 편하다. 그래서 아이에게 '할 일 해' 같은 웃긴 말을 아무 생각 없이 던지게 되는 것이다. 그게 결국은 아이의 말과 행동을 차단하는 꼴밖에 되지 않는데도 말이다.

문제는 또 있다. 드라마 한 편, 영화 한 편을 감상할 때도 성차별적인 시선과 성역할에 대한 고정관념이 담긴 장면들을 무수히 보게 되는데, 그런 것들을 아이에게 이야기할 때면 나도 모르게 가르치는 말투로 변하면서 꼰대질에 지적질을 하게 된다. 아이에게 세상을 비판적으로 보는 눈을 키워준다는 미명 아래, 그야말로 맘껏 꼰대 노릇을 하는 셈이다.

어느 날인가, 드라마를 보던 나는 옆에 있던 아들을 향해 "야, 저거~ 저거~ 너 저거 어떻게 보여?"라고 물었다. 그러자 아들은 마치 정해진 답을 제시하듯 이렇게 말했다.

"또 성차별이지?"

아들은 읽던 만화책에서 눈도 떼지 않고 그 말을 했다. 드라마 장면을 보지도, 심지어 나를 쳐다보지도 않고 단지 귀로 내 말만 듣고 마치 자동응답기처럼 '성차별'을 언급하는 아들을 보면서, 나는 내가 심각하게 잘못하고 있음을 깨달았다.

그제야 나는 나 자신을 돌아볼 수 있었다. 아이가 말을 더 많이 해야 하는

데, 왜 어른인 나만 말을 하고 아이에게는 들으라고만 할까. 대화를 한다면서 나는 왜 그토록 내 위주로 말을 하는 것일까. 어쩌면 나는 성교육이 필요하다는 생각 때문에, 그에 대한 칼럼을 쓰고 있다는 압박감 때문에 아이에게 너무 많은, 그러나 실상은 뻔한 혼잣말을 하고 있던 건 아닐까.

이런 생각이 들 때쯤, 나는 칼럼 연재를 마감했다. 아이가 나와 성적인 이야기를 주고받는 것을 흥미롭게 여긴 건 사실이지만, 한편으로는 엄마와의 대화란 역시 그것이겠거니 여기는 경향도 커져갔기 때문이다. 무엇보다 당장 칼럼 쓰는 일을 멈춰야 아이의 일거수일투족을 매의 눈으로 지켜보는 일을 더 이상 안하겠다 싶었다.

문제는 사춘기가 아니다……. 시간이 흘러 아이는 어느덧 5학년이 되었다. 그 사이 나와 아이의 대화는 점점 더 안 좋은 방식으로 진행되어갔다. 내가 성적인 것을 대화의 소재로 삼거나 주제로 활용해서 그런 것 같지는 않았다. 가만 보니 내가 하는 잔소리의 상당수가 아이의 말투나 태도를 지적하는 것으로 바뀌어 있었다. 전에는 아이가 나와 다른 의견을 표현하더라도 그렇게 심하게 충돌할 일이 없었는데 지금은 뭔가 달라졌다. 아이의 부쩍 큰 몸과 굵어진 목소리를 들으며, 나는 우리가 대립하게 된 이유를 아이의 사춘기에서 찾았다. 그런데 아니었다. 변한 것은 바로 나였다.

아이가 어렸을 때, 아이와 나의 다름은 나에게 결코 위협이 아니었다. 나는 그저 그 다름에 너그러운 태도를 보이기만 하면 되었다. 그러니까 그때도 나는 아이의 의견을 진심으로 귀 기울여 듣고 수용했던 것만은 아니었던 듯하다. 아이의 의견이 내게 전혀 위협적이지 않았기에, 그 '다름'을 그저 귀엽게 바라볼 수 있었다고 할까. 아이가 나와 다른 생각을 말해도 '에고, 요 조그만 것이!'라고 웃어넘길 수 있는 힘이 내게 있었기에, 그 어떤 다른 의견도 쉽게 받아들일 수 있었는지 모른다. 그렇다면 당시 우리 둘 사이의 문제는 내가 꺼낸 대화의 소재라기보다 내가 말하는 위치였던 셈이다. 내가 항상 엄마와 아들, 어른과 아이라는 설정 안에서만 말해왔음을 부인할 수 없다.

유아 시기, 그리고 초등 저학년 때까지의 아이 성교육이 그나마 쉬웠던 건 이런 이유에서였다. 언제든지 내가 알고 있는 지식이나 내가 볼 때 옳은 인식들을 아이에게 그냥 '내리꽂을' 수 있었으니까. 그것도 '대화'라는 명목으로 말이다. 더욱이 아이가 이런저런 다른 생각을 말해도 내가 그것들에 크게 휘말리거나 위협당하지 않았기에 문제가 될 수 없었다. 그리고 보면 당시 나의 태도를 결정지은 것은 '나는 어른이고 너는 아이'라는 생각, '아이인 너는 모르는 것을 어른인 나는 알고 있고 그게 맞다'는 생각이었음이 분명하다.

첫째가 5학년이 되면서 이런 상황에 균열이 가기 시작했다. 우선 아이는 몸이 커지고 논리력도 훨씬 발달했으며, 무엇보다 자기 생각이 확고해졌다. 나는 아이가 고학년이 될수록 성교육을 더 깊고 진지하게 해야 한다고 생각했지만 우리의 '대화'는 더욱 더 어려워졌다. 단지 성적 지식이 민망하고 난감해서가 아니었다. 처음에는 나 또한 좀 더 '야한' 이야기를 본격적으로 해야 하는 시기가 되어서 아이와의 대화가 어려워졌다고 생각했으나, 그건 완전히 착각이었다.

5학년이 된 아이는 목소리나 말투나 표정이 제법 아이다움을 벗어났고, 나는 그걸 보면서 나와 아이가 '같아졌다'고 여기기보다 아이의 변화를 일종의 위협이나 반발, 저항으로 느끼곤 했다(실제로 아이가 나에게 반발하고 저항하는 경우도 많아지긴 했다). 아이가 5학년에 올라간 2017년 봄학기에, 우리는 서로 목소리를 고래고래 높이며 종국에는 물건까지 집어던지면서 싸운 적도 있다. 그때 나는 아이의 거친 모습에 놀랐고, 이전처럼 아이를 받아줄 여력이 사라진 나 자신에게도 놀랐다. 아이를 훈육한답시고 '너 정말 부모 없이 살아봐. 지금 얼마나 복되게 사는 건지 깨닫게 될 거다'라고 말하기까지 했다. 나는 논리라고는 하나 없이 그저 협박에 불과한 그런 말을 아무 거리낌없이 내뱉는 나 스스로가 부끄러웠지만, 막상 아이와의 다툼에서 기선을 잡아야 할 때가 되면 그런 말밖에는 떠오르는 것이 없었다. 더구나 그렇게 아이와 격한 다툼을 하고 나면 매번 "얘가 벌써 사춘기가 오나보네"라고 결론지었다. 무지막지한 말과 행동을 아이에게 쏟아부은 것은 나였으면서 말이다.

나는 그제야 내가 아이의 '사춘기'를 핑계 삼아 꼰대질과 비겁한 짓을 반복하면서도 스스로를 전혀 성찰하지 않고 있음을 깨달았다. 그러면서 아이에게 성교육을 하겠다고 나섰으니 얼마나 부끄럽고 민망한 일인가. 모든 다른 것들 앞에서 의연해야 한다고, 다름을 나쁘게 보지 말자고, 설혹 불편하더라도 불편한대로 그것을 생각해야 한다고 말로는 숱하게 떠들고 글로는 또 얼마나 주장해왔던가. 심지어 아이에게도 그렇게 말해왔으면서, 실제 아이와의 관계에서 이를 진심으로 실천한 적은 몇 번이나 될까. 이런 의문이 들면서 나는 다름을 '그저 인정하'는 것이 진정 어려운 것임을, 그 말을 만만하게 생각하면 그저 다름에 무관심하거나 혹은 다름이 취급되는 방식에 대해 방관할 가능성이 높아진다는 것을 알았다.

단지 성을 주제로 이야기하는 것이 문제가 아니라 아이의 다름을 수용하는 나의 태도 역시 큰 문제라는 것을 알게 된 이후로, 나는 계속해서 그 근본적인 이유에 대해 고민하고 있다. 아이와의 관계에서 나의 위치성을 무시했던 것이 가장 큰 이유라는 생각이 든다. 어른으로서 권력을 가졌고 그런 점에서 아이에게 늘 힘을 행사할 수 있는 존재이면서도, 그에 대한 면밀한 성찰 없이 마치 '대등한' 대화를 하는 듯 가장하며 아이에게 다가갔으니까. '너는 어떤 의견이든 말할 수 있어, 하지만 마지막에 결론을 정리하는 건 당연히 나야'라는 가식적인 태도를 보이는 내 앞에서 아이는 어떤 기분이었을까.

비단 우리 집뿐 아니라 어느 집이든, 아이가 커갈수록 어른과 아이의 힘의 관계에서 비롯되는 문제가 더 많이 표출되기 마련이다. 그런데 흔히 우리 사회에서는 이를 오직 아이의 문제로 단정짓는다. 아이가 사춘기라 그렇다고 쉽게 믿어버리는 것이다. 물론 사춘기가 질풍노도의 시기인 만큼 그때 아이도 많은 변화를 겪는 건 사실이다. 그렇다 해도 어른들은, 아니 엄마인 나는 아이가 펼쳐 보이는 질풍노도의 장면들 앞에서 과연 어떤 태도를 보여야 하는지 스스로를 먼저 성찰해야 할 필요가 있다. 어른과 아이의 힘의 관계에 대한 깊은 고찰이 선행되지 않고는, 어른이 사춘기 아이와 진정한 '대화'를 나누기란 거의 불가능하다.

성교육도 마찬가지다. 대화를 통해 성교육을 한다고 했을 때, 여기서 대화는 단지 그 아이에게 어떤 정보를 전하기 위한 하나의 수단 이상이어야 한다. 쉽게 말하면 그 대화에서 아이는 늘 자기의 의견을 말할 수 있어야 하고, 그것이 가능하려면 아이도 권력을 가질 수 있어야 한다. 아이와의 극심한 갈등을 통해 내가 비로소 깨달은 것은 바로 이 점이다.

말 잘하는 아이가 더 안전한 이유……. 첫째 아이가 말을 잘하는 편이다. 그래서 주변 사람들이 "아이고, 이제 아들이랑 말싸움에서는 못 이기겠네"라는, 칭찬인지 걱정인지 모를 말들을 자주 하는 편이다. 아이가 어릴 때부터 나는 아이에게 말 잘하는 기술을 가르쳐야 한다고 생각했다. 그러니 현재 아이는 내가 원한 대로 된 것인지도 모른다. 그런데 아이가 정말로 말을 잘하고, 심지어 그 '말'로 나를 제압하는 상황이 되자, 우습게도 그런 아이를 협박하고 위협하는 나의 기술 또한 점점 늘어나고 있다.

여전히 내게는 아이가 말을 잘하는 것이 정말로 중요하다. 특히 성교육 및 성폭력 예방교육과 관련해서 양육자들을 만날 때면 이에 대해 많이 강조한다. 아이가 말을 잘하는 것이 폭력을 예방하는 데 효과적인 대비책이기 때문이다.

흔히 사람들은 아동 성폭력이 대개 낯선 이의 유괴 및 납치에 의해 일어난다고 여긴다. 그러나 전문가들의 분석과 판단에 의하면 현실은 전혀 그렇지 않다. 여러 번 강조하지만 성폭력은 괴물 같은 '낯선 이'에 의해 어느 날 갑자기 일어나는 게 아니다. 그런 경우는 오히려 흔치 않다. 설사 낯선 사람에 의해 그런 폭력이 일어난다 하더라도, 여기서 주의해야 할 게 있다. 어른이 생각하는 낯선 사람과 아이가 생각하는 낯선 사람의 기준은 완전히 다르다는 점이다. 어른이나 양육자의 입장에서는 '그건 그냥 얼굴이나 아는 거지, 그 사람이 어떻게 아는 사람이니'라는 말이 나올 법한 사람을, 아이들은 '아는 사람'이라고 느끼곤 한다. 그러니까 어른에게 낯설다고 아이에게까지 '낯선' 건 아니라는 말이다.

아동 성폭력 예방교육 전문가들은 이를 길들이기(그루밍

grooming)라는 개념으로 설명한다. 아이들은 한두 마디에도 친해지고, 일단 마음을 여는 순간 그를 '아는 사람'으로 느끼게 된다. 예컨대 강아지의 귀여움에 대해 누군가와 통한 순간, 아이는 곧바로 그에게 마음을 연다. 또 누군가 도움이 필요하다는 것을 인지하고 나도 그에게 도움을 줄 수 있다고 생각하거나, 혹은 상대로부터 내가 도움 줄 수 있는 사람이라는 신뢰를 받았다고 믿는 것만으로도, 아이는 그와 서로 통했다고 느낄 수 있다. 이런 감성은 인간에 대한 신뢰에 바탕을 둔 것으로, 스스로에 대한 자존감을 높이고 사회성도 키울 수 있다는 점에서 인간관계에서 무척 중요하다. 다만 이것이 악용되는 게 문제다.

아동 성폭력 가해자들은 아이들을 먼저 '길들인다'. 그 과정을 통해 낯선 사람은 아이 입장에서 아는 사람이 되고, 아는 사람은 안전하다는 인식 하에 그의 말대로 행하는 순간 아이는 위험에 빠진다. 그러니 어른들이 낯선 사람 따라가지 말라고 숱하게 말해 봤자 소용이 없다. 이는 아무런 예방책이 되지 못한다. 애들도 낯선 사람은 안 따라간다. 늘 아는 사람을 따라가고, 아는 사람의 말을 듣는다. 아이 처지에서 가장 두려운 것은 아무도 모르는 곳에 혼자 있는 것이기에, 어쩌면 낯선 사람을 따라가지 않는 것이 아이의 본능 아닌가 싶다. 즉, 아이는 믿을 만하다고 여기는 이들을 따라가고 그들이 하자는 대로 한다.

그렇다면 아이를 길들이고 있는 누군가가 있다는 것을 양육자는 어떻게 알 수 있을까? 또한 아이로 하여금 너를 돌보는 것과 너를 길들이는 방식이 똑같아 보일지언정 사실은 전혀 다르다는 것을 어떻게 이해시킬 수 있을까? 정말로 어려운 문제다. 어른 눈으로도 감식하기가 쉽지 않다. 그렇다고 아이의 모든 사생활을 감시하고 개입할 수도 없는 노릇이다. 생각이 여기에까지 미치면 양육자들이 갖는 아동 성폭력에 대한 공포는 더욱 커지고 불안은 증폭된다.

그런데 의외로 이에 대한 대안은 멀리 있지 않다. 현재까지 나와 있는 아동 성폭력 예방 서적들을 읽어보면 하나같이 '아이가 자기의 의사를 스스로 잘 표현하는 것이 가장 중요하다'고 강조하고 있다. 한마디로 아이의 자기표현 능력이 매우 중요하다는 것. 앞서 나는 "안 돼요, 싫어요"만 기계적으로 가르치는 성교육의 문제점을 지적했지만, 아이가 '싫어요'라고 표현할 수 있어야 한다는 것의 중요성은 십분 인정한다. 다만 내가 여기서 묻고 싶은 것은, 왜 우리 사회는 성적인 상황에서만 아이에게 자기표현을 해도 된다고 허락하는가 하는 점이다. 아이가 성적인 위기 상황에서 '싫다'는 말을 할 수 있으려면, 그만큼 평상시에 아이의 부정적인 표현이 용인되어야 한다. 다른 주제나 사안에 대한 자유로운 의사 표현을 할 수 없는 분위기에서 자란 아이가, 성적인 위기 상황이 되었을 때 갑자기 '싫어요'라는 '자기표현'을 하는 것이 과연 가능할까?

예를 들어 어떤 아이가 어릴 때부터 평소 이런 말을 자주 했다고 치자. '엄마, 영어 학원 다니기 싫어요.' '아빠, 저한테 소리치지 마세요.' '할머니, 전 그런 거 먹기 싫어요.' '할아버지, 제 일은 제가 결정할 테니 잔소리 좀 그만하세요.' 만약 부모가 아이의 이 같은 말을 한 번도 진지하게 받아주지 않았거나, 혹은 '싫어도 해야 해' '넌 좀 가만히 있어' '어른이 말하면 무조건 예, 하는 거야. 그게 예의야' '엄마가 설마 너 손해 보는 걸 시키겠니? 넌 그냥 하라는 대로만 하면 돼' '넌 어려서 아직 뭘 몰라' '다 너 잘 되라고 하는 거니 그냥 해' 이런 식의 답변만 해왔다면, 그 아이는 위기의 순간에도 '싫어요' '그렇게 하면 기분이 나빠요' '제 느낌을 존중해주세요' '나한테 이러지 마세요' 같은 말들을 쉽게 하지 못할 가능성이 크다. 설사 아이가 그런 말을 한다 한들 자기 말이 상대에게 먹힐 거라는 생각은 하지 못할 것이다.

존중받을 때 커지는 자기표현 능력....... 아이가 자기 의사를 적극 표현함으로써 아동 성폭력이나 유괴 등에서 나타나는 그루밍을 끊어낼 수 있으려면, 적어도 그 아이는 일상의 모든 분야에서 자신의 생각과 느낌과 행동을 자유롭게 표현해왔고 또 그에 대해 지지 받은 경험이 무수히 누적된 상태여야만 한다. 그러니 중요한 것은 역시 어른들의 태도이다. 어른들이 아이의 표현을 얼마나 많이 들어주고 얼마나 '그대로' 수용하며, 나아가 그 아이를 동등한 인격으로 대우하고 있는지가 핵심이다. 그런 조건과 환경에서 성장한 아이일수록 자신의 느낌과 감정을 정확하게 파악하고 또 적확하게 표현할 수 있다. 또한 다른 사람의 감정 혹은 의견과 자신의 것이 충돌하는 상황에서도 명백하게 자기를 표현할 수 있는 역량이 생겨난다. 무엇보다 이런 아이일수록 타인의 부정적인 반응 앞에서도 타협과 절충점을 찾아 자기 스스로를 조율할 수 있다.

아이에게 말 잘하는 능력을 키워주어야 한다는 말은 이런 맥락에서 이해되어야 한다. 그러니 이 말은 곧 양육자가 그만큼 아이들의 말을 잘 들어주어야 한다는 것이나 마찬가지다. 자기의 말이 상대에게 잘 전달되고 수용되고 있다는 신뢰가 쌓여야만, 아이는 자신의 일상을 가감 없이 숨기지 않고 이야기하고 무엇이든 자연스레 질문한다. 그리고 그럴 때라야 양육자는 아이가 털어놓는 일상의 이야기를 통해 아이의 삶을 파악할 수 있다. 아이 주변에 누가 있는지, 어떤 사람들이 등장하고 퇴장하는지, 그들이 아이와 어떤 관계를 맺고 있는지, 또 아이가 그들에 대해 어떤 감정을 가지고 있는지가 한눈에 보인다고 할까.

흔히 사람들은 CCTV가 아이들을 보호해줄 것처럼 여기지만, 그것은 결코 사건을 예방하지 못한다. 기껏해야 이미 발생한 사건을 해결하는 데 약간의 도움이 될 뿐이다. 그에 비해 평소 대화를 통해 아이의 일상과 삶을 꼼꼼히 지켜본 양육자라면 위험의 징조를 더 빨리 파악할 수 있으며, 그에 따른 적절한 방법을 취할 수 있다. 그러므로 어른인 우리는 아이와의 대화와 교감, 즉 일상적이고도 인간적이며 대등한 관계 맺음을 통해 끊임없이 서로의 삶을 비춰봐야 한다.

이런 맥락의 이야기가 오고가면 부모들은 또 다른 고민을 털어놓는다. "우리 애는 말수가 너무 적어요. 토론도 못하고 책도 너무 안 읽고요, 발표도 무섭다고 해요. 그렇게 똑똑한 애도 아니고 자기표현도 못하는데 어쩜 좋아요." 특히 남아를 키우는 부모들은 걱정이 더 심하다. 남자아이는 여아들에 비하여 상대적으로 독서와 글쓰기와 말하기 등이 떨어지고 결과적으로 언어능력이 덜 발달된다는 믿음이 그들 안에 있기 때문이다. 일부 부모는 또한 아들과의 의사소통은 애초에 불가능한 것 아니냐고 말하기도 한다.

이런 말을 들을 때마다 나는 어른들이 '말 잘한다'는 것에 대해 너무 전형적인 이미지, 이를테면 공부 좀 하는 아이들의 똑 부러진 말투라든가 아니면 자기주장을 굉장히 강하고 분명하게 펼치는 모습 같은 것만 상상하는 게 아닌가 싶은 생각이 든다. 또 말이 많은 것과 잘하는 것을 혼동하는 건 아닌가 싶기도 하다. 말을 잘한다는 것은 말이 많고 적음에 상관없이 자기가 느끼고 생각한 것을 적절하고 적확하게, 그것도 때와 장소에 맞게 표현할 줄 아는 것이 아닐까. 실제로 나는 말수가 적음에도 정말 중요한 순간에 아주 적확한 말을 하는 아이들을 종종 본다. 성격이 내향적이고 말이 없으면 자기표현을 하지 못할 거라고 흔히들 생각하기 쉬운데, 이 또한 오해일 수 있다. 그런 아이들도 자기의 말에 귀 기울여주는 사람 앞에서는 각자의 방식으로 '잘' 표현한다. 그러니 아이가 아예 말문을 닫기 전에 그에게 내가 너의 말을 경청하고 있다는 신뢰감을 주는 것이 우선일 것이다.

더 나아가 나는, 말 잘하는 아이에 대한 이미지 자체가 한정적인 이유는 어른들이 그런 식으로 자기를 드러내는 아이들의 말만 들어주기 때문이 아닐까 생각한다. 이는 꼭 아이들에게만 해당하는 이야기가 아니다. 어른들의 사회에서도 어떤 이의 말은 경청되고 용인되는 반면, 어떤 이의 말은 곧잘 무시되지 않는가. 사람들이 저마다 각자의 방식으로 자신을 자유롭게 표현할 수 있을 때, 우리 사회가 그런 다양한 모습을 대등하게 인정하고 또 인내심을 가지고 다양한 목소리에 귀 기울일 때, 비로소 어른이든 아이든 자기표현 능력을 키울 수 있을 것이다.

사건은 '진짜' 아는 사람에서 시작돼........ 앞서 나는 '낯선 사람'에 대한 어른과 아이의 시선 차이를 설명했다. 이는 아동 성폭력 예방교육에 필수적으로 등장하는 길들이기(그루밍) 개념을 설명하기 위한 것이었다. 그런데 나는 이 개념을 동원해 아동 성폭력 예방교육을 하는 것이 과연 적합한가 하는 생각을 한다. 왜냐하면 실제 '그루밍'을 통해 아동을 성폭력하거나 유괴하는 경우는 아주 일부이기 때문이다. 그루밍이라는 개념으로도 포착되지 않고 알아차리기 힘든 현실이 있다. 길들이기 개념은 여전히 성폭력을 외부인에 의한 폭력으로 한정시킨다는 한계를 갖는다.

직설적으로 말해서 많은 경우 아동 성폭력과 아동 학대는 '진짜' 아는 사람에 의해 벌어진다. 낯선 사람이 그루밍 수법을 활용해 아는 사람이 된 다음 일을 저지르는 게 아니라, 원래부터 알았거나 오래 알아온, 예컨대 친인척이나 혹은 친인척보다 더 가까운 지인, 심지어 주 양육자에 의해 사건이 생긴다는 말이다. 이 점에서 '낯선 사람을 조심하면 된다'는 쪽에 무게를 더 실어주는 그루밍 개념은 현실성이 떨어지거나, 더 나아가서는 진짜 아는 사람에 의해 저질러지는 사건을 외면하게 만든다는 점에서 위험하다.

그런데도 사람들이 그루밍 개념에 집착하는 이유는 아는 사람부터 의심해야 한다는 그 점이 불편하고 두렵기 때문일 것이다. 얼마나 겁이 나고 걱정이 많아지겠는가. 애기 아빠도 내가 의심해야 하나요? 시아버지나 친정아버지, 도련님도 의심하는 게 맞는 거죠? 조카아이가 있는데 남자애고 우리 아이보다 5살이나 많아요. 같이 안 놀게 하는 게 아무래도 맞는 거죠? 엄마들이 하는 이런 말들은, 그들 내부의 두려움을 그대로 드러내고 있다. 아니, 이 말을 하는 자체가 누군가에게는 엄청난 용기를 필요로 하는 것일 수도 있다. 그만큼 '친족성폭력'이라는 단어는 막막하고 힘들다.

그럼에도 묻고 싶다. 친족성폭력이라는 단어 앞에서 겁을 먹고 고개를 돌릴 때, 우리가 과연 더 무서워하는 것은 무엇일까? 성폭력일까, 아니면 친족일까? 내가 볼 때는 여전히 많은 사람들이 '성폭력'보다 '친족'이라는 단어를 더 무서워하는 것 같다. 가족이나 친척과 같은 공동체에서 갈등이나 문제가 생기는 것, 그것도 서로 불편하고 민망한(?) 성적 문제로 대립하게 되는 것을 굉장히 꺼리는 게 훤히 보인다. 아마도 그 이유 중 하나는 우리 정서상 공동체는 '끈끈한 하나'여야 한다고 여기기 때문일 것이다. 그래서 공동체 내에 갈등이 발생하면 그 원인을 외부로 투사하여 문제를 바깥에서 찾는 경향이 강하다.

나는 그루밍 개념으로 아동 성폭력을 설명하려는 시도에도 이런 점이 반영되어 있다고 본다. 하지만 그것으로는 아동 성폭력의 실상과 본질을 설명하기에 턱없이 부족하다. 더구나 그런 개념만 강조해서는 올바른 대안이 제시되기 어렵다. 결국 아이를 보호하는 업무, 아이들의 일상을 책임져야 하는 의무, 아이가 타인의 길들이기에 빠지지 않도록 더 잘 돌봐야 할 책무를 강조하는 것으로밖에 나아갈 수가 없다. 그런데 과연 우리가 아이의 삶 전체를 파악하고 돌보고 책임질 수 있으며, 꼭 그래야만 하는 것일까? 물론 아이들이 위험에 빠지는 것을 방지하기 위해 아이의 모든 것을 알고 싶고 보호해주고 싶은 마음은 이해한다. 그러나 우리는 그런 일이 불가능할 뿐 아니라, 또한 그래야 한다고 했을 때 그 책무가 누구에게 돌아갈지 이미 알고 있지 않은가.

길들이기 개념이 갖는 이 모든 문제를 넘어서기 위해서는 다시 한 번, 그러나 다른 방식에서의 권력에 대한 이해가 필요하다. 어른과 아이가 각각 차지하는 위치, 그 둘의 관계, 그리고 나와 공동체의 관계를 상상할 때 권력을 제외한다면, 그 한계가 너무 분명하기 때문이다.

권력을 줘야 말을 한다....... 아동 성폭력 가해자들의 길들이기로부터 아이를 보호하고 성폭력을 예방하기 위해 아이들의 의사 표현, 즉 말을 잘하는 능력을 키워야 한다는 의미는 수다스럽고 자기주장만 고집하는 아이로 키우라는 게 아니다. 이는 오히려 아이가 자기의 상태와 생각을 타인에게 전달하기 위해서는 아이 또한 권력을 가져야 한다는 것으로 이해되어야 한다. 어른들은 흔히 아이들에게서 권력을 쉽게 박탈하곤 한다. 아니, 대부분의 사람들은 아이와 권력이 애초에 어울리지 않는다고 생각하기에, 본인이 아이의 권력을 박탈했다는 사실조차 의식하지 못하는 경우가 많다.

아이가 말을 잘한다는 것의 핵심은, 아이가 부정적인 의사를 표현했을 때 그것이 얼마나 받아들여지고 용인되는가와 관련이 깊다. 아이가 일상에서 싫다는 표현을 할 수 있으려면, 그 말이 상대로부터 존중되고 수용된 경험들이 축적돼 있어야 한다는 말이다. '싫어요'는 노골적으로 나와 타인의 다름을 현실화하고 차이를 부각시키는 말로, 부정적인 의사 표현의 상징이다. 만약 아이가 그 말을 던졌을 때, 상대인 어른이 '네가 싫은들 어쩔 건데' '네가 싫든 말든 나는 상관없거든?' '왜 싫어? 좋아해야지'라는 반응을 거듭 보인다면, 아이는 자기 의사가 거부된 것으로 알고 더 이상 그런 말을 자유롭게 할 수 없을 것이 분명하다.

아이의 말을 들어준다는 것, 특히 아이의 부정적인 표현을 수용한다는 것은 단순히 시혜를 베푸는 게 아닌 아이의 인격을 존중하고 있다는 증거와도 같다. 아이 스스로 경험하고 생각하고 느끼고 표현할 수 있도록 아이 자신에게 권력을 주는 것이다. 말은 이미 권력이어서, 권력이 없으면 자신을 위해 사용할 언어 자체가 적어진다. 따라서 아이가 말을 잘한다는 것은 아이 스스로 자기를 위한 언어적 자원을 꾸준히 누적시켜왔음을 의미한다. 반대로 아이에게 권력과 권한을 주지 않으면 아이는 자신의 언어를 축적시킬 기회를 갖지 못한다. 즉, 말 잘하기는 수다스러움이 아니라, '말해도 되는' '말할 수 있는' 권력에 대한 체험이자 그것이 수용되는 경험의 효과이다.

그런데 우리는 과연 아이들을 이렇게 대하고 있는가? 아이들에게 진정 권력을 쥐여준 적이 있나? 아이들을 마냥 취약한 존재로만 여기면서, 우리는 어쩌면 그들이 계속해서 그 상태로 있기를, 그래서 손쉽게 통제할 수 있기를 바라지는 않는가? 아이들이 권력을 조금이라도 가지기 시작하면 양육하는 사람, 교육하는 사람, 아이를 돌봐야 하는 어른들이 더 피곤해질 것을 우려하면서 말이다.

또한 우리는 어떤 아이에게는 말해도 된다고 하면서, 또 다른 아이에게 말하지 말라고 하거나 혹은 말해도 들어주지 않거나 신뢰하지 않는 경우가 많다. 이런 경험이 지속될 때 아이들이 배우는 것은 하나다. 인간은 동등하지 않다는 것. 그래서 초등 1~2학년만 되어도 아이들은 곧잘 이런 말을 한다. "나는 공부 못하니까 선생님이 내 말은 안 믿을 거예요." "내가 그동안 많이 혼나서, 내 말은 안 들을 거예요." "엄마 아빠는 나한테 하라고만 하지, 내 말은 안 들어요." "어른들이 듣고 싶어 하는 말만 해주면 되잖아요." 더 나아가 심지어는 이런 말까지 한다. "학교가 다 그렇죠 뭐." "엄빠들은 원래 다 그래요."

아이에게 좀처럼 권력을 주지 않는 우리 사회가 흔히 내세우는 것은 '예의'이다. 예의를 가르친다고 하면서 사실은 복종이나 순종을 요구한다. 나 역시 아이와의 갈등이 생길 때마다 예의를 들먹거리는 편이다. '그래도 내가 엄마인데' '어디 어른 앞에서' '네가 뭘 안다고'와 같은 관습적 표현들에 얼마나 쉽게 기대는지 모른다. 이런 상황에서 우리가 주목해야 할 것은 과연 누가 말하고 있고 누구의 말이 들리는가이다. 정말로 아이들에게 가르쳐야 할 것이 있다면 그것은 'X는 나쁘고 Y는 옳다' 같은 도덕률이 아니라, 말할 수 있는 위치에 서 있는 사람과 그렇지 못한 사람, 들리는 말을 하는 사람과 그렇지 않은 사람의 경계선을 똑바로 바라볼 수 있게 만드는 역량이기 때문이다.

말을 단순한 소통의 도구가 아닌 권력의 문제로 이해하면, 공동체에서 각자가 점하고 있는 위치를 사고할 수 있게 된다. '하나의' 공동체, '우리' 가족 등의 관념에는 반드시 권력의 체계가 서 있기 마련이고, 그에 따라 말을 할 수 있는 자리 혹은 그 말에 힘이 실리는 자리가 있는가 하면 그렇지 못한 자리도 있다. 예컨대 왜 며느리는 시아버지의 말에 반박하기 힘든가? 왜 10대 아이들은 일가친척 어른들의 말에 예의 바르게만 응해야 하는가? 흔히 생각하는 것처럼 권력은 단지 광화문이나 여의도에만 있지 않다. 오히려 우리의 일상, 즉 어제도 오늘도 똑같이 반복되고 있는 이 일상이야말로 권력이 작동하는 시공간이며, 그 일상 안에서 일어나는 소소한 사건들에 의해 권력이 재배치된다.

우리가 아이의 인격을 존중하는 차원에서 그의 말에 귀 기울일 수 있으려면, 아이와 함께하고 있는 우리의 일상, 즉 '우리'로 묶여 있는 이 작은 공동체 내에서 권력이 어떻게 작동하고 있는지에 예민해야만 한다. 동시에 공동체 내 인물 간의 권력관계가 어떤 조건 아래서 재배치되는지에도 늘 민감해야 한다. 예를 들어 왜 모든 가사노동과 귀찮고 힘든 일은 엄마가 하는지, 그런데도 정작 집안일의 최종 결정권은 어째서 아빠가 갖는지, 엄마의 결정은 어떤 영향을 미치며 아빠의 결정은 어떤 의미를 가지는지 질문해야 한다. 아이들에게는 어떤 권한이 주어지는지, 그것은 정말 합당한 것인지, 그런 권한은 '누가' 주고 그것이 정말로 그의 것인지, 어떻게 그의 것이 될 수 있는지까지도 말이다.

가족이라는 이름은 그것이 가장 일상적인 삶을 공유하는 타인들의 묶음이라는 근본적인 조건을 감추는 이름이기도 하다. 가족은 '혈연'이라는, 일부분은 진실이고 일부분은 거짓인 스토리 안에서 우리 모두가 타인이라는 사실을 묵살하게 만든다. 당연히 상호 간에 작용하는 권력에 대해서 논하거나 문제시하는 것은 심히 불온한 것으로 여겨진다. 가족이라는 공동체 안에서 아이들은 여러모로 가장 열악한 위치에 처할 수밖에 없다. 가족 내 젠더 불평등에 대해 인지하지 못하거나 이를 문제삼기 힘든 상황이라면, 아이에게 권력을, 말할 권한을 줄 수 있는 기반은 애초에 없는 것이나 다름없다.

성교육은 단순한 성적 지식의 설파나 전수가 아니다. 오히려 성을 둘러싼 권력의 문제를 다양한 측면에서 제대로 볼 수 있는 '의심의' 시선을 갖게 하는 것이다. 이런 인식에서 성교육을 시작할 때만이, 기존의 많은 성교육들이 어찌하여 젠더 차별과 성역할을 고정시키는 역할을 해왔는지를 알게 된다. 페미니즘 물을 조금 먹었고, 그래서 아들의 성교육이 일찍부터 필요하다고 여겼던 나조차도 그런 왜곡된 성교육의 자장 안으로 빨려들어가고 있음을 어느 순간 깨달았다. 그제야 성교육이라는 명분 아래 내가 아이에게 끊임없이 어른 노릇을 하고 있다는 것이 눈에 훤히 보였고, 아들과 엄마 사이에는 젠더에 대한 고민 말고도 어른과 아이라는 권력의 문제에 대한 고심이 필요하다는 걸 알게 되었다. 그리하여 나는 다시 페미니즘으로 돌아왔다. 일상의 권력과 정치에 가장 급진적인 질문들을 던지는 데 페미니즘만큼 적극적이고도 적합한 것이 없기 때문이다.

필요한 건
다시 페미니즘

10대의 성은 있으나 없다?……. 흔히들 '교육' 하면 위계를 전제로 하는 상을 떠올리기 마련이다. 스승과 제자, 아는 자와 모르는 자, 혹은 가르치는 자와 배우는 자 등등. 이 때문인지 '교육'이라는 단어는 종종 페미니즘적인 인식을 담기에는 너무 작거나, 혹은 최소한 그에 어긋나는 순간들을 만드는 것처럼 보인다. 나만 해도 아들 성교육을 한다면서 어른과 아이, 엄마와 아들이라는 틀에 나 스스로를 가두고 거기서 쉽게 벗어나지 못했다. 그건 성'교육'이라는 틀 안에 페미니즘의 관점을 욱여넣고픈 욕심 때문이었던 것

같다. 다행인지 불행인지 내 경우엔 아직 아이가 어려서, 즉 아이가 사춘기에 접어들기 전이었기에 그에 따른 문제들이 적나라하게 드러나지는 않았다. 대개 그런 문제는 사춘기 아이들의 섹슈얼리티 사안과 마주할 때 폭발하기 마련이다.

아이에게 권력을 주어야 그 아이가 비로소 상대와 대등한 말하기를 행할 수 있게 된다는 주장은, 사실 아이 교육에 관심이 많은 부모에게는 대단한 이야기도 아니다. 요새 이런 주장은 이미 흔하다. 그럼에도 불구하고 그 대화의 주제가 성, 섹스/젠더/섹슈얼리티와 관련한 것이라면 다시 한 번 상황이 일그러진다. 그런 것들은(특히 섹슈얼리티는) 아이들이 입에 올릴 만한 적합한 주제가 아니라고 너무 쉽게 단정해버리는 탓이다. 그 이유는 다양하고 그럴싸하다. 그들이 청소년이라서, 아직 '다' 자라지 않았기에, 미숙한 존재이므로 보호 받아야 해서…. 하지만 막상 청소년이 보호되어야 하는 순간에 사회는 그들을 어떤 시선으로 바라보고 대우하는지 생각해보면, 여러모로 현실이 우울해진다.

그나마 아이들이 성역할이나 성차별과 관련해 몇 마디 자기 의견을 말하는 것에 대해서는 긍정적으로 평가할지도 모르겠다. 혹자는 '그 녀석 똑똑하네' 하고 칭찬할 수도 있겠다. 그러나 사춘기 청소년이 섹슈얼리티에 대해 언급하면 모든 어른이 들고 일어나 경고의 신호를 보낼 게 틀림없다. 어른들은 그 아이를 되바라지고 위험한 청소년으로 낙인찍을 것이며, 심지어 그런 발언을 한 자체를 성추행적 행동으로 여길 가능성도 크다. 그런데 흥미로운 것은, 이런 어른들 중 십중팔구가 정말로 성추행을 행한 가해 청소년에 대해서는 '어려서' 그랬다는 식으로 넘어가거나, '장난' 혹은 '호기심'이라는 알리바이를 내주고 사건을 슬쩍 무마하려 한다는 점이다.

이런 사태는 사회에 뿌리내린 젠더 편견에 의해서 더욱 악화된다. 다시 말해 성적 발언을 하는 10대 아이가 남아인지 여아인지에 따라 완전히 다른 판단을 내린다고 할까. 한국 사회에서 아이들은 일찍부터 남녀에 따라 차별화된 성교육을 받고 있으며, 이는 아이들이 사춘기에 접어들면서 더욱 강화된다. 남학생들은 스스로를 더욱 더 동물적 본능에 종속된 인간으로 알도록 세뇌당하고, 여학생들은 늘 스스로를 잘 단속하도록 강요당한다. 좀 과장해서 말하면 남학생들에게는 섹스가 지상 최대의 유희이자 즐거움이며 반드시 해내야 하는 무엇인 것처럼, 반면 여학생들에게는 로맨스와 결혼이 인생 최대의 목표인 것처럼 가르친다.

성별에 따른 차별적 내용도 심하지만, 더 근본적인 문제는 성에 대한 모순적인 메시지들이 청소년에게 전파된다는 점이다. 10대 청소년에게 성은 가까이 하면 안 되는 것, 나쁜 것, 위험한 것이라고 전하는 담론이 너무 많다. 청소년과 '성'은 절대 만나서는 안 된다는 것이 어른들의 흔한 주장이다. 여기서 '성'은 의미상 고작 섹스 행위에 불과하다. 이는 어른들의 편협한 사고에서 기인한 것임에도 불구하고, 이를 근거로 청소년의 삶을 규제하고 관리하고자 하는 행태들은 아무런 제지를 받지 않는다. 덕분에(?)청소년들은 피임에 대해 제대로 배우기는커녕 피임 기구에 대한 정보권이나 접근권도 가질 수가 없다. 청소년들이 성에 대한 다양한 궁금증과 문제에 직면해도 도움을 청할 곳이 없다. 특히나 성정체성이나 성적 지향에 대해 고민하는 10대들은 의지할 곳이 극히 적다. 만약 10대 청소년이 이와 관련한 고민을 털어놓는다면 대다수의 어른은 '네가 어려서 뭘 잘 몰라서 그러는 것'이라며 곧 '정상'으로 돌아갈 테니 걱정하지 말라는 말만 되풀이할 게 뻔하다.

한국 사회의 모순은 가장 금욕적인 존재로 규정해놓은 청소년을 욕망하는 담론 역시 범람한다는 데 있다. 청소년, 특히 청소녀는 성적 금기와 성적 욕망의 담론 사이에서 갈팡질팡할 수밖에 없다. 미디어에 등장하는 숱한 아이돌들을 보라. 10대 여학생을 욕망하는 시선이 넘쳐나지 않는가. 그런 장면을 보고 있노라면 마치 이 사회가 10대 청소년을 향해 "너희들은 성에 대해 아무것도 모르고 또 아무것도 하지 말아야 하지만, 내가 너희에게 원하는 것은 언제든 채워줘야 한다"고 말하는 것만 같다. 나는 10대 아이들을 대하는 이처럼 모순된 시선과 태도에서 겹겹이 둘러싸인 젠더 편견은 물론이고, 성인이 아닌 존재를 대하는 아주 나쁜 방식의 권력을 본다.

한쪽에서는 어리다는 이유로 금욕을 들이밀고 다른 한쪽에선 어리다는 이유로 더욱 노골적인 성적 욕망이 담긴 시선을 보내는 상황에서, 아이들은 어떠한 성적 정보를 얻게 될까? 섹스/젠더/섹슈얼리티라는 단어와 연루된 삶의 여러 문제들을, 그들이 과연 제대로 마주할 수 있을까? 아이들도 분명 성적 욕망을 지닌 인간이기에 이와 결부된 인생의 질문들을 품을 수밖에 없을 텐데, 이를 해결하고자 스스로 정보를 찾고자 할 때 누구에게 손을 내밀 수 있을까? 어른들의 생각이 획기적으로 변화하지 않는다면 이들이 찾아갈 곳은 편견과 왜곡이 마구 뒤섞인 B급 정보들일 가능성이 높지 않을까?

페미니즘 관점의 성교육이 필요한 이유....... 흔히 '청소년'이나 '사춘기 아이들'이라 불리는 10대는, 정확히 정의되지 않는 자신들의 위치만으로도 혼란을 느낄 수 있는 존재이다. 그런 가운데 10대의 섹슈얼리티는 그들 자신에 의해 발언되거나 논의되기보다, 어른들의 평가나 욕망에 의해 결정되는 경우가 많다. 성교육이 이루어진다고는 하지만 그 안에서 다뤄지는 것은 생물학적 성차와 성관계의 생물학적 결과, 약간의 성적 에티켓, 그리고 기껏해야 성 편견과 성차별의 사례 정도일 뿐이다.

그러고 보면 지금 시대에 필요한 내용을 담기에 성교육이라는 용어는 그 자체로 한계를 갖는 게 아닌가 싶다. 마치 과거에 순결교육이라는 이름 아래 행해진 (성)교육이, 그 이름에서부터 분명한 오류와 한계를 내포하고 있었던 것처럼 말이다. 내가 볼 때 지금 시대가 요구하는 성교육은 성에 대해 당연시되어온 전제들에 질문을 던질 수 있어야 한다. 예를 들어 왜 남성은 아들이라 불리는지, 왜 남과 여는 자동적으로 구분되는 것으로 여겨지는지, 나아가 인간은 왜 남녀라는 두 종류로 구분되어야만 했는지 등을 의심하게 만드는 철학적 바탕이 필요하다.

사람들은 페미니즘을 너무 단순하게 이해하려는 경향이 있다. 예컨대 "남자들이 가진 권력 뺏어서 여자들이 가지겠다는 것 아냐?"라는 말 한마디만 봐도, 얼마나 많은 이들이 페미니즘을 왜곡하고 오해하고 있는지가 드러난다. 위의 말에서는 정확히 남녀를 구분하고 있다. 하지만 페미니즘은 남과 여를 '구분'하기 위한 지식이나 실천이 아니다. 오히려 그렇게 구분하는 힘은 무엇이며, 왜 그런 구분이 가능하게 되었고 어쩌다 그렇게 되었나를 질문하는 게 페미니즘에 가깝다. 나아가 그러한 구분이 어떤 효과와 결과를 가져왔는지에 관심을 기울이는 게 페미니즘의 역할이다.

내가 아는 한 페미니즘은 섹스/젠더/섹슈얼리티란 무엇이며 이를 가르는 경계가 언제, 어떻게, 왜 만들어지는지, 그 원리를 탐구하는 지적 활동이면서 동시에 이에 개입하는 정치적 실천이다. 무엇보다 그런 '경계 지음'으로 인해 생겨난 구분 속에서 억압 받는 쪽에 시선을 두려는 윤리이기도 하다. 페미니즘은 억압의 철폐를 상상하기 때문에 늘 윤리적인 실천과 정치를 고민하지만, 그렇기 때문에라도 함부로 도덕이나 규범을 만들려 하지는 않는다(도덕과 윤리는 다르다). 그런 점에서 페미니즘은 남성들의 권력을 '뺏어서' 여자들이 '가지겠다'는 식의 생각과 아무런 관련이 없다.

위의 말을 뒷받침할 만한 좋은 사례 하나는, 그 누구보다 통합적인 성교육과 이의 전국적인 확산을 고민하는 페미니스트들이 정작 교육부에서 제시한 '국가 수준 성교육 표준안'에는 가장 강력하게 반대했다는 사실이다. 그 이유는 국가 수준 성교육 표준안의 내용이 젠더를 의심하고 그 자체에 질문을 던지면서 윤리를 성찰하는 것이 아닌, 사회적 관습과 규범을 강화하는 도덕률을 만드는 것으로 채워져 있었기 때문이다. 국가 수준 성교육 표준안은 '여자가 짧은 치마를 입으면 안전하지 않다' '여자는 무드에 약하고 남자는 누드에 약하다' 등, 피해자가 성폭력을 유발했다고 보는 관점을 대변하는 내용으로 점철되어 있었다. 더군다나 성소수자 관련 사안은 발언조차 하지 못하게 하는 등, 이름만 성교육이지 실제로는 성편견을 강화하고 젠더에 대한 급진적인 질문을 원천봉쇄하는 '국가 지침'에 다름 아니었다.

성교육은 성차에 따른 구분을 강화하고 이를 사회적 규범이나 도덕으로 만들어 외우고 실천하게 하는 것이 되어서는 절대 안 된다. 오히려 그런 구분과 경계, 그리고 이를 만들어낸 권력에 질문을 던지는 것이어야 한다. 또한 일상 속에서 이루어지는 몸과 몸의 만남에 대해 스스로 문제제기 할 수 있는 역량을 심어주는 것이 되어야 한다. 성교육이 페미니즘과 만나야만 하는 이유는 이토록 많고, 또 중요하다.

아이로부터 배우기······· 경계를 성찰하는 것이 페미니즘이라 말하면, 어떤 권력을 빼앗거나 되찾거나 하는 것이 목표가 아니라는 식의 주장을 펼치면 또 다른 오해가 펼쳐진다. 그런데도 왜 페미니즘은 중립적인 입장 대신 편파적으로 보이는, 즉 어느 한쪽을 편드는 것 같은 주장을 일삼느냐는 것이다. 단언컨대 이런 반론에는 이 한마디 - '경계를 성찰한다는 말을 전혀 이해하지 못하는군요'- 외에는 해줄 말이 없다. 기계적 중립을 요구하는 반론이야말로 이미 경계와 구분을 전제하고 그 양자를 무조건 똑같이 취급하라는 것에 불과하기 때문이다.

경계를 성찰하는 페미니즘은 양자를 다 손에 쥐고 우뚝 서 있는 거인이나 영웅적 신 같은 이미지가 아니다. 그래서 어떤 이에게는 페미니즘이 위험하거나 불안해 보이고, 심지어 편파적이고 제멋대로라고 여길지도 모르겠다. 이와 관련하여 떠오르는 어떤 기억이 있다.

> 여러 명의 아이들이 아파트 놀이터에 모여서 같이 놀던 어느 여름날. 해가 길어진 덕분에 아이들은 늦도록 배고픈 줄도 모르고 놀았고, 간간이 엄마들이 어서 들어가서 저녁을 먹자고 했으나 아이들은 그 말을 무시하고 놀이에 빠져 있었다.
> 그때 우리 집 다섯 살 둘째가 자기보다 한 살 정도 더 먹었음직해 보이는 여자아이와 함께 시소 기둥에 올라가서 놀려고 했다. 나

와 이를 지켜보던 다른 엄마가 아이들을 제지했다. 위험하다고 생각했기 때문이다.

나는 딸아이에게 시소가 타고 싶으면 의자에 앉으라고 권했다. 그런데 딸이 단호한 목소리로 이렇게 묻는 게 아닌가. "누가 시소는 의자에서만 타래?" 순간 당황했지만 나는 다시 아이를 만류하며 "원래 시소는 의자에 앉아서 타는 거"라고 했다. 그러자 아이가 말했다. "원래 그렇다고? 어디 써 있는데? 나는 글씨 모르니까 어디 엄마가 읽어봐." 나는 딱히 정해진 것은 아니라고 변명을 하면서도, 여전히 위험하다는 소리를 반복했다. 아이는 아이대로 "저기(의자) 타는 거보다 여기 올라가는 게 더 재밌다"면서 고집을 피웠다.

그때 바둑학원에서 돌아오는 길에 놀이터에 들른 첫째가 동생 편을 들었다.

"저기(기둥) 올라가는 게 논리적으로도 더 재밌지."

나는 어이가 없어서 재밌으면 그냥 재밌는 거지 '논리적으로' 재밌는 건 뭐냐고 따졌다. 그러자 아들은 "애들 몸무게가 제각각 다르고 늘 같은 또래들만 놀이터에 모이는 게 아닌데 어떻게 시소가 제대로 작동하겠느냐"며 반론을 제기했다. 당장 자기만 해도 7세나 차이 나는 동생이랑 시소를 타려면 균형이 맞지 않기에 둘이 모두 다 재미있을 수는 없고, 오빠인 자기가 재밌으면 동생은 항상 너무 위험해진다고 했다. 그러니 결론은 차라리 시소 기둥에 올라가서 노는 게 논리적으로 더 재미있다는 것이다.

나는 그날 아들의 말에 솔깃했다. 생각해보니 시소를 균형 있게 탈 상대를 만나는 것은 참으로 어려운 일이었다. 그래서 늘 엄마들이 몸에 힘을 잔뜩 주고 아이에게 온전히 맞추어 시소를 '태워주는 것' 아니겠나. 해본 사람은 알겠지만 그 일은 힘들고 재미도 없다. 그런데 왜 우리는 당연히 시소에 오르기만 하면 균형이 맞춰질 거라 생각한 것일까.

그러고 보니 시소가 늘 위험해 보인 이유를 그제야 알 것 같았다. 균형이란 그저 양쪽에 '아무나' 하나씩 올라서기만 하면 되는 게 아니다. 균형은, 시소에 오르는 이들이 자신의 무게와 상대의 무게를 서로 가늠하면서 조절하고 배려를 할 때 비로소 맞춰진다. 즉, 아이와 함께 시소를 타주는 엄마는 항상 자신의 무게를 한껏 발에 실어 아이 무게에 맞게 발을 굴러줘야만 하는 것이다. 그래야 아이가 위험해지지 않으니까. 거기에 더해 아이의 즐거움까지 고려하려면 더 세심하게 신경을 써야 한다.

이런 생각이 들자 나는 아이들이 왜 시소 의자가 아닌 기둥에 올라가서 놀려 했는지 이해가 되었다. 그건 서로 다른 몸무게를 지닌 아이들이 상대를 배려하면서도 둘 다 즐거움을 느끼기 위한, 매우 윤리적인 방법이었다. 다만 내 눈에 위험해 보인다는 게 문제인데, 따지고 보면 다른 체급의 아이들이 시소 의자에 앉아 노는 것도 위험하긴 매한가지 아닌가.

페미니즘에 대해 설명하면 할수록 사람들은 더 어려워하고, 그중엔 '나는 못하겠네' 하며 고개를 절레절레 흔드는 이도 있다. 페미니즘 이론을 좀 배워봤다는 나도 못하겠다 싶은 순간이 종종 찾아오곤 한다. 앎과 삶을 각각 따로 이루기도 어렵지만, 그 둘을 하나로 엮어 일관되게 가져가기는 더욱 더 어렵기 때문이다. 그러나 나는 아이들의 도움을 받으면 할 수 있다고 생각한다.

우리가 힘들다고 느끼는 이유는, 우리가 이미 너무 많은 사회적 편견과 억압기제에 길들어 있어서이다. 그에 비하면 아이들은 아직은 편견과 억압에 덜 물들어 있다. 이것이 바로 우리 어른들이 경계를 바라보는 아이들의 시선에 주목하고 그들이 권력을 가지고 노는 어떤 순간들에 귀 기울여야 하는 이유다. 그럴 때만이 우리는 아이와의 관계를 통해 자기가 어른으로서 가진 상대적 위치를 성찰하면서, 페미니즘적인 앎과 삶으로 한 발자국씩 나아갈 수 있을 것이다.

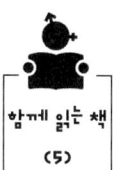

함께 읽는 책 (5)

결국은 페미니즘

나는 몇몇 성적 에티켓을 지키는 것이나 성역할의 기계적 분배를 통해 우리 사회의 성문화가 좀 더 윤리적인 방식으로 변하고 평등해지리라 기대하지 않는다. 물론 그것들도 중요하다. 하지만 섹스/젠더에 대한 기본적인 인식의 틀 자체가 바뀌지 않으면, 즉 한국 사회의 체제와 제도 전체를 페미니즘의 관점에서 질문하고 성찰하지 않으면 진정한 변화는 없을 것이기에, '결국은 페미니즘이 대안'이라고 말하겠다.

아래의 목록은 아들 성교육과 더불어 자신의 삶에 지금까지와는 다른 질문을 던져보길 원하는 이들에게 적극 추천하는 책들이다. 페미니즘과 관련한 서적은 많지만, 여기서는 페미니즘을 처음 접하는 분들이 조금은 가볍게 읽을 수 있는 것들 위주로 골랐다.

『페미니즘의 도전-한국 사회 일상의 정치학』
정희진 지음 | 교양인 | 2013

"페미니즘이 뭐예요? 책 좀 추천해 주세요"라는 질문에 한국의 관련 지식인이나 실천가들 상당수가 이 책을 먼저 권하곤 한다. 한국적 상황에서 쓰인 글이라는 점에서 해외의 수다한 페미니즘 책들과의 차별성이 돋보인다. 다양한 문제와 상황들을 다루고 있으며 쉽게 읽히는 게 장점이나, 페미니즘 내부에서의 논쟁을 다양하게 제시하는 흥미로운 글들도 많다. 2005년에 나오고 2013년에 개정판이 나왔는데, 어전히 낳이 읽히는 데는 이유가 있다.

『모두를 위한 페미니즘』
벨 훅스 지음 | 이경아 역 | 문학동네 | 2017

"페미니즘이란 간단히 말해서 성차별주의와 그에 근거한 착취와 억압을 끝내려는 운동이다"라고 벨 훅스는 말한다. 그녀는 가볍고 수려한 글로 강렬하고도 정갈하게 페미니즘을 설명한다. 페미니즘이 걸치고 있는 상당한 주제들을 다루면서도 어렵거나 추상적이지 않고, 무엇보다 성차별이나 여성 억압을 논하지만 결코 우울하거나 부정적이지 않다는 것이 이 책의 특징이다. 저자는 이런 문제를 종식시킬 힘이 페미니즘에 있음을, 그리고 그 힘이 보다 나은 미래를 가져올 것임을 긍정적으로 제시한다. 페미니즘이 무엇인지 잘 모르겠는 사람, 페미니즘이라는 단어에 뭔가 모르게 거부감을 느끼는 사람이 가장 쉽게 손을 뻗을 수 있는 책이다.

『그럼에도 페미니즘-일상을 뒤집어보는 페미니즘의 열두 가지 질문들』
김보화 외 지음 | 은행나무 | 2017

경향신문 〈향이네〉에 연재된 글 모음집. 한국 사회에서 이슈가 된 굵직굵직한 사안들을 여성, 페미니즘이라는 시선에서 다시 읽고 있다. 『페미니즘의 도전』에서 제시된 일례들이 다소 오래되었다면 이 책은 정말이지 '지금'을 다루고 있다. 페미니즘을 비꼬는 사람들은 흔히 "여자들이 오만 곳에 시비를 건다"는 식으로 말하고는 한다. 맞다. 세상 구석구석 변해야 하는 것들이 너무나 많아서 그렇다. 더욱이 페미니즘은 암기로 끝나는 단일한 지식이 아니다. 오히려 삶을 살아가는 제각기 다른 몸의 존재들이 세상을 어떤 위치에서 어떻게 바라보는가와 관련된 인식론에 더 가깝다. 그러므로 세상 모든 일들은 페미니즘이라는 렌즈를 통해 재해석될 수 있고, 그런 시선들로 인해 이제까지와는 다른 길들, 다른 세상들이 열린다. 페미니스트 언니들이 먼저 가본 세상을 슬쩍 엿보고 싶을 때, 이런 책이 필요하다.

『아내가뭄』
애너벨 크랩 지음 | 동양북스 | 2016

경력단절, 독박육아의 원인과 결과를 단번에 이해할 수 있게 해주는 책이라고 보면 된다. 어찌하여 여성들에게만 육아와 가사라는 짐이 부가되는가에 대한 의문을 해결할 수 있을 뿐 아니라, 남성들은 왜 하고 싶어도 이런 일들로부터 벗어날 수밖에 없는지도 추적한다. 독박육아는 개개인의 행동에 따른 결과가 아닌, 사회구조적인 시스템에서 비롯된 것이다. 따라서 이런 현실을 바꾸기 위해서는 많은 사회적 인식과 조건들의 변화가 먼저 필요하다. 직장 일과 가사에 육아까지 하느라 진이 빠져 있는 여성이라면 특히 읽을 만하다.

『그 일은 전혀 사소하지 않습니다-아내폭력에서 탈출한 여성들의 이야기』
한국여성의전화 엮음 | 오월의 봄 | 2017

아내폭력은 어떤 '특수한' 가족의 이야기일까? 혹시 그렇다고 생각한다면 그에 균열을 가져올 "용감한 여성들"의 이야기를 읽어보길 적극 권한다. 성차별적 인식이 가장 교묘히, 동시에 아주 노골적으로 전시되는 공간은 바로 '가족'이다. 여성들은 결혼 후에야 비로소 가정이야말로 가부장제의 가장 견고하면서도 치밀한 세공의 장임을 깨닫게 되는 경우가 많다. 그럼에도 가족이라는 말의 '쓰임' 때문에 아내폭력과 가정폭력은 끊임없이 사소한 일이 되어버린다. 가장 안타까운 현실은 이런 책을 남성은 읽지 않고 대개 여성들만 읽는다는 점이다.

『양성평등에 반대한다』
정희진 외 지음 | 교양인 | 2016

제대로 된 성교육이라면 남성과 여성이 기계적으로 같아야 한다고 말해서는 안 된다. 중요한 것은 이미 기울어진 운동장 자체를 바라볼 힘을 길러주는 것이며, 그런 면에서 우리가 제일 먼저 생각해봐야 할 단어는 바로 '양성평등'이다. 사람들은 이렇게 '위생처리'된, 그래서 합리적이고 균형적으로 보이는 단어들에 매혹되기 쉽다. 하지만 실제로는 현실을 직시하는 것을 방해하는 경우가 더 많다. 착각과 환상을 거둬내고 이 사회를 똑바로 바라보는 이 책은 음란과 폭력, 미성년자 의제강간, 메갈리아 미러링, 개신교도의 동성애 혐오 등 한국에서 큰 논쟁을 불러일으킨 주제들을 페미니즘의 시선으로 다루고 있다.

『일상 속의 성차별』
로라 베이츠 지음 | 안진이 역 | 미메시스+ | 2017

성차별과 성편견이 만연한 사회에 사는 여성의 일상이 어떠한지 알고 싶다면 이 책을 펼치라. 그러면 여성을 대하는 억압적인 시선과 폭력적인 행동들이 일상에 얼마나 만연한지 알게 될 뿐 아니라, 페미니즘이란 이런 부당한 일상을 변화시키려는 요구에서 나온다는 것을 이해할 수 있을 것이다. 로라 베이츠는 2012년 어느 웹사이트에 '여성이 일상에서 겪는 성차별'을 올려달라는 글을 실었고, 그러자 수많은 여성들이 자신의 삶에서 겪은 차별을 폭로하기 시작했다. 그 내용을 기반으로 쓰인 것이 바로 이 책이다.

『젠더 무법자 - 남자, 여자 그리고 우리에 관하여』
케이트 본스타인 지음 | 조은혜 옮김 | 바다출판사 | 2015

이 책은 젠더 자체에 본격적인 질문을 던진다. 우리가 너무나 자명하게 생각해온 남자, 여자에 대해 정말 그러하냐고 반문한다. 여성의 경우 젠더에 의한 차별에 익숙하기에 오히려 젠더를 의심하는 데 쉽게 설득되는 경향이 있다. 반대로 남성은 그 젠더로부터 사회적 안정성을 부여받기 때문에 젠더를 새롭게 보는 시선에 훨씬 거부감을 갖는다. 그러나 이 문장에서 쓰인 남자, 여자라는 단어들도 어떤 '당연함'에 기대지 않고는 나올 수 없다. 우리는 어떻게, 왜, 언제, '당연히' 여자나 남자라고 생각하게 되는 걸까. 그것을 흔드는 사건이나 현상이나 마음들과 말들이 왜 그토록 위험하게 여겨지는 것일까. 남/여 이분법에 대해 한번쯤 고민해보고 싶다면 이 책이 적격이다.

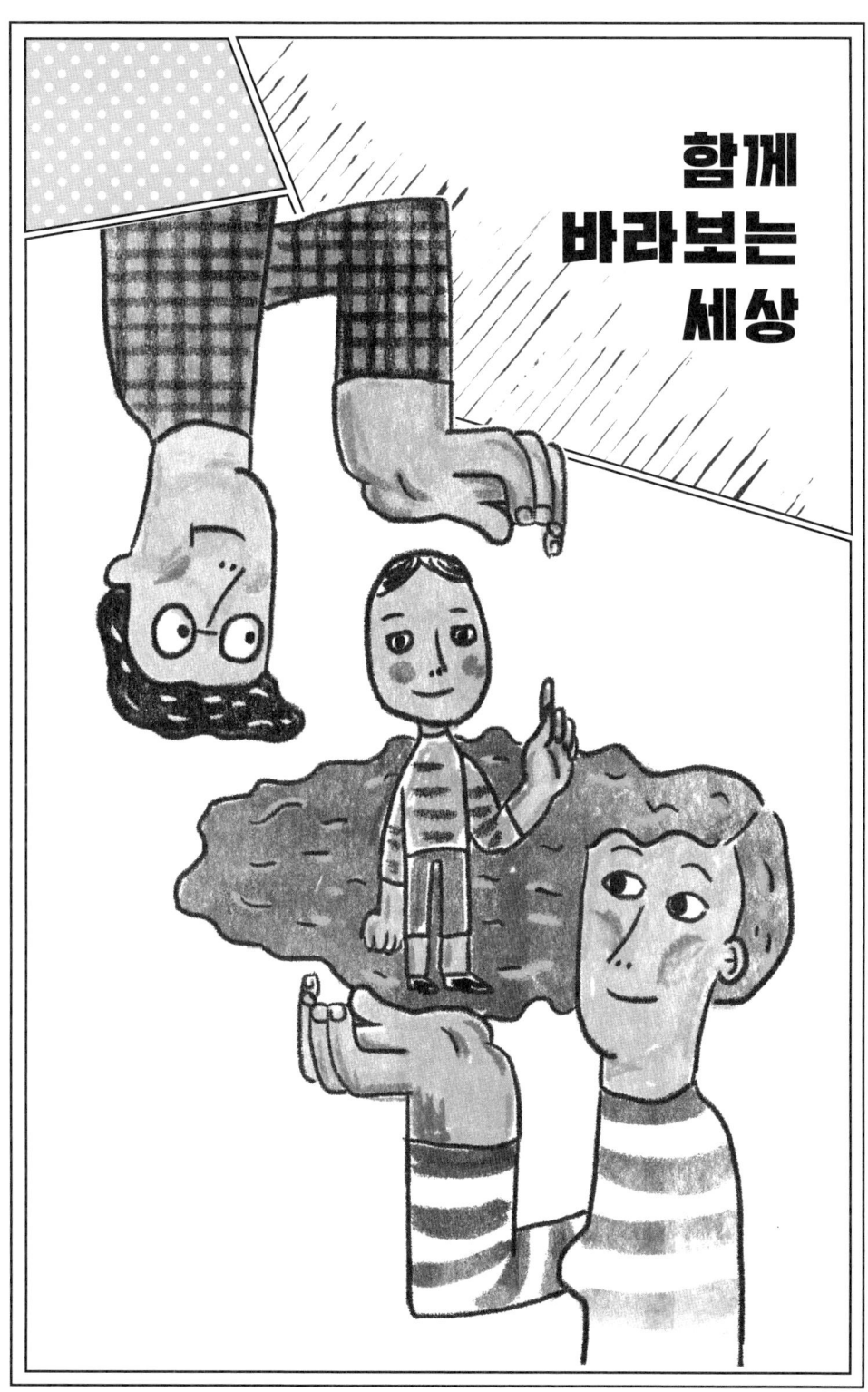

함께 바라보는 세상

나는 오늘
편지를 받았다

'성범죄자 공개서'에 대해

볼 수도, 안 볼 수도 없는……. 우편함에 각종 고지서와 편지가 가득이다. 그중 반갑지 않은 편지가 끼어 있다. 이 편지를 처음 받았을 때는 '대체 여성가족부에서 내게 보낼 편지가 뭘까?' 의아했었다. 그때 편지 봉투를 열어 내용을 확인한 이후부터 나는 같은 편지를 받으면 봉투를 뜯지 못하고 망설인다. 한동안 그냥 방치한 채 빨리 버려야지 하다가, 그래도 애들 키우는데 한번 보기는 해야 할 것도 같아서 다시 주저하길 몇 번. 종국에는 봉투를 슬쩍 열어 잽싸게 확인한 다음 바로 쓰레기봉투에 처넣는 일을 반복하고 있다.

편지를 받고 아무렇게나 방치해 놓던 어느 날, 바둑에 심취한 아들이 유튜브로 이세돌과 박정환의 대국을 보고 있었다. 이미 경기는 끝나고 복기를 시작하려는 찰나였다. 나는 바둑을 잘 모르나 이 '복기'만큼은 굉장히 흥미롭다. 바둑을 두는 동안엔 오롯이 자기 자신에게만 집중해야 하지만 복기를 할 때는 홀로가 아니라 늘 둘 이상이 함께 해야 한다. 복기는 상대의 의견을 경청하고, 자신을 되돌아보는 시간이다. 더 좋은 경우의 수를 발견하기 위해 상대의 말을 잘 들으면서 다시 한 번 깨지기를 자청하는 시간. 그래서 좋은 복기 습관은 훌륭한 기사를 만들 뿐만 아니라 그 시대의 바둑 수준 전체를 업그레이드할 수도 있다. 이런 점에서 복기는 단순한 되풀이가 아니라, 자기 성찰적 삶의 태도이면서 타인을 진중하게 마주하는 습관과도 같다고 생각한다.

그 순간 문득, 나는 편지를 봐야겠다 싶어 봉투를 열었다. 이번에는 그놈의 얼굴을 똑바로 쳐다봤다. 나는 생뚱맞게도 그 면상을 향해 '당신, 그날의 일을 제대로 복기는 합니까?'라고 묻고 있었다.

안내문에 적힌 글귀들을 훑어보던 내 시선은 '아동과 청소년을 키우고 있는 가정에서는 이를 참조하여 보호하라'는 문구에 머물렀다. 아이들을 대피시키기라도 하라는 건가, 아니면 마을 사람들과 합심하여 이 사람을 내쫓기라도 하라는 건가. 무엇보다 나는 성범죄자와 가까이에 살고 아이를 키운다는 이유만으로 왜 내가 그의 얼굴과 신상정보를 알아야 하는지 여전히 의문스러웠다.

아무리 범죄자일지언정 '신상정보 공개서'를 공공장소에 게시하는 것은 불법이다. 그럼에도 불구하고 우리 아파트만 해도 새로운 신상공개서가 올 때마다 승강기 앞 안내판에 이를 붙여 주민들에게 알리고 있다.

누가 그러는지는 모르겠다만, 그는 혹시 이런 행동이 성범죄 가해자로 하여금 자신이 저지른 일을 더 잘, 올바르게 복기하도록 유도한다고 여기는 걸까? 내 생각은 이와 반대다. 오히려 이런 안내문은 그들이 복기할 기회를 빼앗을 수 있다고 본다. 정말이지 이런 신상공개서는 그들의 인생을 탈취해야겠다는 것으로밖에 보이지 않을 때가 많다.

하지만 가해자의 인생을 탈취한다고 피해자의 삶이 회복되는 것은 아니지 않은가. 그 누구의 삶도 다른 사람의 삶으로 대체될 수는 없다. 게다가 피해자의 회복은 오직 피해자에게 집중할 때 가능하다. 가해자에게는 적합한 형벌을 치르게 함으로써 그가 자신의 과오를 제대로 반성하고 그 행위를 반복하지 않도록 하면 된다.

그런데 우리는 종종 성범죄자의 처벌에 자신의 누적된 분노나 울분을 싣는 경향이 있다. 이는 물론 그에게 극악무도한 범죄자라는 낙인을 찍는 효과를 가질 것이다. 문제는 가해자가 그 낙인으로 인해 자신의 남은 생이 망가졌다고 여기며, 그에 대한 억울함으로 자신의 과오를 치장할 우려가 있다는 점이다. 이런 방식의 낙인찍기는 제대로 된 복기를 방해한다. 그는 성찰 대신 화풀이를 할 가능성이 크고, 심지어 원인이 자기에게 있지 않고 피해자에게 있다고 믿게 될 수도 있다. 그래서 역설적이게도 종국에는 가해자보다 피해자에게 더 무거운 낙인이 되돌아가곤 한다.

무엇을 위한 신상공개인가? ……… 엄마들은 신상공개서가 오면 며칠 내내 맘이 뒤숭숭하다. 놀이터에서 만나면 자연스레 화제가 이 문제로 옮겨간다. "그 집도 왔지? 이걸 어쩌라는 거야. 받으면 기분만 나쁘고, 애들한테 얼굴 기억해서 피해 다니라고 할 수도 없고." 이야기는 늘 '막막하다'는 걸로 끝나버리고 각자의 고민은 더 깊어진다. 어떤 엄마는 '결국 이건 부동산값에만 영향을 줄 뿐 아무런 효과도 없을 거'라고 목소리를 높이기도 한다. 이야말로 한국인만이 가질 법한 직관이 아닌가!

그 엄마의 말을 듣고 생각해봤다. 일명 학군 좋고 부유한, 구체적으로 말하면 30평형대 이상의 대규모 브랜드아파트 단지들이 조성된 가운데 유흥가 대신 학원이나 도서관이 즐비한 곳에 사는 엄마들은 이 편지를 덜 받을까? 확인된 바는 없다. 어쩌면 그런 말은 대학가여서 1인 가구 중심의 원룸과 대규모 고시원들로 구성된 우리 동네 엄마들의 불안과 욕망이 단순히 반영된 것일 수도 있다. 그렇다고 이들의 직관이 오로지 불안과 욕망에만 근거하고 있다 보기에도 어렵다. 내가 사는 아파트 안내판에 겨우내 붙어 있던 신상공개서만 다섯 장이 될 만큼, 우리 동네에는 유독 이 편지가 자주 오는 편이니 말이다.

하지만 여기서 착각하지 말아야 할 게 있다. 학군도 별로고 그다지 부유하지 않은 동네에 신상공개서가 많이 날아온다고 해서, 그것이 곧 부유한 동네 사람들이 성범죄를 덜 저지른다는 의미는 결코 아니다. 돈이 많고 좋은 직장을 가진 사람들은 설사 성범죄를 저질러도 좋은(?) 변호사를 구해 형량을 줄이거나 심지어 무죄 판결을 받을 수 있다. 온라인에서 성범죄와 관련한 자료를 찾다보면 형량을 적게 받게 해줄 자신이 있다는 변호사들의 광고를 많이 보게 된다.

가족과 함께 사는 사람이 혼자 사는 이보다 성범죄를 덜 저지른다는 것도 마찬가지로 사실이 아니다. 전통적으로 친족 간 성범죄는 유독 신고율이 낮다. 신고가 되지 않는데 무슨 형벌을 받을 것이며 신상공개까지 가겠나. 또한 누군가 성범죄로 처벌 받으면 그는 대부분 원가족 구성원들에게서 떨어져 나와 홀로 기거할 가능성도 있다. 1인 가구 위주로 구성돼 있는 우리 동네는, 어쩌면 그런 이들이 범죄 이후 주거지로 선택한 곳인지도 모른다.

그런데도 사람들은 신상공개서를 받았다는 이유만으로 그 지역을 성범죄가 많이 일어나는 곳으로 오해한다. 이 또한 명백한 오류인 것이, 신상공개서는 범죄자의 '현 거주지'를 기준으로, 그 자와 같은 읍면동에 거주하면서 아동 및 청소년을 보호하고 있는 양육자에게만 온다. 따라서 그들이 '자기 집'에서 범행하지 않은 이상 실제 범죄 발생 지역과 신상공개서를 받는 지역이 항상 일치하지는 않는다. 내가 받은 편지에 공개된 범죄자들 또한 나와 같은 지역에 살고 있을 뿐, 그들이 가해를 벌인 장소는 늘 다른 지역이었다.

더구나 아동 보호에 참조하라며 보내주는 신상공개서임에도, 막상 받아보면 아동보다 성인을 대상으로 한 성범죄가 더 많았다. 이 제도가 처음 시행되었을 때와 달리 관련법이 개정됨에 따라 이제는 19세 이상 성인을 대상으로 범행을 저지른 이들의 신상정보도 공개되기 때문이다. 나는 18세 미만의 청소년을 상대로 범행을 저지른 가해자의 정보뿐 아니라 50대 여성을 대상으로 한 범죄, 대개는 20~30대 여성을 피해자로 삼은 범죄자의 신상 모두 받아보았다.

내가 이런 것까지 밝히는 이유는 하나다. 가해자의 신상공개를 통해 뭘 얻으려는지가 분명하지 않다는 것, 다시 말해 보호하려는 대상과 배제하려는 대상이 누구인지 애매할뿐더러, 과연 그것이 어떤 효과를 불러오는지도 알 수 없다는 점이다.

얼굴 말고 행위를 기억하자....... 집에 신상공개서가 자주 온다고 말하면 주변에서는 다들 이사 갈 생각이 없느냐고 묻는다. 아닌 게 아니라 우리 동네 엄마들은 유독 그 시기에 이사 가는 꿈을 꾼다. 더 정확히 말하면 실제로 이사를 할 수 있는 건 아니어서 '꿈만' 꾼다. 그리곤 생각한다. 혹시라도 이사를 못 가서 우리 애한테 무슨 일이 생기면 어쩌지? 아무래도 딸 가진 양육자, 아빠보다는 엄마들의 마음이 더 복잡하고 무거워진다. 그 순간 나는 아무런 의미도 없어 보이던 신상공개서가 어처구니없게도 엄마라는 여성 양육자와 딸들에게 젠더화된 의미를 지니는 효과를 확인하게 된다.

언젠가 집에 들른 친정엄마가 당시 거실에 나뒹굴던 신상공개서를 보고 혀를 내두른 적이 있다. "세상에 이렇게 인물 좋고 사람 좋게 생긴 놈도 이런 짓을 하네." 곁에 앉아 만화책을 읽고 있던 아들에게는 이렇게 말씀하셨다. "여하간 패가망신하는 건 순식간이다. 사람은 언제나 행동 잘해야 해. 여자고 남자고 밤을 조심해야 하는 거야." 아들은 외할머니가 뭔 이상한 소리를 하나 갸우뚱하더니 다시 만화책에 집중했다. 밤을 조심하라는 말은 우리 엄마의 평생 지론이다. 밤이 대체 뭔 죄라고. 나와 남동생이 엄마에게 받은 성교육이라는 게 고작 그런 식이었다.

그런데 그때 일을 되돌아보니 엄마의 조언이 나쁘지 않았다는 생각도 든다. 그렇다. 친정엄마는 아이들에게 '이 악마를 기억해라, 도망가라, 피하라'고 말하는 대신 '이것 봐라. 너 이러면 인생 종치는 거니 스스로 행동을 경계하라'고 조언함으로써 이 편지를 완전히 다른 식으로 활용한 것이다. ('외모'에 대한 편견과 '밤'을 탓하는 태도는 물론 받아들이기 어렵지만.)

나에게 신상공개서는 여전히 아무 의미도 없는, 하지만 무지하게 신경 쓰이는 편지이다. 무엇보다 필요한 것은 신상정보를 공개하는 제도의 근본적인 변화라고 생각하지만, 그렇다고 아무것도 안 하고 있자니 뭔가 껄끄럽다. 그래서 앞으로는 엄마의 조언을 실생활에 적극 적용하는 방향으로 아들과 대화를 나눠야겠다고 생각한다. "이 사람은 이러이러한 행동을 해서 누군가를 괴롭게 했고 그에 대한 벌을 받았어. 그의 행동은 어찌어찌해서 옳지 못한 일이야." 이런 식으로 말이다.

우리의 시선이 머물러야 할 곳은 그의 증명사진이 아니라 그 사람이 한 행위임이 분명하다. 돌 하나 잘못 두었다고 바둑판 전체를 뒤엎을 게 아니라면, 지금부터라도 다른 수를 찾아가는 것이 최선일 것이다.

아이들의 감정은
아이들에게

총과 군대를 말하다

총, 짱 멋진 것! .... "손바닥만 한, 진짜 작은 건데. 그것도 안 돼? 아, 왜 나만 안 되는데. 치."

아들은 요새 비비탄총을 사고 싶어 안달이다. 이제 곧 5월, 일 년에 단 두 번 선물 받는 날 중 하루가 가까워오니 아들은 매일매일 달콤한 고민에 빠져 있다. 다만 받고 싶은 선물 목록에 비비탄총은 후보로도 올릴 수 없기에 한편으론 뾰로통해 있기도 하다.

초등학생 남자아이들 중에 유독 비비탄총을 '애정'하는 아이들이 있다. 지난주, 가벼운 옷차림으로 공원을 향해 걸어가는 아이들 사이에서도 그런 아이 몇몇이 눈에 띄었다. 한 아이는 제 키보다 조금 작을 법한 장총을 쌍으로 교차해서 메고 있었고, 또 다른 아이는 묵직해 보이는 권총을 들고서 장총 멘 아이를 뒤따랐다. 진짜 총인 줄 알고 화들짝 놀라, 순간 나는 멈칫했다. 총을 실제로 볼 일이 없는 한국에서 그걸 진짜로 여기고 놀란 나도 우습기는 하지만, 아이들이 지닌 총은 정말 멈칫할 정도로 모양새가 정교했다.

올봄에는 웬일인지 총을 가진 아이들이 자주 눈에 띈다. 총이 없는 아들은 그들과 어울리기도 힘들뿐더러, 기웃거려 봐도 이내 재미가 없어지니 하릴없이 주변을 방황하다 아예 그 장소를 떠나곤 한다. 그때마다 나를 붙잡고 한번씩 총 좀 사달라는 부탁에 청탁에 협상과 협박까지 할 수 있는 건 다 해본다. 작은 것을 사겠다, 비비탄은 넣지 않겠다, 하루 삼십 분만 가지고 놀겠다, 가짜(?) 총을 사겠다, 내가 용돈 모아 그냥 사버리겠다 등등.

이번 봄은 유난히 요란하다 싶어 아들에게 물었다. "왜 이리 총 가지고 노는 애들이 많아?" 그러자 아들이 "당연하지. '태후'가 얼마나 유행인데." 한다. 아하! 〈태양의 후예〉(KBS드라마 2016년 2월~4월 방영)의 여파가 초등학교까지 강타한 건 미처 몰랐구나. 그럼 다들 자기가 송중기나 진구라도 되는 줄 알고 총 들고 폼 잡고 있다는 건가?

"너 전에는 군인이 싫다며. 군대도 싫다더니."

"군대는 가기 싫은데 비비탄총은 가지고 싶어."

"무슨 비비탄총이야. 그건 절대 안 돼!"

"이젠 군인도 좀 멋있지 않아? 엄마, 송중기 싫어?"

빈약하고 초라한 내용에 비해 지나치게 고퀄리티인 배우들이 등장하는 드라마가 아이들에게 어떤 영향을 줄 수 있는지 실감하면서, 나는 아이에게 되물었다.

"그러니까 송중기처럼 되고 싶은 거야, 아니면 총이 가지고 싶은 거야?"

"총 든 송중기?"

"둘 중 진짜 원하는 게 뭔데?"

나는 이렇게 다시 한 번 묻고는 아이가 분명 '송중기'를 택하리라 생각하고, '총 없이도 멋있는 인간이 되자' 뭐 이런 종류의 설교로 마무리해 볼까 마음먹는 중이었다. 그런데 아이가 내 기대와는 다르게 이러는 거다.

"아무래도 총! 진짜 멋있지 않아?"

"아니 그럼, 송중기가 총 들어서 멋있는 게 아니라, 총 들면 누구든 송중기처럼 멋있어 보인다고?"

아이의 의중을 확인하기 위해 다시 묻자 아이는 그렇다고 한다. 총 있는 친구들은 다 멋있어 보이는데 자기는 없어서 초라하다는 말과 함께. 그러고는 대체 총을 들면 왜 멋있어 보이냐는 내 말에, 아들은 정말 그 이유를 모르냐는 듯한 눈으로 나를 쳐다보며 "힘세 보이잖아." 한다.

아이와 이런 대화를 나눴다고 하면, 대부분의 사람들은 '아, 사내 녀석이란 어쩔 수 없다니까' 라고 말한다. 이런 반응의 배후에는, 모든 남아는 총이나 무기류를 '그저' 좋아할 것이라는 편견이 있다. 남자아이들이 보기에 그건 멋지고 힘있는 것이며, 그와 같은 '멋짐'과 '힘'에 반하지 않는 남아는 없다는 것이다.

하지만 멋짐과 힘에 목숨 거는 건 그 또래 여아들도 마찬가지다. 남녀노소를 막론하고 멋짐을 싫어하기가 과연 쉽겠는가. 게다가 남아들이 총에 대해 꼭 좋은 감정만 느끼는 것도 아니다. 아이 개인의 기질이나 성격에 따라 다르기도 하고, 또 그 물건을 언제 어떻게 대하는지 그 맥락에 따라 매번 다른 감정을 가지기도 한다. 총을 보고 멋지다고 여길 때가 있는가 하면, 어떤 날은 두려움을 느끼기도 한다는 말이다.

내 아들도 그랬다. 얼마 전까지만 해도 아이는 총/군인/군대라는 단어만 들어도 무서워하고 거부감까지 보였었다. 이는 지난겨울 파주에 있는 평화도서관〈평화를 품은 집〉에 갔다가 우연히 만화책 한 권을 읽고 난 뒤 생긴 후유증 같은 거였다. 광주항쟁에 관한 만화였는데 아들 입장에서는 너무 충격이었는지 결국 끝까지 읽지도 못했다. 그날 밤에는 악몽을 꾸고 밤새 끙끙 앓으며 소리를 질러서 나까지 잠을 설쳤던 기억이 있다. 그러더니 겨울 내내 아들은 군대 가기 싫다고, 정말 한국에 태어난 이상 남자는 다 군대 가야 하느냐는 말을 지겹도록 해댔다. "군대 가기 싫어? 왜?"라고 내가 물었을 때 아들이 한 대답은 의미심장했다. "내가 죽기 싫다고 남을 죽여야 할지도 모르잖아. 그게 너무 무서워."

아직 어리다면 어린 아들 녀석이 그런 생각을 하고 있다는 걸 알게 되니 마음이 한없이 무거웠다. 할 말을 잃고 그저 자기를 쳐다보는 나에게 아들은 그 만화책이 자꾸 떠오른다고 했다.

"엄마, 높은 군인이 어떤 다른 군인한테 앞에 있는 사람을 빨리 죽이라고 막 그랬어. 네가 그러고도 군인이냐! 이러면서. 그래도 그 군인이 총을 안 쏘고 있으니까 머리에 이렇게 총 대면서 안 그러면 너를 죽인다고, 그래서 그 군인이 살려고 죽였어."

그때 나는 조용히 '살려고 죽였어'라는 문장을 되읊어보았다. 아들은 그 장면 이후로는 책을 더 읽지도 못했다면서, 전쟁 나면 군인들은 싫어도 사람을 죽여야 하므로 군대 가기 싫다는 말을 다시 한 번 반복했다.

당시에 나는 아들이 만화에서 봤을 법한 장면들을 떠올리며, 애들 만화책을 너무 자극적으로 그려놓은 것 아닌가 혼자 성질도 냈었다. 그러나 아들이 그 만화책에서 본 사례는 지극히 현실적일 뿐만 아니라 철학적이기까지 했다. 게다가 피해서는 안 되는 장면이었다. 그렇다면 그 만화야말로 좋은 책이자 필요한 책이 아닐까. 나는 아들이 그 책을 보면서 느낀 무서움이라는 감정이야말로 '군인'이나 그와 유사한 단어들, 혹은 그것들을 서로 끈끈하게 엮어주는 '남성성'이란 단어까지 뒤흔들 수 있는 묵직한 질문을 내재하고 있다고 생각한다. 그리고 누구나 그런 묵직한 질문 앞에 한번쯤은 서보아야만 이 사회를 둘러싼 두터운 장벽에 조금씩 균열이 일어나리라 믿는다.

아이들의 감정에 초 치는 어른들....... 군대 내 인권과 관련한 문제들이 연일 뉴스에 나오던 몇 해 전. 아들이 같은 반 친구들과 함께 집으로 몰려와 놀던 날의 일이다. 방구석에 앉아 레고를 조립하면서 아이들은 '한국 남자는 무조건 군대 가야 한다. 군대 가면 맞는다. 죽기도 한단다' 이런 내용의 수다를 떨고 있었다. 꼬마들이 잔뜩 겁을 집어먹으면서도 군대란 당연히 그런 곳이려니 생각하는 자체가 막막하게 느껴졌다. 그래서 "군대는 사람 때리고 맞는 게 '당연한' 곳이 아냐. 그 어떤 곳에서도 그래서는 안 되는 것처럼 군대에서도 그러면 안 되는 거야. 너희가 어떤 위치에 있든 사람 때리면 안 되고, 물론 맞아서도 안 돼."라고 설명해주었다.

그래도 아이들은 여전히 "군대는 높은 사람이 시키면 시키는 대로 하는 거래요."라면서 내 말을 받아쳤다. 어떤 녀석은 군대서는 대들면 총 맞는다는 말을 아무렇지도 않게 해 나를 놀라게 했다. 심지어 어떤 아이는 "아줌마는 군대 안 갔다 왔잖아요, 여자라서." 했다. 그러면서 "우리 아빠가 그러는데요…"로 시작하는 말을 끝도 없이 이어갔다. 초등학교 저학년 애들에게마저 나의 생물학적 존재로 인해 진의를 의심 받는 일을 또 당하고야 말았다는 사실에 나도 모르게 저절로 고개가 내둘러졌다. 아우, 지겨워.

당시에도 아들은 군대라는 곳에 잔뜩 겁을 먹은 상태였고, 몇 살에 군대를 가는지, 왜 가야 하는지, 안 갈 수는 없는 건지, 왜 군대가 있어야 하는지를 내게 계속해서 물어봤다. 그때 나는 아들의 궁금증을 풀어주기 위해 군과 전쟁에 대해, 상명하복이라는 규칙에 대해 여러 말을 해줬지만, 그것이 아들의 감정을 뒤흔든 '무서운 군대 이야기'들을 잠재울 수 있는 수준은 못 되었던 것 같다. 재미있는 것은 그럼에도 아이가 하루 종일 총싸움 아니면 칼싸움을 하고 놀았다는 사실이다. 걸핏하면 손가락 총을 만들어 두두두두 하거나, 장난감 칼을 집어 들고 허공을 갈랐다. 또 블록을 갖고 놀아도 꼭 부수고 파괴하는 전쟁놀이를 했다. 최근에는 〈레전드 삼국전〉을 흉내내면서 '군신일체'만 하루에 백 번쯤 되뇌곤 한다. 세상에나, 봉건시대도 아닌 21세기에 변신 구호가 군신일체라니!

총이나 무기류를 너무나 사랑하면서도 한편으로는 그런 무기를 실제 사용하는 군대와 전쟁을 무서워하기도 하는 게 내 눈에 비친 남자아이들의 실상이다. 그런데 어떤 어른들에게는 아이의 서로 대조되는 반응이 '문제'로 보이는 듯하다. 그들은 남자아이라면 군대/군인/전쟁/무기 같은 단어들에서 두려움을 느껴서는 안 된다고 여기기에, 누군가 그런 말을 꺼내기라도 하면 당장 눈을 치켜뜨며 '사내자식이 이렇게 나약해서 뭐가 되겠냐'는 식으로 쳐다본다. 그저 애가 무서워서 군대 가기 싫다고 했을 뿐인데 마치 병역 기피자를 보듯 하는 그 눈초리라니. 그것도 앞으로 1만 끼 정도는 더 먹어야 입영통지서가 나올까 말까 한 어린아이들을 대상으로 말이다.

이뿐만이 아니다. 맞는 데 두려움을 느끼는 아이들에게 그들은 "사내는 맞느니 때리는 게 낫다"는 말을 조언이랍시고 들려준다. 그러면서 어릴 때부터 태권도나 합기도나 복싱을 미리미리 배워두라고도 한다. 또 아이가 총을 사달라고 하면, 사내니까 그런 요구를 하는 것이 당연하다고, 이제 그럴 때가 된 거라고 여긴다. 반면에 여자아이들이 총이나 칼을 사달라고 하면 어떨까? 많은 사람들이 아이의 요청은 무시하고 '여아에겐 세탁기나 화장대, 늘씬한 바비인형이 제격'이라고 할 것이 뻔하다. 아이들이 선호하는 장난감이나 놀이는 매번 변하지만, 어른들이 이를 허용하고 부추기는 선은 거의 변하지 않는 듯하다. 그리고 아이들은 어른들이 조장하는 그런 분위기를 굉장히 빠른 속도로 습득해간다.

이처럼 어른들은 장난감마저도 편을 가른다. 게다가 어느 편은 그 특성상 훨씬 열등하다고, 다소 부족하다고 은연중에 알리기까지 한다. 남아가 총이나 무기가 아닌 소꿉놀이나 화장대에 관심을 보일 때 어른들이 어떻게 반응하는가. 또한 여아가 인형이 아닌 칼이나 자동차, 우주선을 원할 때 그들은 어떤 반응을 보이는가. 남아에게는 '계집애처럼'이라는 말을 갖다붙이며 왜 너보다 열등한 것에 관심을 보이는지 타박하는 반면, 여아에게는 그것이 너에겐 과분하다는 식의 인상을 주는 말을 던지지 않는가.

내가 보기에 이런 행위는 남녀를 떠나 인간으로서 느낄 수 있는 다양한 감정들에 굳이 남성 혹은 여성과 같은 전형적인 틀을 씌움으로써, 결과적으로 아이 스스로 자기 감정을 차분히 들여다볼 기회를 뺏을 뿐이다. 그러므로 총을 사달라는 아들에게 '사내 녀석이라 역시!'라고 말할 필요가 없듯, 군대가 무섭다는 아들에게 '계집애같이 겁 많아서'라고 하지 말아야 한다. 그런 게으르고 편향된 추임새로 더 이상 애들의 감정에 초 치지 말고, 단 십여 분만이라도 투자해서 일단은 대화를 시작하는 것이 나을 것 같다.

할머니들의
어떤 귀향

일본군 '위안부' 문제, 아이와 함께 직면하기

누나는 기억하고 소녀상은 없애라?.......

2015년 12월, 연말 가족 휴가 중에 한일 양국이 일본군 '위안부' 문제에 합의했다는 뉴스를 접했다. 우리 부부는 있는 욕 없는 욕을 쏟아내며 나머지 휴가를 보냈다. 엄마 아빠의 살벌한 분위기를 감지한 아들은 내내 잠잠히 있더니, 휴가에서 돌아온 다음날 나에게 조용히 물었다.
"엄마, 일본이 또 쳐들어온대?"
당시 방영 중이던 드라마 〈육룡이나르샤〉(SBS드라마 2015년 10월~ 2016

년 3월 방영)에 한창 빠져 있던 녀석은, 그 이후로 며칠 동안 드라마와 현실을 구분하지 않고 제멋대로 딜컥딜컥 질문을 쏟아내어 나를 진땀 빼게 만들었다.

이를테면 '왜 전쟁하는데 여자들을 끌고 가?' '아니, 그건 성폭력이잖아. 성폭행하면 감옥 가야지. 그 군인들은 감옥 갔어? 군법에 의해 다스려야 하느니….'(사극 톤으로. 육룡이나르샤 오마주) '근데 왜 전쟁에 성폭행이 필요해?' '우리 대통령(?)은 보고만 있었대?' '완전 병탄 당했구먼.'(육룡이나르샤에 나오는 대사 오마주) '그래서 정확히 어디로 끌고 갔는데? 그렇게 멀리까지? 압록강을 건넜단 말이야? 아, 회군했어야지.'(또 오마주) '위안소는 나치 유대인수용소 같은 거야?' '그나저나 전쟁은 대체 왜 시작한 건데?' 등등.

나는 위의 질문에 대한 어설픈 대답과 더불어 이번 한일외교장관회담에서 합의된 내용도 전했다. 그러자 아들은 '다신 이 일을 꺼내지 말라며 사과했다니, 그건 조폭이나 사기꾼' 아니냐며 발끈했다.

또 평화의 소녀상을 치우라는 조건까지 있었다고 말하자 "그걸 왜 치워? 그게 할머니들이라며. 그리고 얼마 전에는 그 할머니, 아니 그 소녀? 누나? 그거 꼭 기억하라며. 그래서 교과서에 넣는다고 했잖아."

뭐? 교과서? 알고 보니 아들은 '국정교과서'[■]를 추진하기 위해 교육부가 내보낸 공익광고 얘기를 하는 거였다.

그랬다. 불과 얼마 전까지만 해도 정부는 우리 아이들이 유관순조차 제대로 알지 못함에 개탄하며 전 국민을 대상으로 광고까지 제작해 내보냈다. 왜 하필 유관순이었을까? 그녀를 저항운동가로 영원히 기억하기 위해서는 아니었을 것이다. 그보다는 국민들의 민족적인 감성에 호소해서라도 국정교과서의 정당성을 옹호하고 싶었던 것이리라. 그런 감성을 불러일으키기 위해 유관순 누나(!)를 소환하는 것 역시 젠더적이다. 이런 속내를 알고 있던 나로서는 정부가 위안부 문제를 합의한 게 그다지 모순으로 보이지도 않았다. 민족이건 여성이건 무엇이 되었든 입맛대로 사용하는 예들에 불과했으니까. 그러나 아들에게는 도대체 뭐가 뭔지 연결이 잘 되지 않았나 보다. 더군다나 왜 '누나'는 기억해야 하는데 '소녀상'은 치워져야 하는지 도통 납득을 못하겠는 눈치였다.

아이도 본능적으로 아는 상식을 거스르는 정부 때문에 가뜩이나 마음이 안 좋은데, 설상가상으로 그에 기름을 붓는 이들이 너무 많았다. 그 대표적인 것이 2016년 1월 첫째 주에 일본대사관 앞에서 열린 수요시위(1,212차 일본군 '위안부' 문제 해결을 요구하는 집회)에 대항해 등장한 〈어버이연합〉이다. 그 단체의 사무총장이란 사람의 발언은 참으로 충격적이었기에 여기 그대로 옮겨본다.

"우리는 일본을 두둔하는 게 아닙니다. '이에는 이, 눈에는 눈'처럼 이렇게 보복을 하고 싶은 게 저희 보수단체들입니다. 말 그대로 일본 여자, 말 그대로 우리가 위안부 끌려갔듯이 그것들도, 우리도 끌고 와서 그 짓

■ 국정교과서 추진을 위한 2015년 교육부 공익광고. 정부는 이 광고를 통해 현행 8종 검정교과서 중 3.1운동의 주역인 유관순이 2종의 교과서에는 기술되어 있지 않고 2종에는 사진 없이 이름만 언급되어 있음을 비판했다. 유관순 '누나'의 이미지를 앞세워 우리 민족의 '제대로 된'(?) 역사를 아이들이 배우지 못하고 있다는 식으로 호도하며 국정교과서의 추진을 옹호하려던 광고였고 이로 인해 많은 비판을 받은 바 있다.

하고 싶습니다. 이것이 솔직한 우리 보수단체의 생각이고….” 그러나 그들은 어쨌든 이번 합의 내용은 무조건 받아들여야 한다고 주장한다.

이보다 며칠 전에는 〈엄마부대〉도 나선 바 있다. 그녀들은 일본군 '위안부' 할머니들에게 '정신 승리'를 강조하며 이번 합의를 받아들이라고 강요했다. 이 거침없는 발언만큼이나 〈엄마부대〉를 향한 비난에서도 불편한 말글이 많았다. "너희는 엄마 자격도 없다"는 말은 "네가 가라 위안부" "당신들이 진짜 창녀다"에 비하면 귀여운 수준이었다. 심지어 댓글 중에는 "엄마부대 모두 지금 독일로 보내버려 성폭행 당하게 하자"(독일 쾰른에서 집단 성폭행 사건이 일어난 시점이었다)는, 차마 입에 담기 힘든 것도 있었다.

한일 합의에 찬성하는 사람이든 반대하는 사람이든, '너와 네 딸과 그리고 네 아내에게 위안부가 당한 것처럼 똑같이 해주마' 식의 보복성 말들이 넘실댔다. 그런 말들의 대부분이 성적 위협이라는 사실은, '위안부' 문제의 해결이 진실로 난망하다는 것을 예감하게 한다.

사람들의 이런 반응을 접할 때마다, 너무 당연해서 간혹 식상하게 여겨지기도 하는 이 한마디가 내게는 무엇보다 절실해진다. '여성은 그 누구의, 그 무엇의 소유물도 아니다!' 여성은 민족의 자존심을 지키기 위한 도구도 아니고, 나라의 외교적 힘을 가늠할 바로미터도 아니고, 아버지나 오라비의 재산도 아니다.

일본군 '위안부' 뒤에 놓인, 오래되고 복잡한 질문들....... 혹자는 아들 성교육과 일본군 위안부 피해자 할머니들이 도대체 무슨 상관이 있느냐고 물을지도 모르겠다. 하지만 나는 둘이 매우 긴밀하게 연결되어 있을 뿐 아니라, 심지어 위안부 피해자 할머니들의 이야기야말로 성 문제의 핵심에 있는 뇌관을 폭발적으로 터트리는 사안이어서 아무도 쉬이 건드리지 못하고 있다고 생각한다.

위안부는 '여성'의 이야기이자 '민족'의 이야기다. 더 정확히 말하면 '민족'이란 것이 어떤 남성성을 기반으로 작동하고 있는지에 관한 이야기이다. 그래서 이 사안을 파고들다 보면 어느 민족이 식민화된다는 것의 실질적 맥락이 무엇이고 식민주의의 상흔은 또한 무엇인지를 고민하지 않을 수 없다. 나아가 탈脫식민이란 무엇이어야 하는지를 포함해, 젠더와 결부된 거의 모든 것들에 대한 복잡한 질문들을 마주하게 된다.

이처럼 복잡하고 어렵고 핵심적인 문제 앞에서 사람들은 묻는다. 아이들에게 일본군 '위안부' 할머니들의 이야기를 굳이 할 필요가 있느냐고. 그러고는 그럴 필요가 없음을 뒷받침하기 위한 여러 이유들을 댄다. 어떤 이는 민족의 '수치'를 어떻게 애들에게 이야기할 수 있느냐는 케케묵은 핑계를 대는가 하면, 어떤 이는 아이들의 밝은 미래 앞에 전쟁과 같은 어두운 이야기는 늘어놓고 싶지 않다며 쿨cool하게 뒤돌아선다. 설사 아이와 그 주제에 대해 이야기를 하더라도 대부분은 마치 한일전 축구에 대해 떠들 듯 이상한 승부 근성과 결부시키는 경우가 많다. 또한 위안부 문제는 '성'적인 성격이 강하기 때문에 아이가 더 크면 이야기하겠다는 사람도 숱하다. 최악은 우리 누이들이 당했으니 일본 여자에게 복수하자는 스토리이다. 민족, 탈식민, 젠더, 전쟁과 폭력 등 그 어떤 주제와 관련지어도 도움이 되지 않을 스토리 말이다.

이 모든 것이 결국은 '위안부' 할머니들의 피해를 전혀 보듬지 못한다는 점에서 같다. 그렇다면 차라리 자기 자신과 아이에게 솔직해지는 게 낫지 않을까? 나는 이 문제에 대하여 한 번도 고심해본 적이 없기 때문에 정확히 아는 게 하나도 없다고 말이다. 그러면 적어도 "내가 아는 일본군 '위안부'란 무엇이고 내 자녀에게 어떻게 설명할 것인가"란 질문을 스스로에게 던지고 대답을 궁구해보는 시간은 가질 수 있을 거라 생각한다. 사실은 나도 위안부와 관련한 아이의 질문 공세를 당하면서 비로소 내가 그 사안과 할머니들에 대해 아는 게 하나도 없다는 것을 깨닫게 되었다.

괌, 사이판, 팔라우, 하이난, 오키나와, 민다나오, 세부, 라바울… 이런 지명들을 보면 우리는 흔히 최근 핫하다는 풀빌라와 리조트가 가득한 해양휴양지, 그리로 가족 휴가를 다녀온 기억을 먼저 떠올릴지도 모르나, 사실 그들 지역은 전부 '위안소'가 있던 곳이다. 우리는 여성들이 왜, 어디로 끌려가, 어떻게 생활했는지에 대해서는 전혀 알지 못하면서, 다만 그녀들이 당해야 했던 행위들만 기억한다. 모든 일의 원인과 결과가 성적 행위라는 자극적 사건 앞에서 뭉뚱그려졌다고 할까.

조선인을 비롯하여 다양한 국적, 민족, 종족의 일본군 '위안부' 여성들은 자신이 나고 자란 곳에서 뿌리 뽑혀 묻섣고 낯선 곳들에 흩뿌려졌다. 그리고 군과 전선의 이동에 따라 이곳에서 저곳으로, 이 나라에서 저 나라로, 이 섬에서 저 섬으로 옮겨졌다. 그러면 그녀들은 어떻게 고국으로 돌아왔을까? 살아 돌아온 이들은 과연 몇이나 될까? 돌아와야 한다고 생각했다면 그 이유는 무엇일까? 그녀들은 못 돌아온 것일까, 안 돌아온 것일까? 못 돌아왔다면, 반대로 안 돌아온 것이라면 그 이유는 다 무엇이었을까? 그 이유들은 과연 전혀 다른 것일까, 종국에는 같은 문제였을까? '귀향'이라는 짧은 단어 안에 넣을 수 없는 그 여정을 상상해본 사람은 또 얼마나 될까?

　아들의 많은 질문 중 내 말문을 막히게 한 것이 있다. "그래서 할머니들은 다 데려왔어?" 이 질문을 받기 전엔 미처 생각 못했다. 다 모셔오는 게 당연하다는 것을. 하지만 우리 중 누가 그녀들을 데려와야 한다고 주장하고, 데려오려 노력을 했던가. 오히려 스스로의 힘으로 다시 고향을 찾은 이들을 외면하고 내치지 않았던가. 나는 아들에게 "우리는 그녀들을 제대로 안아주지도 못했"고, "오히려 몸 버린 창녀라고 손가락질하고 배척했다"는 사실을 말해주었다. 이것이야말로 우리의 수치스러운 역사이기에 함께 기억하기 위해서 말이다. 그러자 아들이 또 한마디 한다. "우와, 그럼 그 사람들도 사과해야겠네."

　그래, 네 말이 맞다. 물론 시대가 변했고 피해자 할머니들에게 과거와 같은 식으로 함부로 비난하는 이는 없다. 그러나 이 문제를 다룬 기사에 달리는 수많은 댓글들에는 '너도 당해봐라'는 식의 성적 위협이 난무하고 있다. 이것만 봐도 '위안부' 문제의 배경에 '여성을 대하는 방식과 편견'이 복잡하게 얽혀 있음을 짐작할 수 있다.

우리는 더, 최대한 불편해져야 한다.........피해자 할머니들은 자신의 생을 다 바쳐 스스로의 힘으로 저항하고 싸우며 지금, 여기, 우리 앞에 섰다. 우리는 그 모습을 보면서 '아버지와 오라비, 민족과 국가, 가족, 그리고 제국과 탈/식민, 남성성과 여성성'에 대해 질문할 필요를 느낀다. 아니, 그분들의 삶 자체가 거대한 질문이며, 그것도 온몸으로 던지는 질문이다. 그 질문들은 너무도 많고 또 중요해서 우리를 불편하게 한다. 그래서 많은 이들이 그 불편함을 수치와 슬픔, 혹은 보복이라는 이름으로 애써 틀

어막으려 했고, 종국에는 정부가 나서서 '해결'로 매듭지으려 한다. 하지만 우리는 더, 최대한 불편해야 한다. 쉽게 사과 받지도, 해결이라는 말을 꺼내지도 말고, 계속 그분들이 던지는 불편한 질문들을 마주하면서 무엇보다 이를 아이들에게 전해야 한다.

방법은 다양하다. 당장 이번 주말에 시간을 내어 〈전쟁과 여성인권박물관〉에 아이와 함께 가보는 것은 어떨까. 아니면 방학에 아이를 데리고 일본대사관 앞에서 열리는 수요시위에 참여해보는 것은 어떨까. 이 주제와 관련한 동화책들도 나와 있으니 이를 아이의 필독서 목록에 슬쩍 추가해보거나, 혹은 양육자가 먼저 읽고 할머니의 증언을 옛날이야기 식으로 아이에게 들려주는 것도 좋은 방법일 것이다. 이렇게 해서라도 우리는 이 문제에 다가가야만 한다. 아이와 함께 다가가야 한다.

어른들의 지레짐작과 달리, 아이들은 이 문제를 생각보다 '거대'한 일로 받아들이지는 않는다. 물론 아이가 이해하기 버거운 면은 분명 있지만, 아이들은 그 버거움에 주눅들지 않고 고개 똑바로 들고 양육자에게 질문을 퍼부을 것이다. 나도 내 아이에게 그 일을 똑같이 당했고, 그 과정에서 부지불식간에 성적 편견이 담긴 말이나 민족과 국가에 대한 확정적인 언설들을 아이에게 들려주고는 스스로 이를 곱씹으며 반성하는 시간들을 보내고 있다. 부끄럽긴 하지만 아이 덕분에 이런 시간을 가질 수 있음이 고맙다. 그리고 더 늦기 전에 우리 모두가 이런 시간에 대면함으로써 위안부 문제에 관한 기존의 것 전부를 의심하고 질문하고 공부하기를 바란다.

아이들은 어른보다 훨씬 더 쉽게, 정면으로 질문할 줄 안다. 그러니 아이들의 질문을 빌려와 물었으면 좋겠다. 여성을 대상화하는 오래된 인식들이 전쟁이라는 극단적 상황에서 어떻게 확장되어 갔는지, 그렇게 확장된 인식의 한계가 지금 이 순간에 얼마나 많은 문제를 낳고 있는지를. 그리고 그런 인식의 뿌리를 뽑아내려면 무엇이 필요하고 어떻게 해야 하는지.

우리,
공모자는 되지 말자

강남역 10번 출구 앞에서

진심으로 화를 내는 여자들⋯⋯⋯ 2016년 5월 17일, 서울 서초구에 있는 한 공용화장실에서 20대 여성이 낯선 남성에게 여러 차례 칼에 찔려 살해당했다. 가해자는 "여자들이 나를 무시해서 그랬다"고 진술했다. 사건 이후 수많은 여성들이 '여성혐오' 범죄의 희생양이 된 피해자를 추모하며, 여성에 대한 폭력과 차별과 살인을 멈추라고 사회를 향해 호소했다. 그러나 이들을 향해, 이 사건은 여성혐오와 관련 없으니 젠더 문제로 몰고 가지 말라는 여론도 거세게 일어났다. 결국 경찰은 수사 결과를 발표하며, 강남역 살인

사건을 여성에 대한 피해망상을 지닌 정신분열증 환자에 의한 '묻지 마 살인'으로 규정했다. 정신질환에 의한 범행이므로 여성혐오와는 관련이 없다는 논리다.

나는 강남역 살인사건과 이에 대한 반응들을 살펴본 끝에, 내가 왜 자식의 사생활까지 글의 소재로 삼으면서 이 글을 쓰기 시작했던가 하는 질문 앞에 다시 섰다. 처음에 '초딩아들 성교육'이라는 어설픈 주제로 글을 쓰게 된 것은 다 내가 원해서 한 것이었다. 그렇다면 나는 왜 '아들'을 대상으로 '성적인 것'을 '교육'시켜야 한다고 결심했던가? 그건 주변의 우려를 제쳐버릴 정도로 내 안에 어떤 절실함이 있었기 때문이다. 지금 한국 사회에 필요한 것은 성교육에 대한 진지한 고민과 실천이어야만 한다는 절실함. 날것 그대로인 고민이더라도 공유하는 게 그나마 낫다고 여겼다. 그러니까 나는 '적어도 아들 하나씩만 맡아서 잘 가르치면 뭐라도 바뀌겠지' 이런 생각을 한 셈이다.

이는 나의 경험으로부터 비롯된 직관이었다. 한국 사회에서 '남성'과 '여성'이 젠더 문제에 관해 얼마나 다른 시각차와 온도차를 보여주는지, 그 차이가 서로 간에 어떻게 소통될 수 없는 대화들을 누적시켜왔는지를 많이 봐왔다. 그리고 지금 나는 강남역 살인사건을 통해 한국의 가부장제와 성차별주의와 여성혐오가, 아니 그 무엇이라 부르건 여하간 젠더 문제라고 할 만한 거의 모든 것들의 민낯과 그 결과들이 그늘 하나 없는 한낮의 아스팔트 광장 위에 드러난 것처럼 느낀다. 실제로 많은 여성들이 그 장면을 응시하면서 자신이 과거에 겪은 '여성이어야만 했던' 경험들을 불러내고 인식을 새롭게 해가고 있다. 또한 화를 내는 데 주저하지 않는다. 그들은 진심으로 화를 내고 있는 것이다. 세상을 바꾸려면 잘못된 사회에 제대로 화를 내는 것이 필수이니까.

그런데 그녀들의 진심 어린 감정인 화를 부인하는 이들이 있다. 수많은 여성들이 강남역 10번 출구 앞에서 희생자를 추모하며 적은 포스트잇에 '왜 화를 내는지' 그 다양한 이유를 명징한 언어로 기술했음에도 불구하고 그마저도 부인하는 사람들이 적지 않고, 이 때문에 그녀들은 더 화가 난다. 젠더 문제를 '명징한 언어'로 기술하는 것이 얼마나 어려운 일인지, 남성적 지배 언어에 익숙한 사람들은 추측하기 힘들 것이다. 그렇게 힘든 일을 해내고 있는데, 여자들의 그 명징한 언어마저 부인당하는 이유는 무엇일까? 그것은 어쩌면 '여성이 화를 낸다'는 사실 자체를 용납하고 싶지 않아서는 아닐까?

누군가는 화를 내는 여성들을 향해 말한다. 화는 미친 가해자에게나 쏟아부으라고. 이런 식의 화풀이는 남녀 대결 구도를 만들 뿐이라고. 이 얼마나 회피적인 생각이며 게으른 인식인가. 내게는 이런 말들이 '화의 근원은 절대 보지 않겠다'는 굳은 의지로밖에 해석되지 않는다.

여성들의 화의 근원은 말할 것도 없이 어느 한 개인에게 있지 않다. 오히려 그것은 강남역 살인사건을 가능하게 한, 오랜 세월에 걸쳐 누적된 젠더 불평등한 사회 문화 전반에 있다. 오죽하면 여성혐오라는 개념까지 가져왔겠나. 그런데도 여성들의 외침을 무시하고 왜곡한다면, 이는 그들이 불평등한 젠더 체계의 공범자이자 지지자이기 때문이라고밖에 말할 수가 없다. 그런 점에서 이번 사건은 젠더 위계를 공고하게 유지해온 이들의 연대가 얼마나 강고한지를 여실히 보여준 충격적인 사례로 기록될 만하다.

현재 성교육은 모래 위에 집 짓는 꼴……. 사람들은 대개 자신이 불평등한 젠더 관계와 잘못된 성문화, 여성혐오에 해당하는 인식들을 생성하고 유통시키는 데 일조하는 공범자일 리 없다고 여긴다. 남성뿐만 아니라 상당수의 여성들도 그러하다. '나는 면죄'라는 이 같은 확신은 대체 어디서 기인하는 것일까? 아마도 그들은 여성차별이나 여성혐오라는 것을 하나의 체계로 여기고 싶지 않은 게 아닐까? 그런 건 그저 개인의 속성이나 기질, 혹은 사건을 저지른 가해자만의 가치관이지, 나나 내가 아는 '좋은' 사람들은 그것과 무관하다고 주장하고 싶은 게 아닐까?

우리는 개인과 개인의 만남을 참으로 자유롭고 권력과 무관한 인간들의 만남으로 상상하도록 배워왔다. 그나마 젠더 문제를 직접적으로 언급할 만한 교육에서조차 권력관계는 삭제되곤 했다. 성교육을 받은 적도 별로 없지만, 설혹 받았대도 대개는 재생산 기능에서 시작해 그걸로 끝나기 일쑤였다. 이런 성교육은 태어날 때부터 주어진 어떤 성에 고착될 것을 강요할 뿐 아니라, 성을 체계가 아닌 그저 개인의 특질로 이해하게 만든다. 아무리 좋게 봐도 재생산 기능을 완수하는 과정에서 필요한 에티켓을 강조하는 것 이상으로 나아갈 수가 없다.

하지만 개개인이 어떤 섹스/젠더 테두리 안에 갇혀야만 비로소 인간이거나, 혹은 그와 반대로 부족한 인간 취급을 받는다면, 우리가 어떻게 함께 인류일 수 있을까? 물론 성관계에서 에티켓은 매우 중요하고 반복해서 강조되어야 한다. 문제는 그게 전부고 끝일 때 우리는 그저 아이를 출산할 수 있는 여성이거나 혹은 남성으로서만 인간일 수 있다. 에티켓은 성교육이 포함하는 많은 내용 중에 가장 기본이다. 그러니 이마저도 부족해 절실히 요구되는 사회라면, 그건 우리가 살아가는 이 시공간이 얼마나 심각하게 기울어져 있는지만 증명할 뿐이다.

또한 우리가 알아야 할 중요한 사실은, 이 기본적인 에티켓을 설정하는 데도 관계를 맺는 성적인 인간들 사이에 흐르는 '권력'에 대한 고찰이 필요하다는 것이다. 이것이 전제되지 않는다면 과연 무엇을 근거로 에티켓을 결정할 수 있단 말인가. '강간하지 말라' '성관계시 피임하라' '상대를 성적으로 대상화하지 말라' 'NO는 NO를 의미한다' 'Yes라고 말해야만 Yes이다' 같은, 지극히 간단하고도 이해하기 쉬운 성관계 에티켓이 지켜지지 않는 이유는 무엇일까. 왜 어떤 집단은 이 지침들을 무시할 수 있는 데 반해, 또 다른 집단은 상대에게 이를 요구하기도 힘든가. 이 두 집단은 어쩜 그리도 일관되게 섹스/젠더에 따라 나뉘는가. 그리고 한 집단이 이런 간단한 지침조차 지키지 않아 일어나는 결과들은 다른 한 집단에게 얼마나 파괴적인가.

한 집단이 다른 집단의 생사를 가를 수 있을 정도로 파괴력을 갖는다는 것을, 우리는 강남역 살인사건으로 확인했다. 이 사건은 서로 알지 못하는 '관계'에서도 그저 여성이라는 이유로 죽임을 당할 수 있다는 것을, 즉 에티켓을 요구할 수 없는 집단은 그 존재만으로 죽음에 이를 수 있다는 것을 보여준다. 가해자는 여자들이 자신을 무시했다고 말했지만, 정확히 하자면 자신을 무시할 수 없는 존재로부터 무시 받았다는 사실이 그를 괴롭게 만든 게 아니었을까.

딸들은 대개 상대에게 에티켓을 요구하는 입장이 될 가능성이 크다. 그런데 아들을 가르치려다 보니, 이 녀석이 설사 에티켓을 제대로 배운들 그런 것을 '무시할 수 있는' 위치에 있을 수 있겠다는 생각이 들었다. 그래서 나는 요구하는 입장에 처한 상대의 말을 무시할 수 있는 힘이 어디에서 나오는지 고민할 수밖에 없었고, 아들에게는 단지 성관계 지침과 그 중요성을 알려주는 것을 넘어서 '요구'와 '무시'를 가르는 권력의 지형을 강조해야 한다는 생각을 했다. 그 지형에서 아들인 네가 상대적으로 유리하다는 것을 인지시키지 않는다면, 오로지 성관계를 하는 순간에만 현미경을 들이대는 성교육만으로는 흡사 모래 위에 집 짓는 것과 같은 꼴임을, 아들 성교육을 하면서 새삼 절실히 깨달았다는 말이다.

내가 생각하는 진정한 의미의 성교육이란 '성'이라는 단어의 굴레와 경계를 의심할 수 있는 힘을 길러내고, 그걸 가능하게 만드는 질문들에 대한 포용력을 키우는 것이다. 다시 말해 제대로 된 성교육이라면, 성을 기능적으로 완수하라는 명령 대신 성적 체계를 의심하라는 메시지를 줘야 한다는 얘기다. 그러므로 젠더 체계 내 면면히 흐르는 힘의 관계를 인정하지 않고 그것을 의심하지 않는 성교육은, 사실 성교육이 아니다. 특히 아들에게는 더더욱!

살女주세요, 살아男았다....... 한 살인자가 자신이 저지른 끔찍한 행동의 이유이자 그 대상으로 여성을 언급하기까지, 이미 수많은 사람들이 그에 일조해왔다. 그들은 대개 남성이지만, 그렇다고 남성만 그런 것은 아니다. 남녀노소를 떠나 많은 이들이 남녀의 젠더 위계를 옹호하고, 남성성을 정상성이라고 여기고, 피해 여성에게는 피해를 당할 만한 이유가 있을 것이라고 여기는 것이, 슬프게도 현실이다. 이런 사회적 대기 속에서, 강남역 살인사건은 당연하고도 자연스럽게 예고되어왔다. 그러니 그 사건을 우발적 범죄로, 묻지 마 살인으로 치부할 수 없음은 분명하다.

이 사건은 젠더 체계에 대한 무지와 성차별 인식들이 쌓인 끝에 만들어진 사회적 결과이다. 젠더 위계에서 이미 안정을 보장받은 자들은 그래서 이 사건에 자신들이 공모해왔음을 부인할 뿐 아니라, 남성성의 위치에서 당연하게 누리는 안정감이 흔들릴까 두려워한다. 반면에 남성성의 논리 안에서 안정감을 취하려는 이들로부터 타자화된 사람들은 이제 더는 참지 않겠다며 화를 내고 있다. 이에 대해 어떤 이들은 살인사건보다 이에 대응하는 여성들의 분노와 '되바라진' 언어를 더 불편해한다.

그들이 흔히 하는 말 가운데 하나가 바로 '타자화되어 본 경험이 없어 공감하기 어렵다'는 것이다. 하지만 내게 이 말은 지겨울 뿐더러 게으르게 느껴진다. 한국 남자라면 누구나 자신이 군대에서 고생하고 온 사실을 누구이 강조하지 않나. 그들 중 대부분은 남성성의 논리가 지배하는 군대에서 자신의 인권이 무시되고 타자화되는 모멸감을 겪었을 게 틀림없다. 그럼에도 어찌하여 그들은 권력을 사유하고 남성성을 의심하며 타자에 대해 공감하는 데 그 경험을 활용하는 대신, '내가 복종과 모멸을 견뎠으니 너도 견디라'는 식으로밖에 대응하지 못하는 것일까.

강남역 10번 출구 앞에 붙은 수많은 포스트잇 중 하나에 쓰인 '살女주세요, 살아男았다'는, 우리에게 작금의 젠더 체계를 똑바로 응시할 것을 요구하고 있다. 여기에 사내남男 자가 쓰인 것은 단순히 살인자의 성별이 남자임을 밝히기 위한 것이 아니다. 오히려 그것은 살인의 대상이자 타자로서 존재할 일이 없던 이들, 젠더 권력의 안정적 점유라는 신기루 속에서 무차별한 타자화를 통해 자신의 정체성을 찾는 이들을 총칭하는 표현이다. 더불어 이 단어는, 그런 남성성의 논리를 수긍하고 전파할 때만 살아남을 수 있음을, 따라서 여성혐오 발언을 유통시키는 자가 '단지' 성별에 따른 남자만을 지칭하지 않음을 보여주고 있기도 하다. 결국 이 문구는 사내남이 총칭하는 집단의 인식이 누군가를 생사의 공포 속으로 몰아가고 있음을 성찰할 것을 강력하게 촉구하고 있는 것이다.

우리가 젠더 권력이나 그 위계에 대해 제대로 배우고, 수시로 이를 의심하고, 섹스/젠더라는 이름의 억압과 규범에 대하여 다양한 태도를 취할 수 있다고 배웠으면 어땠을까? 타자를 만날 때 늘 상호 간에 힘의 차이가 있다는 사실을 진작 배웠으면 어땠을까? 타자를 억압하면서까지 남성성에 열광하도록 만드는 사회가 모두에게 족쇄임을, 또 타자에 대한 태도가 성적 윤리를 구성한다고 배웠다면 어땠을까?

'아들'이라고 부르고는 있는, 해부학적 성별이 남자인 내 자식이 남성성을 지향하기 위해 자신의 다른 많은 것들을 버리기를 원치 않는다. 또 사람들을 쉽게 타자화하지 않았으면 한다. 무엇보다 그런 방식으로는 너 역시 자존감을 가질 수 없다는 사실을 알려주고 싶다. 남성성으로서의 '남성'이라는 명칭을 좇기보다는, 그저 자신을 사랑하라고 말할 것이다. 아들이 좀 더 성숙하고 성찰적인 인간이 되길 바라는 마음에서뿐 아니라, 나 역시 더는 이런 불평등한 세상을 살고 싶지 않아서이다. 아무리 봐도 이 사회는 바뀌어야 한다. 나에게도 아들에게도, 물론 딸에게도.

마지막으로 강남역 어느 화장실에서 죽어간 그녀의, 그리고 세상에 알려지지도 못한 채 젠더 폭력으로 인해 생을 달리했을 무수히 많은 그녀들의 명복을 빈다.

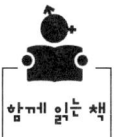

함께 읽는 책
(6)

피곤해도 좋을 남자들에게

성교육은 엄마만의 의무가 아니다. 자녀 성교육에 남편을 비롯한 가족 구성원들 모두 동참하는 분위기를 형성해야 한다. 가족 내 남성들이 성평등한 생활 습관과 인식을 가질수록 성교육의 효과는 엄청 높아질 것이 틀림없다. 성교육은 단 한 번에 이루어지는 것이 아닌, 일상생활 가운데 드러나는 삶의 태도를 통해 더 많은 배움이 일어나기 때문이다.

문제는 아이들 성교육이 양육의 범주 안에서 인식되고 있기에 남성들이 한발 물러서 있는 데다, 견고한 성차별적 인식에 상대적으로 남성들이 더 길들어 있다는 사실이다. 이는 결코 가벼운 문제가 아니다. 이를테면 아버지가 엄청 가부장적이고 권위주의적이라면, 살림을 안 하거나 혹은 입으로만 한다면, 여자를 남자와는 다른 열등한 인간이라고 여긴다면, 딸과 며느리는 다르다고 말한다면, 혹은 그런 노골적인 말은 안하지만 사실은 아들만 인간으로 대접한다면, 그 사람의 아들 또한 그런 편협한 성 인식을 갖게 될 가능성이 무척 높다. 그런 점에서 아들 성교육의 최대 장애는 가족 내 남성들일 수 있다.

내가 〈일다〉에 칼럼을 실을 당시, 몇몇 남성들이 대놓고 내 아들더러 '불쌍한 아이'라고 하는 것을 들었다. 엄마가 페미니스트라서 남자아이를 너무 피곤하게 키운다는 게 그 요지였다. 그에 대한 내 답변은 하나다. 한국의 아들-남성들은 그동안 젠더 관계에 있어서만큼은 너무 편하게 살아올 수 있었다는 것, 그 결과 딸-여성인 어떤 이들의 인생은 인권을 위협받을 정도로 피곤해졌다는 것. 이런 문제의식에 동의한다면, 그리고 이 사회의 젠더 문제와 관련해 남성의 역할을 고민하는 분들이 있다면 아래의 책들을 추천한다.

애초에 이 글은 남성 혹은 남성을 둘러싼 생각들이 변해야 한다는 관점에서 시작되었다. 그런 점에서 모든 이가 여기 소개된 책들을 가장 먼저 읽으면 좋겠다.

▋『남자들은 자꾸 나를 가르치려 든다』
리베카 솔닛 지음 | 김명남 옮김 | 창비 | 2015

'맨스플레인'이라는 전 지구적 신조어를 만들어낸 책이다. 이 단어가 생겨남으로써 얼마나 많은 여자들이 속 터지는 상황에 시원하게 대처할 수 있게 되었는지, 아마 남성들은 모를 것이다. 이 단어가 갖는 폭발력은 그간 많은 여성들이 단지 여자라는 이유로 수많은 잔소리와 의미 없는 헛소리들의 하치장이 되어왔다는 억울함에서 나온다. 맨스플레인은 단순한 잔소리와 간섭의 수준을 넘어선다. 그것은 지식 생산과 권력의 문제, 성폭력의 사안까지 연결되어 있다. 그 점에서 여성들에게는 속시원함을 안겨주는 동시에, 남성들에게는 그동안 자신의 무의식적 행동들을 반추하게 하는 책이 될 것이다.

▋『우리가 꼭 알아야 할 남자와 여자에 관한 50가지 이중기준』
제시카 발렌티 지음 | 박수연 옮김 | 책세상 | 2011

성별에 따라 유독 불공평하게 적용되는 이중기준 50가지를 제시함으로써, 사회에 만연한 성차별적 인식과 그 문화를 되돌아보게 하는 책이다. '남자는 선수, 여자는 걸레' '믿음직한 남자 상사, 극성맞은 여자 상사' '남자의 가사노동은 선택, 여자의 가사노동은 숙명' '공공장소를 활보하는 남자, 공공장소가 불안한 여자' 등 50개의 소제목을 읽어보는 것만으로도 여성이 처한 현실이 간파될 만큼 정곡을 찌르는 시선이 돋보인다. 자기성찰적 차원에서라도 훑어볼 만하다.

▋『그것은 썸도 데이트도 섹스도 아니다
-아는 사람에 의한 강간에 관해 알아야 할 모든 것』
로빈 월쇼 지음 | 한국성폭력상담소 부설연구소 울림 옮김 | 미디어 일다 | 2015

흔히 강간이란 괴물 같은 낯선 누군가에 의해 당하는 우발적인 사건으로 생각하는 경향이 있다. 하지만 실제로는 아는 사람에 의한 강간이 압도적으로 많다. 이 책은 광범위한 조사에 근거해 친밀한 관계에서 일어나는 성폭력 실태를 가감 없이 보여주는 동시에, 상대방의 동의 없는 섹스에 대한 문제제기와 그 대처법까지 제시한다. 나아가 사회로부터 전혀 다른 성역할을 부여받은 젠더들이 '관계를 맺는' 것에 대해 다시 생각해보게 한다. 고등학교 학생들의 성교육 텍스트로 쓰여도 손색이 없고, 대학 입학 전후의 학생들에게 필독서로 추천해도 좋겠다. 그러나 무엇보다 남성들이 남성다움에 이끌려 아무렇지 않게 자신의 것으로 체화한 어떤 습성과 사고방식, 그리고 그것들이 만들어낼 수 있는 일들에 대해 다시 생각해보도록 하는 데 좋은 책이다.

▍『남성성/들』
R.W. 코넬 지음 | 현민·안상욱 옮김 | 이매진 | 2013

남성성은 본질적인 게 아니라 사회적으로 구성된다는 내용을 설명한 책이다. 아들이건 딸이건 기존과는 다른 인식과 가치관이 통용되는 세상에서 살게 하고 싶다면, 이 책에 과감히 도전해보기 바란다. 혹시 누가 알겠는가. 마지막 장을 덮을 즈음, 알게 모르게 삶이 변해 있을지.

▍『그 남자는 왜 이상해졌을까?
-부끄러움을 모르는 카리스마, 대한민국 남자분석서』
오찬호 지음 | 동양북스 | 2016

대한민국에서 남자가 어떻게 '남성답게' 길러지는지를 고민한 책이다. 가볍고, 읽기 쉽고, 무엇보다 한국적 상황에 충실하다. 한국 남자들이 그토록 좋아하는 군대 이야기로 시작하되 군대 문화가 우리 사회를 얼마나 다양하고도 폭넓게 망쳐놓고 있는지를 직시한다는 점에서, 여느 남자들이 흔히 하는 '나도 갔으니 너도 가라'는 얘기와는 전혀 다르다. '부끄러움을 모르는 카리스마'라는 부제 또한 기가 막히지 않은가. 남자로서 '가오' 좀 잡고 싶다면, 이 정도의 책은 필독서라 할 만하다.

▍『한국남성을 분석한다』
권김현영·루인·엄기호·정희진·준우·한채윤 지음 | 교양인 | 2017

▍『그런 남자는 없다-혐오사회에서 한국 남성성 질문하기』
연세대 젠더연구소 엮음 | 오월의 봄 | 2017

남성성이 문화의 산물이라고 추상적으로 말하기보다는, 지금 내 눈앞에서 펼쳐지거나 보이지 않는 곳에서 행해지는 남성성의 실천과 인식들이 '이떤 시대, 이떤 문화'직 조건에서 만들어진 것인지 구체적으로 아는 게 중요하다. 그런 점에서 제목에서부터 '한국 남성'을 명시한 이 두 권의 책은 한국 사회에서의 남자다움에 대한 기원과 현실과 영향 등을 파악하는 데 매우 유용하다.

에필...
로그...

페미니즘이라는 언어로
소통하길 꿈꾸며

"엄마, 혹시 나한테 야동 보여줄 수 있어?"

언젠가 아이가 제게 던진 질문입니다. 잠시 멘붕에 빠져 있던 저는 곧 정신을 수습하고 이렇게 대꾸했죠.

"엄마가 너한테 섹스 얘기 다 한다고 야동까지 보여줄 것 같아? 그게 뭐 '게임 한판 시켜줘'랑 같은 건 줄 알아?"

어쨌거나 분명한 것은 이제 아이가 슬슬 구체적인 '섹스' 이야기를 궁금해하기 시작했다는 겁니다. 그래서 아이에게는 아무래도 영상물이 좋지 않을까 싶어 유튜브를 뒤져보았죠. 그러다 〈성관계에서 동의의 의미-차tea로 이해하기〉라는, 괜찮은 젠더 관점의 영상물을 발견했어요. 아들의 기대와 달리 남녀의 신체는 하나도 나오지 않지만 성폭력의 의미를 이해하기에는 참 좋더라고요. 야동이야 내가 보여줄 일은 없고, 그렇다고 아이가 안 보지는 않겠지만, 어쨌든 그 전에 이 영상만큼은 꼭 여러 번 보여줄 생각입니다. 이런 인식이 확실하게 자리잡기 전에 야동에 빠져선 안 된다는 게 적어도 제가 가진 기준이니까요.

저는 아들 성교육을 '대화'로 시도하고, 이를 그대로 글로 옮겨 독자 분들과 공유하고자 했습니다. 그것이 말하자면 저의 의도였습니다. 성교육은 단지 정보나 지식의 습득이 아니라, 소통의 기술로써 언어를 습득하는 것과 같으니까요.

성性이 언어적이라는 것은 성문화, 성 인식의 습득 과정이 언어 습득 과정과 유사하다는 의미입니다. 조기영어교육을 강조하는 이들은 곧잘 이런 말을 하지요. 일상을 영어로 가득 채우라, 영어에 흠뻑 빠져야 한다, 언어의 문화적 배경을 이해하라, 반복하라, 다양한 상황을 설정하라, 경험 속에서 배우라, 그래도 안 되면 일단 외우고 시작하라 등등. 여기서 '외우기'는 최후의 수단입니다. "10년씩 배웠는데 말 한마디 못하는 사람도 패턴 100개 외우면 미국 중학생처럼 말할 수 있다"고 하지 않습니까.

그래서 저는 위의 구문들을 성교육에 그대로 적용하여 이렇게 바꿔보고자 합니다. 모든 일상을 젠더 문제로 바라보라, 깊게 빠져 고민하게 하라, 계속 질문하라, 상황을 설정하고 그 안에 빠뜨려라, 실제 경험 속에서 문제를 찾아라, 사람들의 다양한 조건과 문화를 이해시켜라, 반복하라, 외울 건 외워라!

영어교육의 핵심을 한 문장으로 정리하면 '모국어처럼 배우라'는 것이죠. 그런데 성이 바로 그렇습니다. 우리는 '성'에 대한 거의 모든 것을 실제 모국어처럼 배워요. 가장 친근한 사람들의 관심과 사랑 속에서 모국어를 배우듯, 성적 인식과 문화들을 배우고 있다는 말입니다. 실은 배운다기보다 그냥 젖어들게 되는 거지요. 그런데 양육자인 우리 세대와 우리를 양육한 세대, 그리고 그보다 더 윗세대의 성 인식은 어떤가요? 말하지 않아도 아실 거예요. 그러니 우리의 성性적 모국어는 어떻겠습니까?

한국 사회의 성적 담론이 바뀌어야 한다는 데 동의한다면, 지금 우리가 사용하는 (성적) 모국어부터 버려야 해요. 제가 생각하기엔 이것이 가장 시급하게 해결해야 할 한 가지 문제입니다. 그런데 모국어는 버릴 수 없어서 모국어잖아요. 그래서 새로운 언어를 배워야 한다는 결론이 나오는 겁니다. 제가 페미니즘을 알고 나서야 그동안 배워온 성적 모국어를 대체할 새로운 언어를 얻었듯, 만약 엄마 아빠가 페미니스트라면 그들 사이에서 성장한 아이의 모어는 페미니즘일 거라 생각했습니다.

그래서 저는 아이의 성교육을 위해 가장 먼저 할 일은 부모가 먼저 페미니즘 서적들을 탐독하고 일상에서 고민하고 실천하는 것이라고 주장합니다. 내가 젠더 평등에 관한 사회적 이슈에 관심을 가지지 않으면, 나아가 나의 성적 편견과 차별적 시선을 발견하지 못하면, 아이와 할 이야기도 없을뿐더러 어쩌다 대화가 이뤄져도 기껏해야 보수적이고 꼰대적인 지적밖에는 할 게 없을 것이기 때문입니다.

단지 페미니즘 서적을 읽는다고 일상의 고민과 실천이 달라지는 것은 아니에요. 오히려 깊은 성찰이 일어나는 순간은 아이와 대화하고 소통할 때죠. 사실 '초딩'이랑 말하는 건 롤러코스터를 타는 것보다 흥미진진하답니다. 에너지 소모가 크긴 하지만요. 단, 어른인 내가 옳고 좀 더 많은 것을 알고 있으니 그것을 전수하겠다는 입장에서 시작하지는 말길 바랍니다. 다른 건 몰라도 성 문제에 있어서만큼은 우리가 아이들보다 나을 게 없으니까요. 말씀드렸잖아요, 우리가 모국어로 배운 성 담론이 어떠한지. 그러하기에 어쩌면 우리는 그 어떤 주제보다도 성에 대해서는 아이와 대등하게 대화할 수 있는지도 모릅니다.

우리 아이도 제가 무의식중에 행하고 있는 성적 규범과 행동들을 지적해주곤 한답니다. 예를 들면 이런 적이 있었어요. 안 그래도 일 때문에 바쁜 시기에 둘째가 아프기까지 해서 정신이 하나도 없었죠. 집엔 설거지거리와 빨랫감이 쌓여 있었고요. 그걸 보자 엄두가 안 나서 나도 모르게 혼잣말로 '이걸 언제 다 하지? 너무 피곤하다'라고 중얼거렸어요. 그러자 아들이 "하지 마!" 이러는 겁니다. "어떻게 안 해. 엄마 일인데." 제가 습관처럼 이렇게 말하자 아들이 정답을 제시하더군요. "아빠 시켜. 아빠 일이기도 해." 그런데도 저는 여전히 못 알아듣고 "아빠 오늘 너무 늦게 오는 날이야. 그 전에 좀 치워야지." 했어요. 그러자 아들은 훌륭하게도 이렇게 결론을 내리는 겁니다. "늦게 와도 그때 하면 되지."

이 시기의 아이들은 평등에 대해 굉장히 기계적이에요. 그래서 평등해 보이지만 사실은 그렇지 않은 현실을 기가 막히게 발견해내는 능력이 있습니다. 제가 가르칠 건 아이의 그런 발견에 기대어 반걸음만 더 나가는 거죠. 예컨대 위와 같은 상황에서 "그래, 아빠 시키자. 대신 옷가지들만 좀 주워서 빨래통에 넣어줄래? 물컵이 하나도 없으니까 그것도 네가 좀 씻어놓고." 하는 식으로요.

말은 이렇게 하지만 저에게도 아이와 성을 주제로 대화하는 것은 무척 어려운 일이었습니다. 대부분의 양육자들 또한 저와 다르지 않을 거예요. 특히 젠더 평등의 관점에서 대화를 하기는 더 어렵지요. 현재 한국 사회는 성차별적인 인식과 편견이 지배하고 있고, 그만큼 여성에 대한 차별과 억압이 만연해 있으니까요. 그에 물든 미디어 자료들이 너무 많이 쏟아지고 있기도 하고요.

제 아이만 해도 5학년이 되니 어떤 상황에서든 이미 스스로를 '남성'이라 여기고 그에 동일시하더라고요. 사내답다는 말을 칭찬으로 여기는 반면 예쁘다는 말은 자기와는 관련 없는, 혹은 자기를 비하하는 것이라고 여기는 생각도 꽤 확고해졌습니다. 아이는 저한테만 배우는 게 아니니까요. 가정교육이 중요하다고들 하지만, 사실 저는 그 말이 그리 탐탁하지 않습니다. 정말 가정에서 배우는 것이 더 많을까? 이 말은 그저 문제를 가정으로 돌리기 위해 나온 게 아닐까? 그렇다면 가정교육의 대부분을 여성만의 역할로 상정해놓고 있는 이 사회에서 저런 말로 덕을 보는 사람들은 누구일까? 하는 의문이 든다는 거죠.

당장 저희 아이만 봐도 저나 저의 파트너인 남편에게서 배우는 것보다 친구들과 학교 선생님, 바둑학원과 수영학원 선생님, 그리고 이웃들에게서 배우는 것이 더욱 많습니다. 아니, 좀 더 솔직히 말하면 TV와 애니메이션, 유튜브, 인터넷 포털사이트, 온라인 게임에서 가장 많이 배우고 있지요. 나이가 들수록 대개 이런 경향은 더욱 심해집니다. 양육자들이 아이 성교육에 대해 막막해하거나 혹은 조급해하는 가장 큰 이유도 여기에 있지요. 한두 번 아이와 성차별에 대해 이야기해 봤다고 해서, 인권이나 사회적 정의에 대한 책 한 권 읽혔다고 해서 아이가 변하거나 세상이 변하는 것은 아니니까요. 만약 그렇게 생각하고 있다면 그야말로 순진하다고 할 밖에요.

저는 제대로 된 성교육이 중요하며, 또한 성교육은 설명하고 이해시키는 방식보다는 아이와 가장 가까운 이들이 성평등하게 살아가는 모습을 보여줌으로써 가장 큰 효과를 거둘 수 있다고 생각합니다. 그러니 어른이면서 양육자인 우리가 먼저 그렇게 살아야겠지요. 자신의 관점과 삶에 대해 끊임없이 문제를 제기하고 성찰함을 통해 스스로를 변화시키면서요. 이런 사람들이 많아져 서로서로 좋은 정보와 지식과 경험들을 나누고 공유할 때 더 큰 변화가 일어날 수 있으리라 확신합니다.

어른들뿐 아니라 아이들도 페미니즘 언어로 소통하는, 그래서 마침내 페미니즘이 모어母語가 되는 세상. 그런 세상은 지금보다 그래도 좀 더 낫지 않을까요? 저는 그런 세상을 꿈꾸며 일상의 소소하고 어수룩한 경험을 이 한 권의 책에 담았습니다. 부디 이 책이 여러분들의 삶에 작지만 신선한 자극이 되기를 바랍니다. 그리고 여러분이 보내올 새로운 자극을, 저 역시 기다리겠습니다.